Die Sieben Strahlen des Lichts

Sakina K. Sievers • Nirgun W. Loh

Die Sieben Strahlen des Lichts
Das Chakra-Praxisbuch

Mit einem Kapitel über
die männlichen und die weiblichen Chakren

von

Rahasya F. Kraft

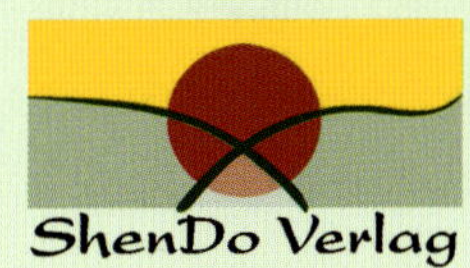

Inhalt

Hinweis: Alle Angaben in diesem Buch erfolgen ohne Gewähr. Weder Autoren noch Verlag übernehmen für eventuelle Nachteile oder Schäden, die aus den im Buch vorgestellten Informationen resultieren, eine Haftung.

Vorwort

Farben spielen eine wichtige Rolle in unserem Leben: seien es die Farben der Fünf Elemente, der Farbpunktur, der Aura-Soma-Flaschen oder ganz besonders die Farbenpracht der Natur. Wir haben uns schon immer bewusst mit Farben umgeben – in der Auswahl unserer Kleidung oder der Einrichtung unseres Zuhauses. Bei den Chakren treffen wir alle Farben des Regenbogens wieder, und das in einer ganz besonders faszinierenden Weise.

Das Konzept der sieben Chakren kann man als eine »Landkarte« verstehen, als wertvollen Wegweiser auf unserer Lebensreise. Die Reise durch die Chakren hilft uns dabei, uns selbst zu entdecken und zu unserem Wesenskern vorzustoßen. Durch die Beschäftigung mit den Chakren setzen wir uns mit allen Lebensthemen auseinander und bringen Bewusstsein in die Fragen der Existenz. Das Erforschen der Energiezentren schenkt uns Einsichten in unsere Stärken. Es bringt auch Licht in die Bereiche, die wir noch nicht so sehr in unser Leben eingeladen haben, unsere Schattenseiten.

Dieses Buch ist eine Einladung, das Geheimnis des inneren Regenbogens zu erkunden. Die Beschäftigung mit der Welt der Chakren kann unser Leben reicher, bunter, lebendiger und erfüllter machen. Mit Bildern, Farben, Übungen, Meditationen, Weisheitsgeschichten und vielem mehr möchten wir die uralte Lehre der Energiezentren neu erfahrbar machen und Möglichkeiten an die Hand geben, sich für die Qualitäten und Geschenke der Chakren zu öffnen.

Wir wünschen viel Freude beim Eintauchen in die sieben Strahlen des Lichts.

Sakina K. Sievers und Nirgun W. Loh

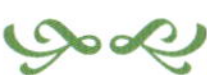

Die Quelle der Liebe, der Freude und des Friedens in uns ist Bewusstsein, und Bewusstsein ist wie das Licht, formlos, grenzenlos, ohne Anfang oder Ende. Das Bewusstsein erscheint in allen Regenbogenfarben, die mit all ihren Qualitäten in dem aus Indien stammenden Chakrenmodell abgebildet sind. Jedes dieser Energiezentren, jede Farbe hat eine eigene Frequenz, die einen bestimmten Ausdruck im Leben darstellt.

Mit diesem wunderbaren Buch geben Sakina und Nirgunananda einen klaren Einblick in das Mysterium der Chakren und vermitteln auch für Laien die Zusammenhänge von Körper, Geist und Seele. Mit einfühlsamen Bildern, einfachen Übungen und ausgewählten Meditationen kann der Leser selbst ein Gefühl für seine Chakren bekommen und dadurch zu einem tieferen Akzeptieren seiner Einzigartigkeit gelangen.

Möge der Leser sich eines Tages in einem stillen Moment seiner tiefsten Tiefe erinnern und erkennen, dass die Quelle jeder Regenbogenfarbe das reine weiße Licht ist. In dieser Erinnerung mögen alle Wesen sich selbst als unendliches leuchtendes Bewusstsein ohne Anfang oder Ende, als reine Liebe, tiefen Frieden und grundlose Freude wahrnehmen. In diesem neuen Erwachen löst sich jedes Gefühl des Getrenntseins auf und die Einheit allen Lebens wird offenbar. Möge dieses Buch ein wertvoller Begleiter zum Erwachen sein.

Om Shanti Shanti Shanti – In Liebe und Licht
Rahasya F. Kraft

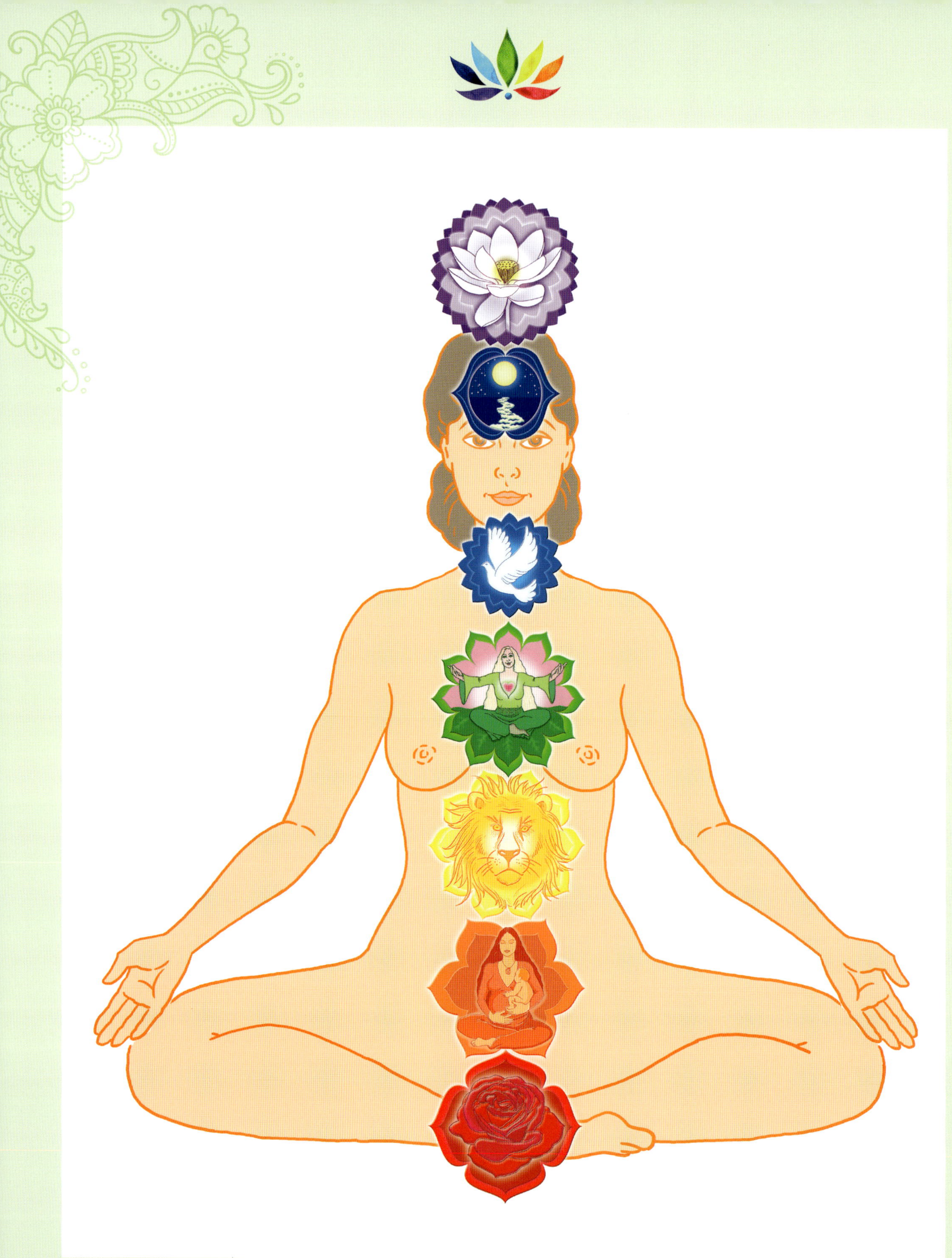

Die sieben Strahlen des Lichts

Im menschlichen Körper gibt es eine mächtige Energiesäule. Zwischen der Basis der Wirbelsäule und dem Scheitel bewegt sich diese Energie in drei Hauptkanälen, die sich immer wieder überschneiden. An diesen Schnittpunkten bilden sich die Energiezentren oder die sieben Chakren, die sich entlang der Wirbelsäule aufreihen. *Chakra* ist ein Wort aus dem Sanskrit, es bedeutet so viel wie »sich drehendes Rad«. Ein Chakra wird jedoch erst zum Leben erweckt, wenn es von Lebensenergie durchflutet wird. Dann beginnt es sich zu drehen und wird zu einem farbigen Energiewirbel.

Chakren werden in der indischen Mythologie auch als Blütenkelche einer Lotosblüte beschrieben, deren Farben und Anzahl der Blütenblätter je nach Energiezentrum variieren. Wenn sich unsere Lebensenergie entfaltet, blühen die Kelche nach und nach auf und offenbaren ihre Schönheit. Sobald alle sieben Chakren geöffnet sind, werden wir zu einem leuchtenden Regenbogen, zu einer Brücke zwischen Himmel und Erde.

Von der Mitte eines jeden Blütenkelchs führt eine Verbindung in den Zentralkanal, *Sushumna* genannt, der von der Erde ausgehend durch das Innere der Wirbelsäule aufsteigt und sich im Kopf bis zum Scheitelpunkt und darüber hinaus fortsetzt. Durch diese Hauptenergiebahn kann die spirituelle Energie *Kundalini* oder »Schlangenkraft« aufsteigen.

Jedes Chakra ist mit spezifischen Körperzonen, Organen, Hormondrüsen und Sinnesfunktionen verbunden. Es steht mit den universellen Qualitäten des menschlichen Lebens, Bewusstseinszuständen sowie Emotionen und Gefühlen in Verbindung. Gefühle, die wir nicht fühlen wollen und vor denen wir uns verschließen, bauen sich im Körper zu Blockaden auf. Sie behindern den Energiefluss und schwächen so die Funktion des jeweiligen Chakras. Wenn wir unsere Gefühle wahrnehmen und das Fühlen zulassen, setzt das gestaute Energie frei und schenkt uns Lebendigkeit und Heilung.

Die Chakren sind bei jedem Menschen unterschiedlich mit Energie versorgt. Ist ein Chakra unerlöst, das heißt nur schwach entwickelt oder blockiert, hat das Auswirkungen auf unser seelisches und körperliches Gleichgewicht, auf unser Denken und Fühlen und unsere Antworten auf das Leben. Kein Chakra ist wichtiger als ein anderes. Je weiter wir in den Chakren nach oben reisen, desto feinstofflicher werden sie. Um zu höheren, spirituellen Sphären aufzusteigen, können wir die unteren Chakren nicht überspringen. Sie sind für unser irdisches Leben mit all unseren Grundbedürfnissen unabdingbar. Unsere Reise fängt im ersten Chakra an. Von dort entwickeln wir uns weiter, wie ein Baum, der starke Wurzeln braucht, um Stamm und Krone auszubilden.

Der spirituelle Meister Osho sagte dazu: »Dies sind die sieben Stufen. Und dies ist der Regenbogen, der der Mensch ist. Nicht eine Stufe, nicht eine einzige Farbe darf ausgelassen werden. Alle Farben müssen in den Regenbogen aufgenommen werden, all die sieben Töne der Musik müssen Teil der Melodie werden, und all die sieben Chakren von Muladhar bis Sahasrar, sie müssen eine Einheit werden. Es geht nicht, dass du ein Chakra ablehnst, denn dieses abgelehnte Chakra wird dir nicht erlauben, jemals ganz zu werden.«

Die Chakren erwecken und heilen

Die verschiedenen Themen der Chakren sind wie Aufgaben, die uns das Leben stellt und die wir nicht umgehen können. Jedes Chakra möchte befreit und entwickelt werden und birgt etwas Neues in sich, das unser Leben bereichert. Indem wir uns ihm zuwenden und Licht in seine Schattenseiten bringen, beginnt die Energie dort zu fließen und das Chakra wird lebendig. Auf diese Weise wachsen wir und das in uns als Knospe ruhende Potenzial kann sich zur Blüte entfalten.

Die vorgestellten Anleitungen, praktischen Übungen und Meditationen lenken Aufmerksamkeit in das entsprechende Energiezentrum und erwecken unser Bewusstsein für seine Qualitäten. Dadurch finden wir nicht nur Ausgeglichenheit und Wohlbefinden, sondern fördern auch unsere körperliche Gesundheit. Das ist die Grundlage für unser geistiges und spirituelles Wachstum.

Bei Krankheiten, nach Unfällen, Schock oder Traumata sollten die Übungen und Meditationen auf keinen Fall ohne fachkundige Begleitung angewendet werden. Hier braucht es die Hilfe und Unterstützung eines Arztes, Therapeuten oder Heilpraktikers.

... mit Farben

Farben, die Kinder des Lichts, sind in unserem Leben allgegenwärtig und machen die Welt bunt und leuchtend. Das Wahrnehmen von Farben öffnet uns für die Schönheit des Lebens. Ihre Strahlen durchdringen jede Zelle unseres Körpers, wecken Empfindungen und Gefühle, lösen Stimmungen in uns aus und wirken auf unser Denken. Farben sind wie Schlüssel zu den verschiedenen Chakren. Jedes Chakra schwingt in einer anderen Farbe. In Farben, die wir ablehnen, sind häufig Qualitäten enthalten, die wir brauchen. Indem wir sie aktiv und bewusst in unser Leben einladen, öffnen wir uns für einen Teil in uns, der verborgen ist. Gibt es eine Farbe, zu der es dich besonders hinzieht und die Sehnsüchte in dir weckt?

Wenn du ein Chakra unterstützen möchtest, sei kreativ und spielerisch. Du kannst Farben durch Stoffe, Decken, Kissenbezüge und vieles mehr in dein Leben bringen. Kleide dich in einer bestimmten Chakra-Farbe, trage eine Farbbrille oder Heilsteine oder bestrahle dich mit farbigem Licht.

... in der Natur

Im Freien sind wir auf ganz natürliche Weise von Farben, Elementen und Stimmungen umgeben. Der Farbenreichtum der Natur kann uns in Bewunderung und Staunen versetzen und uns verzaubern, wie das strahlende Blau des Himmels, das lange Farbenspiel der Dämmerung beim Sonnenaufgang oder -untergang im Sommer, das schillernde Licht von Schnee im Sonnenschein im Winter oder das Ergrünen des Waldes im Frühjahr.

... mit Düften und Pomandern

Das Riechen, die unmittelbarste Sinneswahrnehmung, ist sehr eng mit Gefühlen und Erinnerungen verbunden und beeinflusst verschiedene Körperfunktionen. Einst war der Geruchssinn sehr wichtig für unser Überleben, er schützte uns vor verdorbenem Essen, Rauch oder Feuer. Das macht er immer noch, doch ist in der heutigen Zeit die Empfindsamkeit für Düfte und Gerüche bei den meisten Menschen nur schwach entwickelt. Möglicherweise liegt das an der Reizüberflutung des modernen Lebens.

Wir können diese Sinneswahrnehmung wieder verfeinern, auch durch den bewussten Gebrauch von ätherischen Ölen. Die vorgestellten Duftöle haben alle ein breit gefächertes Wirkungsspektrum und aktivieren das jeweilige Chakra.

Wichtig: Wenn nicht anders angegeben, beziehen sich die Indikationen der Aromen ausschließlich auf den Gebrauch in der Duftlampe.

Aura-Soma Pomander
Pomander sind kraftvolle Farb- und Duftessenzen, die aus einer Kombination von 49 Pflanzenextrakten und Aroma-Essenzen sowie heilenden Schwingungen von Edelsteinen bestehen. Sie haben eine wohltuende und ausgleichende Wirkung auf Körper, Geist und Seele und stärken und schützen den feinstofflichen Körper und die Energiezentren.

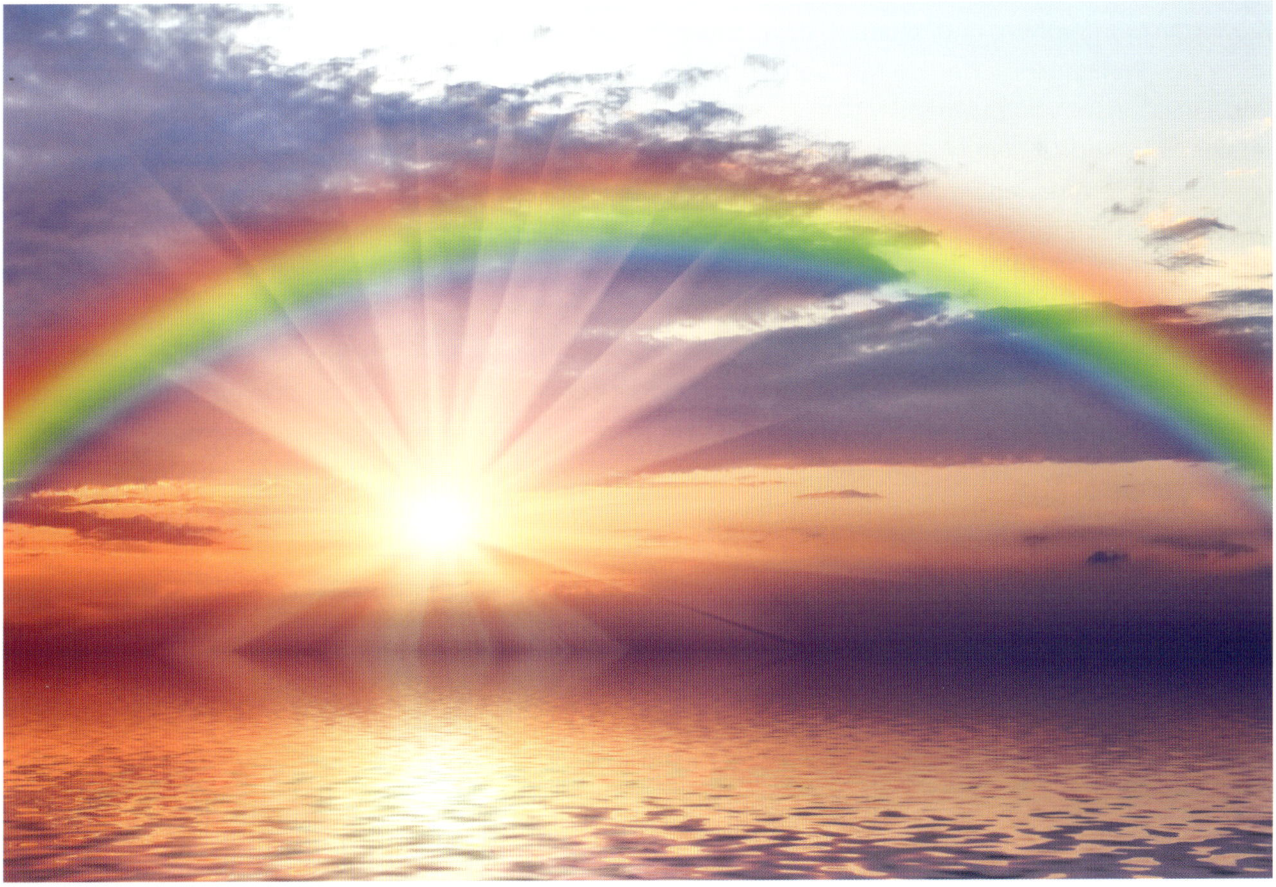

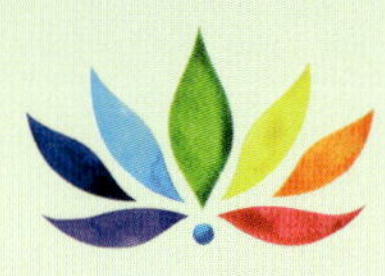

Den Pomander einfächeln – Eine Anleitung von Nura A. Kraft

»Wenn du drei Tropfen des ausgewählten Pomanders in deiner linken Hand empfangen hast, kannst du deine Hände sanft aneinander reiben. Nimm für einen Augenblick deinen Atem wahr, wie er ganz natürlich in den Körper herein und wieder hinaus fließt. Spüre wie deine Füße fest auf dem Boden stehen.

Bringe die Arme mit geöffneten Händen nach oben über den Kopf und erlaube der Schwingung des Pomanders, die Erde zu umkreisen, von der linken Handfläche ausgehend und dann wieder in die rechte Hand zurückkommend. Schicke diese Energie dorthin, wo immer sie benötigt wird.

Bringe die Hände mit den Handflächen nach unten näher an deinen Kopf heran. Lasse sie über dem Kronenzentrum ruhen und erlaube der Schwingung des Pomanders – der Energie von Kristallen und Edelsteinen, von essenziellen Ölen und Kräuterextrakten – durch deine Aura zu strömen, wie ein reinigender Sommerregen, der die Erde belebt.

Erlaube deinen Händen, das Energiefeld, das deinen physischen Körper umgibt, zu reinigen und zu klären. Beginne an der Rückseite des Kopfes mit dem seelischen Tor in der Hinterhauptgegend und kläre dort, was hinter dir liegt. Gehe weiter zu den Schläfen, den Seiten des Kopfes, den Tempeln der Achtsamkeit, und dann zur Stirn. Nun führe deine Hände über dem Kopf zusammen und erinnere dich daran, dass du Eins bist.

Gehe jetzt mit deinen Händen tiefer zum Dritten Auge, über dein Gesicht zum Kehlzentrum, das eine klare Kommunikation unterstützt, über deine Schultern zur Brust zu deinem Herzzentrum. Hier lasse deine Hände ruhen. Nimm dir einen Moment, um die Wahrheit des gegenwärtigen Augenblicks in der Stille deines Herzens zu empfangen.

Führe deine Hände weiter abwärts über den Solarplexus durch den Nabel zum Bauchzentrum, weiter hinab zum Wurzelzentrum und den ganzen Weg hinab zu deinen Beinen bis zur Erde. Erlaube der Energie deiner Hände, sich mit Mutter Erde zu verbinden und lass los. Lass alles los, was jetzt und hier nicht gebraucht wird, alles, was du unnötigerweise festgehalten hast: alle Sorgen, alle Ängste, alle Unstimmigkeiten. Bitte Mutter Erde, das zu empfangen, was du abgeben möchtest, um es in fruchtbaren Boden umzuwandeln. Lass los und spüre, wie dein Körper auf das Loslassen antwortet.

Komme nun langsam wieder nach oben und breite die Armen nach oben aus in einer offenen Geste der Gnade. Bringe dann beide Handflächen vor deiner Nase zusammen und nimm drei tiefe Atemzüge von diesem Duft in den Tempel deines Körpers.«

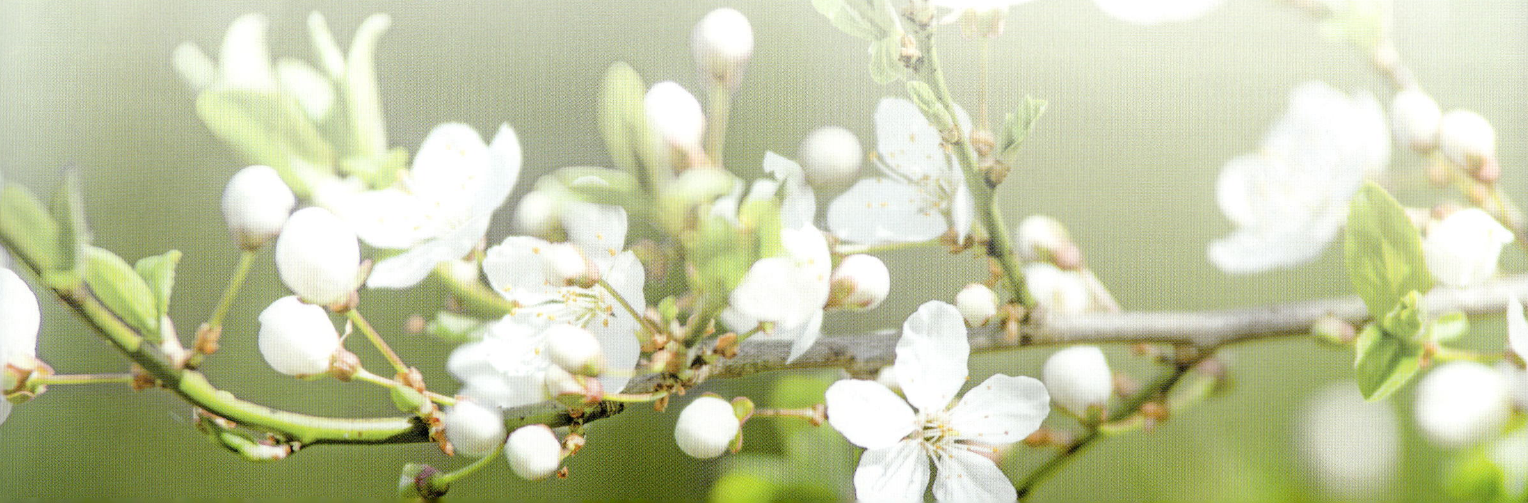

... mit Musik, heilendem Laut und Mantra

Hier haben wir für jedes Chakra eine Auswahl von Musikstilen und Musikstücken zusammengestellt. Die Instrumente, Melodien und Rhythmen berühren uns in unterschiedlichen Teilen unserer Körper-Geist-Seele-Einheit und lassen die Stimmungen der entsprechenden Chakren anklingen.

Durch das Tönen der **heilenden Laute** erzeugen wir eine Klangschwingung. Jeder Laut resoniert mit einem bestimmten Körperbereich.

Setze dich dafür aufrecht hin und atme gleichmäßig und ruhig. Nach einem tiefen Atemzug lasse den Vokal möglichst lange erklingen. Wiederhole dies mindestens dreimal und richte dabei deine Aufmerksamkeit auf das zugeordnete Chakra. Nach einer Weile wirst du spüren, wie die Vibration des Lautes das Energiezentrum anregt.

An dieser Stelle möchten wir die **Chakra Sounds Meditation** von Osho empfehlen. Hier werden Töne für alle sieben Energiezentren gesungen oder gesummt, die sie in Schwingung versetzen und harmonisieren.

Mantren sind Worte oder Sätze der Kraft, die seit Tausenden von Jahren rezitiert oder gesungen werden. Jedes Chakra hat sein eigenes Mantra, das sogenannte Bija-Mantra. Es besteht nur aus einer Silbe: LAM/LANG, VAM/VANG, RAM/RANG, YAM/YANG, HAM/ HANG und OM. In der deutschen Yogapraxis werden die zuerst genannten Mantren LAM, VAM ... und so weiter intoniert. In anderen Traditionen singt man LANG, RANG ... Das Singen des Mantras führt das Chakra in Resonanz mit den heilsamen Kräften des Universums.

Stehe oder sitze aufrecht und schließe die Augen. Richte deine Aufmerksamkeit auf deinen Atem und komme zur Ruhe. Nach einem tiefen Atemzug stimme das Mantra mit einem langen Ausatmen an, ohne dich dabei anzustrengen. Spüre wie sich der Klang in dem Chakra ausbreitet und dich erfüllt. Wiederhole das Mantra siebenmal. Lasse den Laut in dir nachklingen, so wie eine angeschlagene Gitarrensaite noch lange nachschwingt, während du wieder zu deiner natürlichen Atmung zurückkehrst.

... in der Meditation

»Wenn Leute zu mir kommen und fragen: ›Wie meditiert man?‹, so antworte ich: ›Fragt mich nicht, wie man meditiert, fragt nur, wie man untätig bleibt.‹ Meditation geschieht ganz von selbst. Fragt also nur, wie man untätig bleibt, das reicht. Das ist der ganze Trick bei der Meditation – untätig zu bleiben. Dann könnt ihr nichts tun und Meditation wird erblühen.« *Osho*

Die Meditationstechniken, die an dieser Stelle aufgeführt sind, ermöglichen die lebendige Erfahrung von Stille und Präsenz – die Essenz der Meditation – und unterstützen gleichzeitig das jeweilige Energiezentrum. Die Basis jeder Meditationstechnik sind folgende drei Grundelemente: Entspannung, Bewusstheit und Akzeptanz. Durch Meditation wird dein Geist wach und offen und gleichzeitig entspannt und friedlich.

Wir haben alle schon Meditation erfahren als ein Sichzuhausefühlen in uns und in der Welt. Wir haben nur vergessen, wie wir zu diesem wunderbaren Gefühl zurückfinden können. Meditation bedeutet, nach innen zu gehen, um zu unserem Wesenskern heimzukehren.

Die Klarheit, die durch Meditation entstehen kann, passiert nicht, indem wir über etwas nachdenken, sondern durch das Gewahrsein des gegenwärtigen Moments, die Öffnung für das, was wir im Hier und Jetzt mit unseren inneren und äußeren Sinnen wahrnehmen können.

Es empfiehlt sich, eine bestimmte Meditationsform eine Weile regelmäßig zu praktizieren. Suche dir für die Meditation einen ruhigen, ungestörten Platz, wo du dich wohlfühlst. Am Anfang ist es gut, wenn du dich dafür jedes Mal an den gleichen Ort setzt. Schaffe dir einen Tempel des Friedens und der Stille in deinen eigenen vier Wänden. Je entspannter dein Körper ist, desto tiefer kannst du in die Meditation eintauchen. Nach der Meditation nimm dir genügend Zeit, um dich wieder auf den Alltag einzustimmen.

Wenn du noch keine Erfahrung mit Meditation hast, beginne mit den Meditationen, die wir für die ersten drei Chakren beschrieben haben. Die Meditationstechniken, die wir für die höheren Energiezentren aufgeführt haben, benötigen etwas mehr Meditationserfahrung. Viele Menschen meinen, Meditation bedeutet »einfach nur still sitzen«. Aber diese Meditationsform ist das Schwierigste überhaupt. Wenn du das unvorbereitet praktizierst, wird dein Körper schmerzen, die Gelenke fangen an weh zu tun und dein Geist wandert rastlos hin und her. Für manche kann so ein frustrierendes Erlebnis den Zugang zur Meditation verschließen.

Meditation braucht Übung. Aber trotz aller Übung wirst du nicht jeden Tag die gleiche Erfahrung von Stille und von »ganz bei dir sein« haben. Und doch ist es wichtig, dabei zu bleiben.

... durch Körperübungen

Hier beschreiben wir einfache und doch wirkungsvolle Übungen aus dem Do-In, Qigong oder Yoga, die dich das jeweilige Chakra und die entsprechenden Körperzonen spüren lassen und die Energie dort ins Fließen bringen. Du kannst sie nach Belieben auswählen und miteinander kombinieren oder auch sehr gut einzeln praktizieren. Wir haben uns für Übungen entschieden, für die man weder sportlich noch gelenkig sein muss, so dass fast jeder sie anwenden kann. Betrachte sie als ein Experimentierfeld, als eine Möglichkeit, eine neue Seite von dir kennen zu lernen. Lass sie nicht zur ungeliebten Pflicht werden; Freude und achtsames Wahrnehmen sollten im Vordergrund stehen.

Richte zu Beginn jeder Sequenz deine Aufmerksamkeit auf deinen Atem. Wenn nicht anders beschrieben, lasse den Atem durch die Nase ein- und ausströmen. Du brauchst für die Übungen nicht viel Kraft aufwenden. In die Dehnungen gehe behutsam hinein und löse dich ebenso sanft wieder aus ihnen. Atmung und Bewegung fließen harmonisch zusammen. Nimm deinen Körper wahr und achte auf seine Rückmeldungen. Wenn eine Sequenz für dich unangenehm oder schmerzhaft ist, breche sie ab. Nach jeder Übung nimm dir noch eine Weile Zeit um nachzuspüren. Diese wertvollen Momente der Stille vertiefen die Erfahrung.

Für die Meditationen und Übungen

Die Position im Sitzen

Deine Haltung ist aufrecht und stabil. Wähle eine bequeme Sitzfläche, eine Meditationsbank, ein Sitzkissen oder eine gefaltete Decke und passe die richtige Sitzhöhe für dich an, so dass du mit langem Rücken sitzen kannst. Kippe dein Becken ganz leicht nach vorne und richte dadurch deine Wirbelsäule aus dem Becken heraus auf.

Im **Schneidersitz** achte darauf, dass das Kissen, auf dem du sitzt, so hoch ist, dass dein Becken höher ist als deine Knie und deine Unterschenkel möglichst flach aufliegen. Falls nicht beide Knie den Boden berühren und eins höher aufragt, kannst du es mit einem Kissen unterstützen. Diese Position entlastet deinen Rücken und entspannt die Hüft- und Kniegelenke.

Im **Fersensitz** knie dich auf deine Unterschenkel oder eine Meditationsbank. Nimm bei Bedarf ein Kissen unter die Fußrücken oder zwischen Unterschenkel und Po.

Wenn das Sitzen am Boden für dich unangenehm oder schmerzhaft ist, kannst du dich auch auf einen **Stuhl** setzen. Probiere aus, ob du dich anlehnen oder lieber etwas nach vorne rutschen möchtest, um den Rücken frei zu haben. Achte darauf, dass deine Füße etwa hüftbreit auseinander mit beiden Fußsohlen flach auf dem Boden stehen. Das verleiht dem Körper Stabilität und stärkt die Verbindung zur Erde.

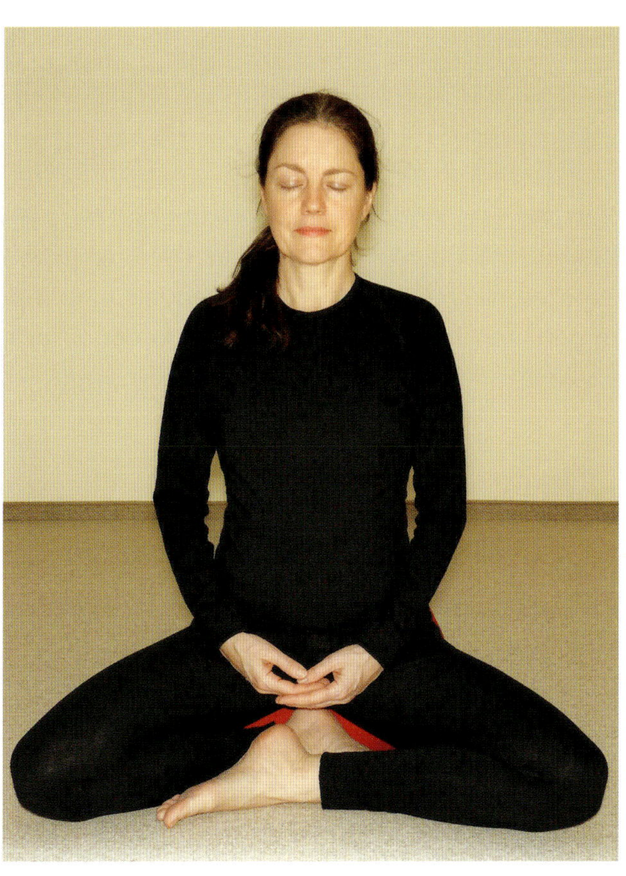

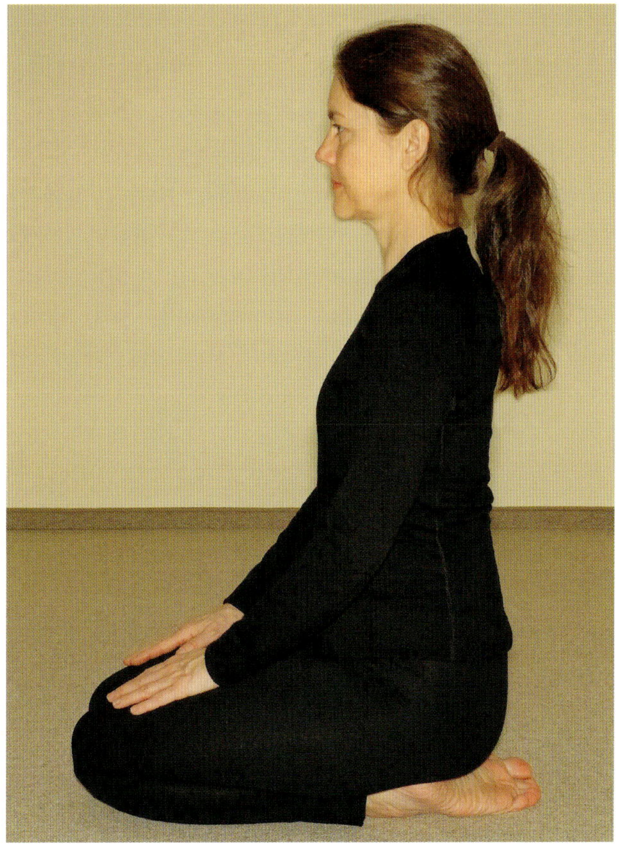

Die Position im Stehen

Finde einen sicheren, aufrechten Stand, die Füße parallel, etwa hüftweit auseinander, die Beine leicht gebeugt, die Knie locker. So bist du gut geerdet und zentriert. Stelle dir am Scheitelpunkt deines Kopfes einen »Himmelsfaden« vor, der dich ein wenig nach oben zieht und so deine Wirbelsäule aufrichtet. Lasse deine Schultern nach unten sinken und entspanne den Kieferbereich. Deine Zunge berührt sanft den oberen Gaumen, dein Blick ist offen und weich nach vorne »auf den Horizont« gerichtet.

Die Position im Liegen

Lagere deinen Kopf bei Bedarf auf ein Kissen. Um den unteren Rücken zu entlasten und den Bauch zu entspannen, lege eine gerollte Decke oder ein Kissen unter deine Knie. Wenn du die Füße aufstellst, lehne die Knie aneinander, damit du sie nicht festhalten musst. Für ein rückenschonendes Aufstehen nach der Übung rolle dich auf die linke Seite, stütze dich mit der rechten Hand ab und richte dich dann langsam auf.

... durch Berührung

Berühre mit einer Hand oder beiden Händen die Körperzone des Chakras und nimm so Kontakt mit ihm auf. Fällt es dir leicht, dich in dieses Energiezentrum einzufühlen oder hast du Mühe damit? Fühlst du dich hier wohl? Wie fühlt es sich hier an?

... durch Öffnungspunkte

Bei den Akupressurpunkten haben wir Möglichkeiten zur Selbstbehandlung beschrieben. In der Regel wird ein Punkt einfach nur gehalten. Wende dabei einen Druck an, der bestimmt und deutlich spürbar, aber nicht unangenehm ist. Halte den Punkt mindestens eine Minute lang. Punkte reagieren auf Berührung und verändern ihren Zustand. Das längere Verweilen gibt der Verspannung die Möglichkeit, sich auf einer tieferen Ebene zu lösen. Nachdem du den Energiepunkt eine Weile gehalten hast, verringere langsam den Druck, als wolltest du dich »herausschleichen«.

... mit Geschichten und Weisheiten

Am Ende eines jeden Chakra-Kapitels stehen Geschichten, die Wahrheiten und Erkenntnisse enthalten und die Qualitäten des Chakras in einem neuen Licht erstrahlen lassen. Sie können dich inspirieren, berühren und bewegen, die Augen öffnen und sie haben die Kraft, dich wachsen zu lassen. Die meisten der hier wiedergegebenen Anekdoten haben wir in den Vorträgen von Osho gehört. Es sind die Geschichten, die uns nach einem zwei- oder dreistündigen Diskurs im Gedächtnis geblieben sind und die wir hier aus unserer Erinnerung nacherzählt haben.

Chakra	Körperbereich Element/Sinnesfunktion	unerlöst	erlöst
	Scheitel geht über den Körper hinaus Großhirn Hohlraum zwischen den beiden Gehirnhälften Zirbeldrüse	Gefühl, abgetrennt zu sein Zweifel, Resignation fehlende Sinnhaftigkeit Weltschmerz Einsamkeit, Isolation Apathie, Depression	tiefer Frieden Glückseligkeit Einssein Bewusstsein einer göttlichen Liebe Erwachen
	Stirn, Drittes Auge Augen, Ohren Hirnrinde Hirnanhangdrüse rechte und linke Gehirnhälfte sechster Sinn	Unbewusstheit Kopflastigkeit geistige Unruhe Verwirrung geistige Abwesenheit intellektuelle Arroganz	geistige Klarheit, Weisheit Intuition, Fantasie Selbsterkenntnis Achtsamkeit Geistesfrieden übersinnliche Wahrnehmung
	Hals, Kehlkopf Stimmbänder Nacken, Schultern Schilddrüse Äther Hören	mangelnde Ausdrucksfähigkeit Kommunikationsschwierigkeiten Sprachstörungen Festhalten an Glaubenssätzen fehlender Zugang zur inneren Wahrheit	klare Kommunikation Kreativität Authentizität Wahrhaftigkeit Musikalität Vertrauen in das Unbekannte
	Brustkorb oberer Rücken Herz, Lunge Thymusdrüse Luft Fühlen	Unfähigkeit, Liebe zu geben und anzunehmen fehlende Selbstliebe Bettlergefühl Lieblosigkeit Kontaktschwierigkeiten	Liebe und Selbstliebe Herzenswärme Mitgefühl Versöhnung, Toleranz Heilung und Transformation
	Oberbauch, Solarplexus Magen, Darm Leber, Gallenblase Bauchspeicheldrüse Feuer Sehen	Machtstreben Opferhaltung Konkurrenzdenken Leistungsdenken Kontrollsucht Kritiksucht	Willenskraft gesundes Selbstbewusstsein Durchsetzungskraft Originalität Individualität Selbstverwirklichung
	Unterbauch Kreuzbein, Becken Niere, Blase Eierstöcke, Hoden Wasser Schmecken	emotionaler Schmerz Gefühllosigkeit Co-Abhängigkeit Schock und Scham Genussunfähigkeit oder Genusssucht	Lebensfreude Sinnlichkeit emotionale Offenheit lustvolle Sexualität Weiblichkeit Schöpferkraft
	Beckenboden Beine, Füße Knochengerüst Nebennieren Erde Riechen	Unsicherheit existenzielle Angst Kampf ums Leben geringe Sexualenergie schwache Erdung wenig Vertrauen	Stabilität innere Stärke »Ja« zum Leben Lebenswillen sexuelle Kraft Urvertrauen

Der Rote Strahl

Erdung

innere Stärke

starke Lebensenergie

»Ja« zum Leben

Lebenswillen

Sicherheit

Stabilität

Urvertrauen

Verwurzelung

sexuelle Kraft

im Körper zuhause

existenzielle Grundsicherung

gute körperliche Konstitution

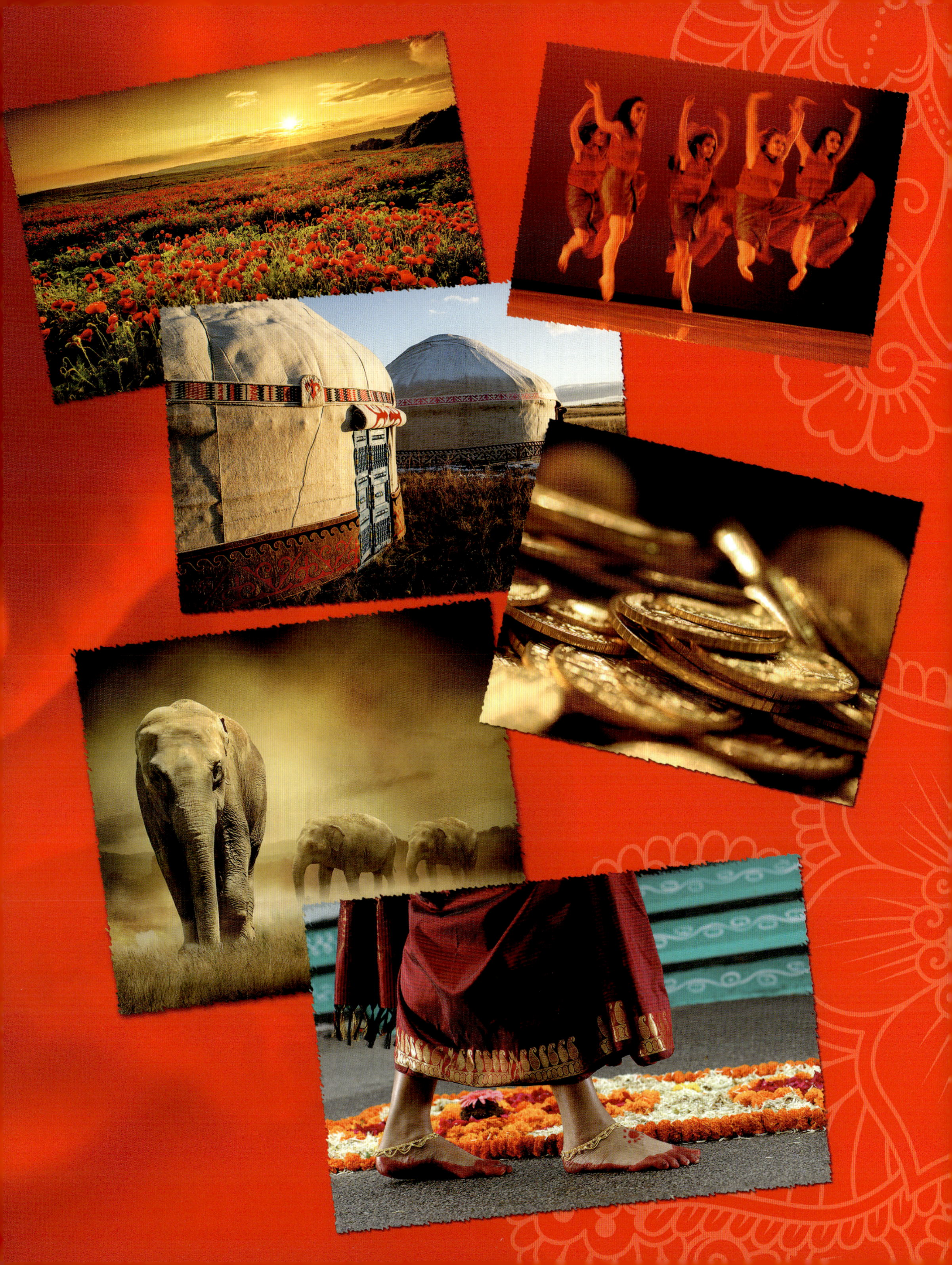

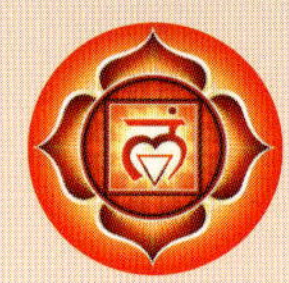

Das erste Chakra
Basis- oder Wurzelchakra

Das erste Chakra trägt den Sanskritnamen *Muladhara*. Seine Übersetzung »Wurzel und Stütze« zeigt die Bedeutung des Energiezentrums: Es verleiht uns tiefe Wurzeln und verankert uns fest in der Erde, so dass wir auch in den Stürmen des Lebens nicht unseren Halt verlieren. Das Basischakra ist das lebenserhaltende Fundament, auf dem alle anderen Chakren aufgebaut sind. Hier ist der Ausgangspunkt, wenn wir uns auf Reisen in luftigere Höhen begeben.

Lage und zugeordnete Körperbereiche

Das Wurzelchakra hat seinen Sitz im Beckenboden zwischen Anus und Genitalien und öffnet sich nach unten. Sein Einfluss reicht über die ganze Beckenregion und das Knochengerüst, das uns Stabilität verleiht, bis zu den Beinen und Füßen, die uns tragen und mit der Erde verbinden. Als Drüsen sind dem ersten Chakra die Nebennieren zugeordnet, deren Botenstoffe Cortisol und Adrenalin uns befähigen, auf die Anforderungen des Lebens zu antworten und so mit Stress umzugehen.

Bedeutung und Lebensthemen

Alle Geschöpfe der Erde – Menschen, Tiere und Pflanzen – teilen den gleichen Wunsch: zu leben und als Individuum fortzubestehen. Dieser Wille zum Dasein ist mit dem Wurzelchakra verbunden. Von hier bekommen wir die Kraft, mit der wir unsere fundamentalen Bedürfnisse nach Sicherheit, Obdach, Schutz und Nahrung erfüllen. Mit dieser Existenzgrundlage haben wir die Möglichkeit, uns zu entfalten. Wir sind bereit, uns den Herausforderungen des Lebens zu stellen und Hindernisse aus dem Weg zu räumen.

Ein gut entwickeltes Wurzelchakra gibt uns Lebenskraft und eine solide körperliche Konstitution. Mit einer kraftvollen roten Energie werden wir getragen von einem unerschütterlichen (Ur-) Vertrauen, dem Glauben an uns selbst und an das Leben. Wir erfahren dadurch Sicherheit. In unserem Körper und in dieser Welt zuhause, haben wir das Gefühl, in diesem Moment am richtigen Ort zu sein und das Richtige zu tun.

Das schenkt uns Zufriedenheit und Freude an unserer Lebendigkeit, es ist zugleich ein »Ja« zum Leben. Durch die rote Energie erwacht in uns auch das körperliche Verlangen nach Sexualität, die Lust oder Libido.

Über das erste Chakra bekommen wir den Mut zu handeln. Ausgestattet mit einem Sinn für die praktischen Belange des Lebens, mögen wir nicht lange diskutieren, sondern schreiten zur Tat. Mit

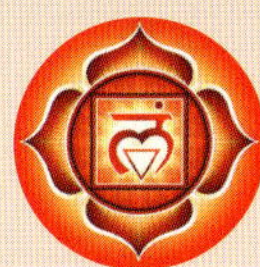

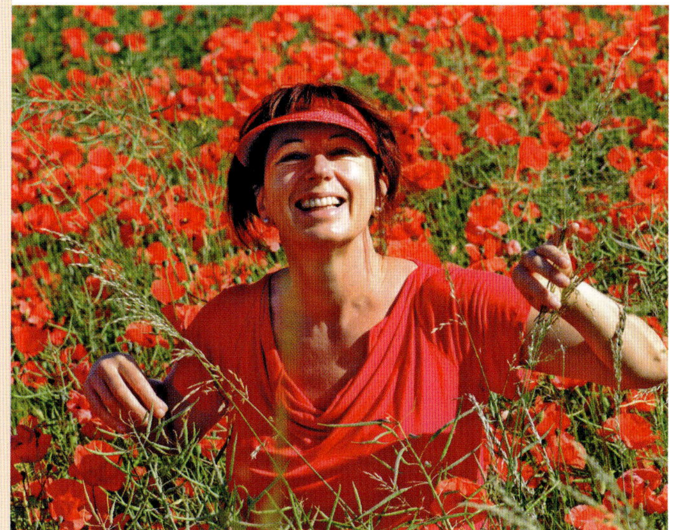

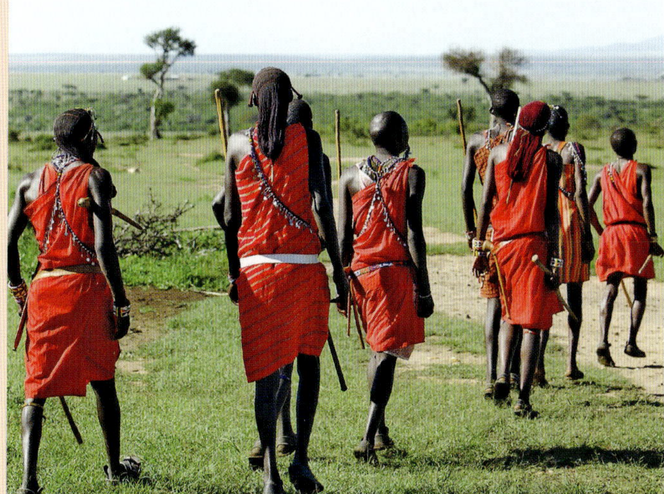

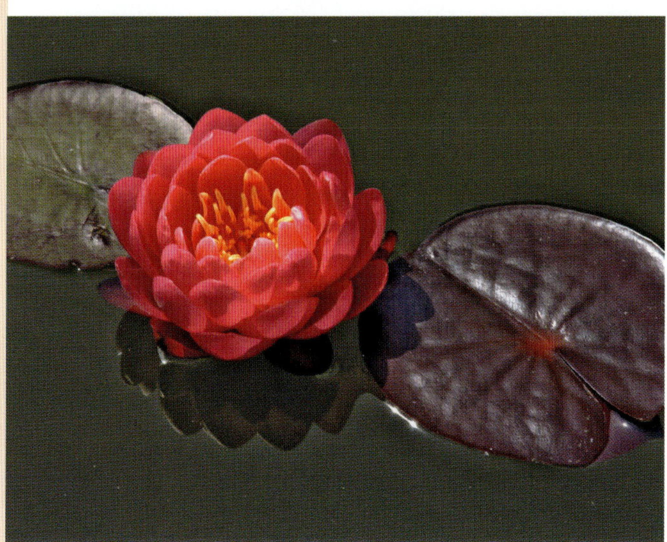

Ausdauer, Durchsetzungskraft und dem Gefühl, unser Leben meistern zu können, gehen wir an die Arbeit. Wenn Schwierigkeiten auftauchen, geben wir nicht gleich auf, sondern suchen nach einer konstruktiven Lösung. So entsteht das Bewusstsein, dass wir für unser Leben und unser Schicksal selbst die Verantwortung tragen.

Das Wurzelchakra ist dem Erdelement zugeordnet. Es verleiht uns Stabilität und Standfestigkeit. Wenn unsere Basis gut entwickelt ist, sind wir erd- und naturverbunden. Mit beiden Beinen fest auf dem Boden stehend, sind wir in der Realität verwurzelt. In der Tierwelt verkörpert diese bodenständige Kraft das größte lebende Landtier, der Elefant. Die dem ersten Chakra zugeordnete Sinneswahrnehmung, das Riechen, trägt ebenfalls dazu bei, unser Leben und Überleben zu sichern, indem sie uns Gefahren wie verdorbene Nahrungsmittel wittern lässt und uns einen »guten Riecher« gibt, um alles zu finden, was wir brauchen.

Für unser Leben und Überleben benötigen wir normalerweise Geld. So ist ein weiterer wichtiger Aspekt des Wurzelchakras unsere Haltung zu den materiellen Dingen des Lebens. Eine kraftvolle Basis sichert nicht nur unser physisches, sondern auch unser materielles Überleben. Sie befähigt uns, uns eine Existenz zu sichern.

Das Wurzelchakra ist der Sitz der Kundalini-Energie, die bei den meisten Menschen unerweckt schläft, wie eine eingerollte Schlange. Wenn die Kundalini erweckt wird, fließt sie über drei zentrale Kanäle: den Rückenmarkskanal, Shushumna, und links und rechts davon, Ida und Pingala, aufwärts. Sie vereinigen sich wieder im sechsten Chakra und fließen zusammen weiter zum Kronenchakra. Ida und Pingala stehen für die weibliche und die männliche Kraft in uns.

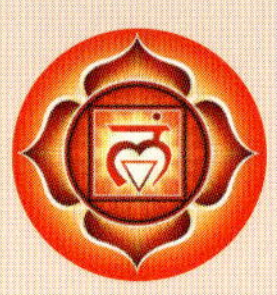

Das Wurzelchakra unerlöst

Wenn unsere grundlegenden (Über-)Lebensbedürfnisse nicht erfüllt werden, können tiefe Ängste und Sorgen entstehen. Die Ursachen dieser existenziellen Ängste liegen häufig in unserer vorgeburtlichen Zeit. Wenn es unserer Mutter während der Schwangerschaft seelisch und körperlich nicht gut ging, wir vielleicht nicht erwünscht waren oder gar unser Leben in dieser frühen Phase der Entwicklung oder während der Geburt bedroht war, vermochte sich die rote Kraft in uns nicht ausreichend zu entwickeln. Unser Wille zum Leben wird zum Kampf ums Dasein. Das ständige Wittern von Gefahren und die damit verbundene Kampf- oder Fluchtbereitschaft geht einher mit einer erhöhten Ausschüttung von Adrenalin, was wiederum innere Unruhe und Anspannung mit sich bringt.

Die Grundängste des Menschen hängen alle mit der Angst vor dem Tod zusammen. Diese Angst, das Leben zu verlieren, ist eine fundamentale biologische Realität und jedem Menschen mehr oder weniger vertraut. Erst wenn wir in einer spirituellen Erfahrung die Erkenntnis gewinnen, dass unser wahres Wesen unsterblich ist, löst sich diese Angst auf.

Bei einem fehlenden inneren Halt und dem Gefühl, »heimatlos« zu sein, suchen wir eine Stütze im Außen. Wir klammern uns an alle möglichen Objekte, die uns die fehlende Sicherheit ersetzen sollen. Der Erwerb und das Festhalten von Besitz kann dann eine vorrangige Rolle in unserem Leben spielen. Gemäß der Redewendung: »My home is my castle« denken wir, dass das, was wir besitzen, uns ausmacht – aus Bewahren wird Festhalten, aus Bekommen wird Besitzenwollen.

Mit einem schwachen Wurzelchakra sind wir mitunter nicht in der Lage, für uns selbst zu sorgen und materiellen Wohlstand aufzubauen. Unsere fehlende Erdung kann sich in einer kraftlosen körperlichen Konstitution, Erschöpfung und einer geringen Sexualenergie zeigen. Unser Lebensfeuer brennt auf Sparflamme. Wir sind lustlos, es fehlt uns an Spannung und Schwung. Bei einem mangelnden Urvertrauen fällt es uns schwer, Hindernisse zu überwinden und wir haben wenig Widerstandskraft, sowohl auf körperlicher als auch auf geistig-mentaler Ebene.

Wir fühlen uns in unserem Körper nicht zuhause, haben verlernt, ihn zu spüren und seine Bedürfnisse wahrzunehmen, und lehnen ihn möglicherweise ab. Wir wähnen uns heimatlos und vielleicht haben wir sogar das Gefühl, nicht in diese Welt zu gehören und »nicht ganz da« zu sein.

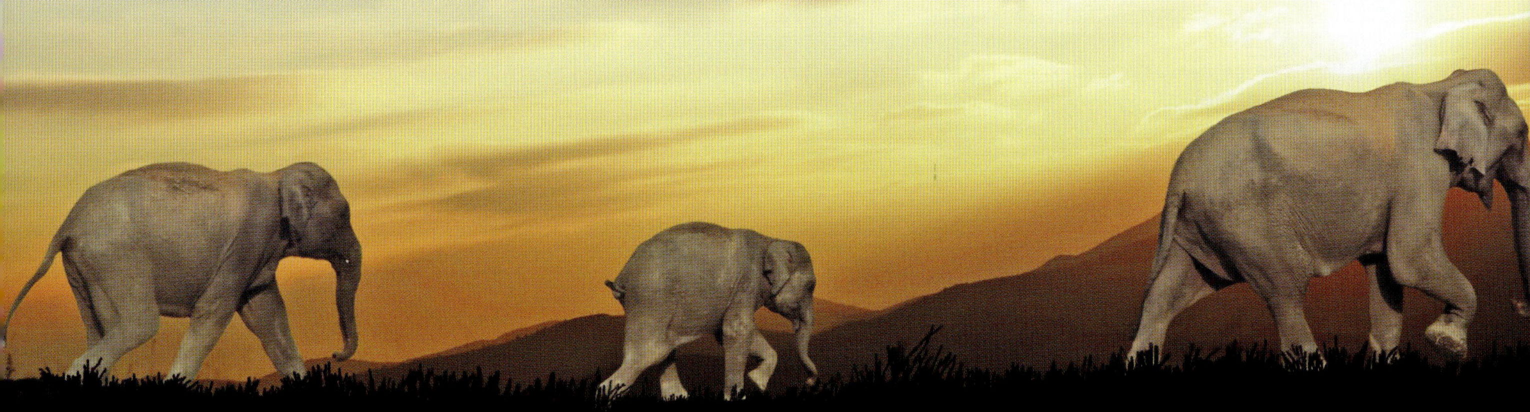

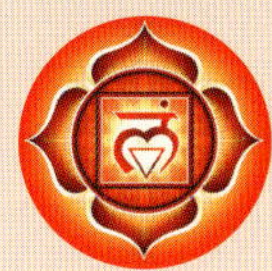

Das Wurzelchakra erwecken und heilen

Die bewusste Beschäftigung mit diesem Energiezentrum stärkt unsere Verbindung mit der physischen Welt, vertieft die Beziehung zu unserem Körper und gibt uns Vertrauen ins Leben.

... mit der roten Farbe

Ein leuchtendes Rot schenkt uns Wärme und Energie. Es stärkt, motiviert und gibt uns die Kraft und den Mut, uns den Anforderungen des Lebens zu stellen. Diese Farbe regt zum Tun an. Sie macht uns unternehmungslustig und kann auch das körperliche Verlangen nach Sexualität wecken: Im sogenannten »Rotlichtmilieu« wird diese Farbe benutzt, um die sexuelle Lust anzuregen.

Die rote Farbe unterstützt Menschen, die ängstlich und zögerlich durchs Leben gehen, die antriebs- und lustlos sind und sich nicht durchsetzen können. Für Menschen, die zuviel im Kopf leben und dabei kalte Füße bekommen, sind rote Socken empfehlenswert. Manchen Menschen macht die rote Farbe Angst, denn sie steht auch für große Leidenschaft, ungestümes Verhalten, Triebhaftigkeit und Wut. Indem sie aber das Rot aus Furcht vermeiden, verpassen sie auch die Geschenke dieses Lichtstrahls: Lebensfreude, Vitalität und Tatkraft. Bei innerer Unruhe und Reizbarkeit hingegen sollten wir eher vorsichtig mit dieser Farbe sein.

... in der Natur

Ein großes Feld mit aufgeblühtem Klatschmohn oder ein leuchtender Sonnenaufgang oder -untergang lassen uns in ein rotes Farbenmeer eintauchen.

Das Erdelement, das dem ersten Chakra zugeordnet ist, stärken wir, indem wir die Erde mit unseren Händen berühren, im Garten buddeln oder uns einfach auf eine Wiese legen und den erdigen Geruch aufnehmen. Auch das Übernachten im Freien oder in einem Zelt oder einer Jurte fördert die Verbindung zur Erde.

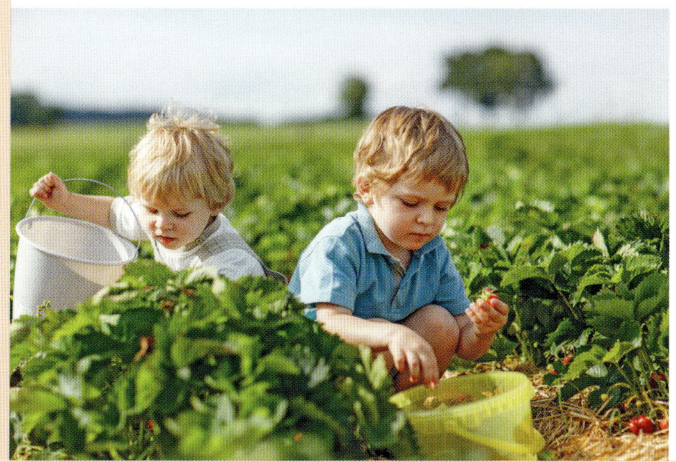

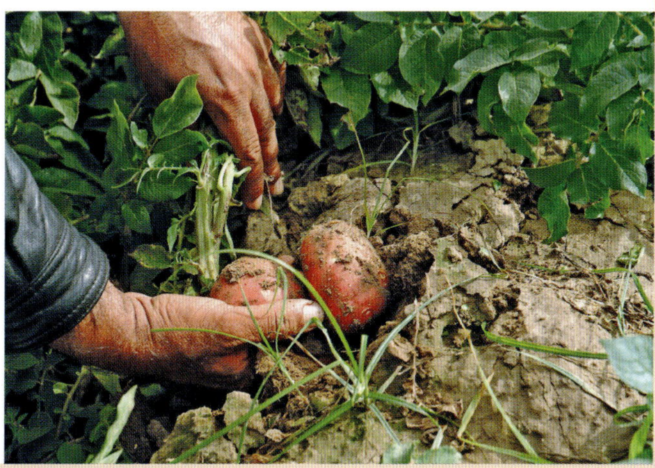

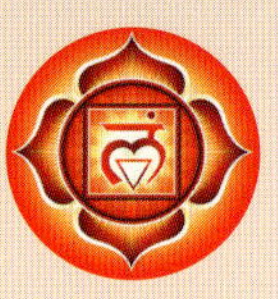

… mit Düften und Pomandern

Um das Basischakra anzuregen, können wir Öle von Wurzeln oder von mächtigen Bäumen wählen.

Angelika (Engelwurz) ist eine große Schutzpflanze, deren erdig-würziger Duft stärkend auf den Körper und die Psyche wirkt und uns Selbstvertrauen gibt. Sie baut auf durch die Kraft der Erde, fördert Standfestigkeit und den Bezug zur Realität.

Der schwere Wurzelduft von **Vetiver** erfüllt uns mit der aufbauenden Kraft von Mutter Erde. Er leitet unsere Energie vom Kopf zu den Füßen. Wenn wir uns »entwurzelt« fühlen und dadurch unsere Bodenhaftung verlieren, gibt er uns Erdenschwere und unterstützt den Kontakt zu unserem Körper.

Das harzig-würzige **Galbanum** bringt uns zurück zu unseren Wurzeln, erdet, stabilisiert und beruhigt uns, wenn wir verzagt sind.

Das holzig-balsamische Aroma des mächtigen **Zedernbaumes** stärkt unseren Lebenswillen und wirkt wie eine unerschütterliche Stütze, die uns ermutigt, auch in schwierigen Zeiten durchzuhalten. Die Zedernessenz lässt uns tief verwurzeln, sie verleiht uns dadurch Stabilität und lindert Angst.

Auch die Essenzen der gewaltigen **Zirbelkiefer** oder der **Douglasie** vermitteln aufrechte Standfestigkeit, Halt und Mut. Sie sind hilfreich, wenn wir uns seelisch und körperlich schwach fühlen.

Der **rote Pomander** öffnet uns für die erdenden, belebenden und beschützenden Qualitäten der roten Schwingung. Er fördert die Liebe zu unserem Körper, wärmt uns, weckt Kräfte bei Erschöpfung, kann sexuell anregend wirken und lindert Ängste. Er schenkt uns Stabilität und lässt uns unsere Aufgaben mit Dynamik angehen. Sein Duft ist fruchtig, würzig und erdig.

Der holzig und erdig duftende **dunkelrote Pomander** stärkt die Verbundenheit mit der Erde. Er verschafft uns Zugang zu ihrer nährenden und beschützenden Kraft und vertieft den Bezug zur Realität. Er ist besonders hilfreich in Lebenssituationen, die wir als bedrohlich empfinden oder wenn wir das Gefühl haben, von der rauen Wirklichkeit verschlungen zu werden.

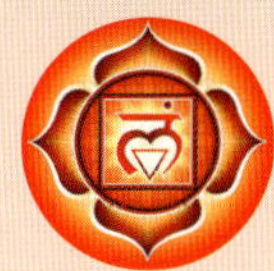

… mit Musik, heilendem Laut und Mantra

Die rote Energie können wir mit **rhythmischer Musik** und **monotonen Trommeln** erfahren, wie wir sie bei indianischen Stämmen oder anderen Naturvölkern finden. Die Tänze dazu, das kräftige Stampfen auf den Boden, verbinden uns mit der Erde und schenken die Freude, lebendig zu sein. Auch **Wanderlieder**, die zum forschen Marschieren anregen, gehören zum Wurzelchakra.

Heilender Laut: UUU
Der Klang des Vokals U löst eine abwärts gerichtete Bewegung aus. Er schwingt zum Beckenboden und weiter die Beine hinab.

Mantra: LAM oder LANG
Sitze aufrecht, atme tief ein und singe mit dem Ausatmen das Mantra. Spüre wie der Klang sich nach unten ausbreitet. In der anschließenden Stille stelle dir rotes Licht vor, das deinen Beckenboden durchflutet.

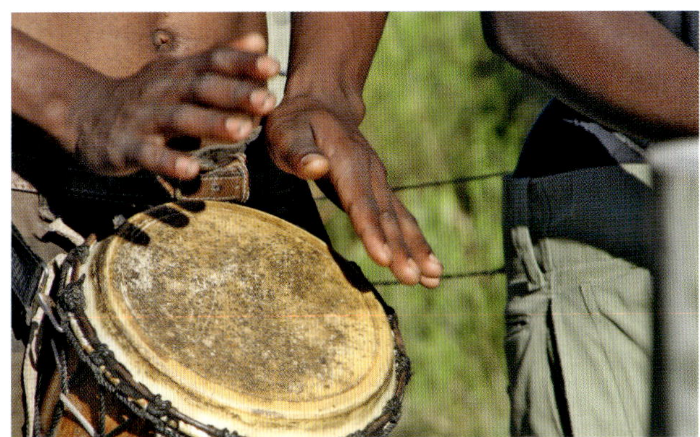

… in der Meditation

Bewusstes Gehen: Anstatt deinen nächsten Fußweg per »Autopilot« zurückzulegen und beim Gehen an alles Mögliche zu denken, richte deine Aufmerksamkeit auf deine Füße. Geh langsam, mit jedem Schritt verbindest du dich mit der erdigen Basiskraft.

»Kinhin« – Zen-Meditation im Gehen: Bei diesem Gehen in Zeitlupentempo nimm jeden Aspekt ganz bewusst wahr.

- Setze eine Ferse auf und rolle dann behutsam den Fuß ab, während du dein Gewicht gleichmäßig und fließend nach vorne verlagerst. Es folgt der andere Fuß, den du genau so achtsam aufsetzt und abrollst. Deine Haltung ist dabei aufrecht, die Schultern und Arme sind locker. Auch im Gesicht lasse alle Anspannung los. Den Kopf neige leicht nach unten, wodurch dein Nacken lang gestreckt wird. Dein Blick ist weich, etwa zwei Meter vor dich auf den Boden gerichtet. Dein Atem fließt ruhig und gleichmäßig durch die Nase ein und aus.
- Vielleicht ergibt es sich, dass Atmung und Bewegung synchron verlaufen, so dass du beispielsweise mit einem Schritt einatmest und mit dem nächsten Schritt ausatmest.
- Nimm dir für diese Meditation mindestens zehn Minuten Zeit. Sie bringt in alle Handlungen des Alltags mehr Gleichgewicht und Stabilität.

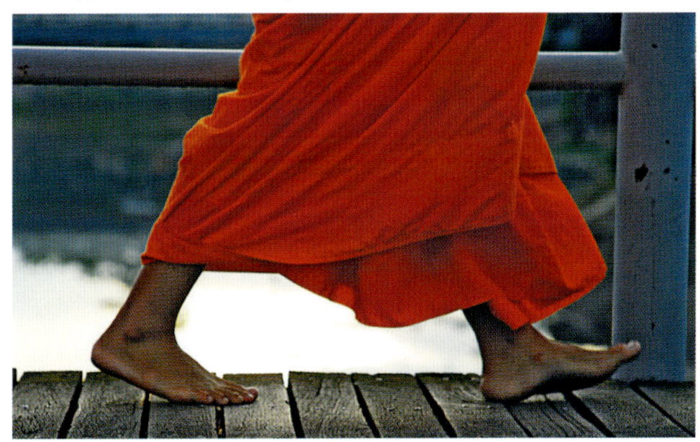

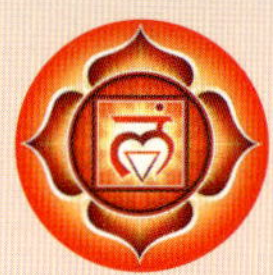

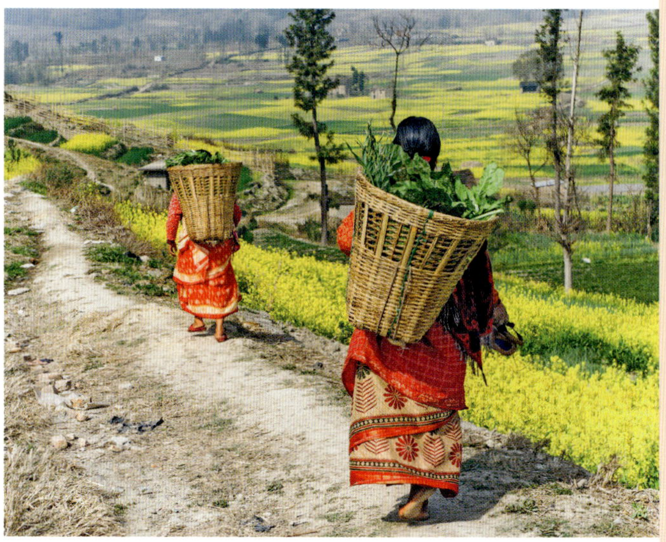

»Dein Körper ist dein Freund«: In dieser geführten Meditation wirst du dazu eingeladen, mit deinem Körper Freundschaft zu schließen. Du sprichst zu deinem Körper: »Ich möchte dir näher kommen und dein Freund sein. Ich habe nie daran gedacht, dass du all die Jahre für mich gearbeitet hast – und ich habe dir nie Danke gesagt. Gibt es da irgendetwas, was ich für dich besser tun kann in der Zukunft?« Nun lausche, was er dir zu sagen hat. Und nachdem du seine Botschaften vernommen hast, sage »Danke«. Der indische Mystiker Osho entwickelte diese Meditation kurz vor seinem Tod, als sein Körper schon sehr schwach und krank war.

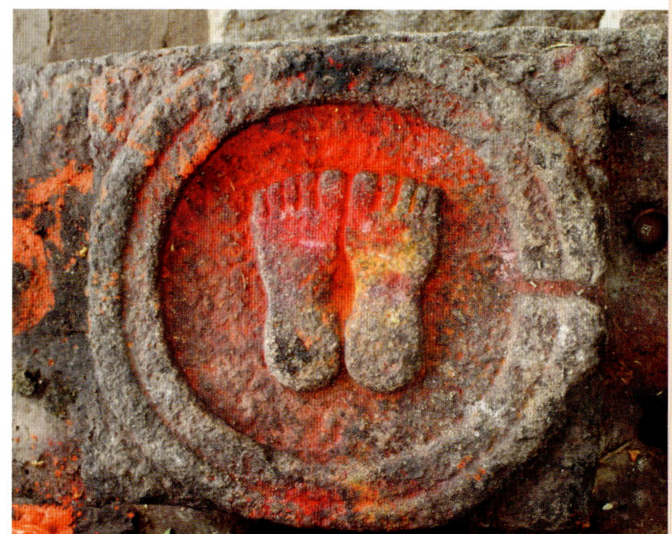

Arbeit als Meditation: Keine Tätigkeit ist zu gering, als dass sie unaufmerksam oder roboterartig getan werden dürfte. Was immer du tust, kann zur Meditation werden. Achte bei ganz alltäglichen Dingen wie Kochen, Waschen oder Putzen auf deine Bewegungen, auf deine Körperhaltung und deinen Atem. Das bringt deine Aufmerksamkeit von den kreisenden Gedanken im Kopf zum gegenwärtigen Moment und in deinen Körper. Im Zen wird dieser Meditation, die Achtsamkeit in einfache Beschäftigungen bringt, eine große Bedeutung beigemessen.

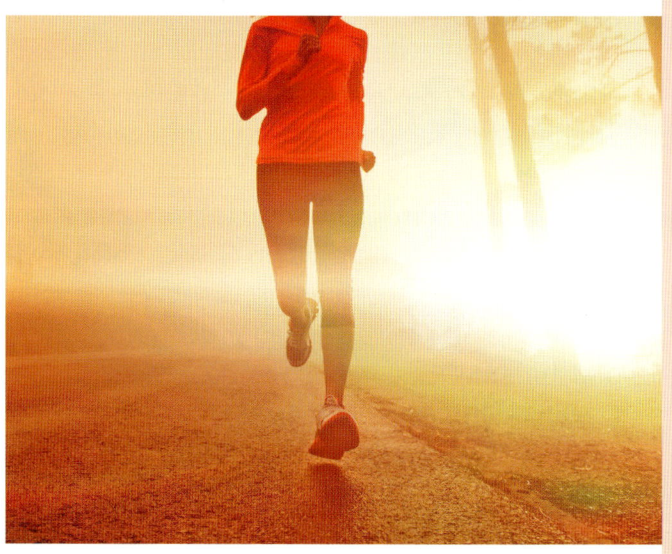

Kundalini-Meditation: Diese Meditation von Osho wirkt wie eine Energiedusche, die auf sanfte Weise die Last des Tages von dir abschüttelt und dich erfrischt und weich zurücklässt. In der ersten Phase sei locker und lasse deinen ganzen Körper sich schütteln. Warte bis das Schütteln von selbst geschieht und spüre die Energie von den Füßen aufsteigen. Wenn du es erzwingst, wird es dich nicht im Inneren berühren. Wenn du hingegen völlig im Schütteln aufgehst, du bis in die Grundfesten geschüttelt wirst, beginnt dein erstarrtes Wesen zu schmelzen und zu strömen. Die fließende Energie wird zu Tanz und Freude (Phase 2) und schließlich zu Stille (Phase 3 und 4).

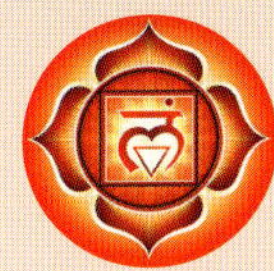

... und sonst noch

Die Energie des ersten Chakras kann durch regelmäßige **körperliche Bewegung** wie Sport, Wanderungen und Spaziergänge in der Natur angeregt werden. Wenn es unserem Körper an Spannkraft fehlt und wir uns schlapp und energielos fühlen, ist Bewegung sehr wichtig, durch die wir auch unseren Körper bewusster wahrnehmen.

Beim **Barfußlaufen, Tautreten** oder dem **»Earthing«** spüren wir eine direkte Verbindung zur Erde.

Bürstenmassagen und **Wechselduschen** stärken die körperliche und seelische Widerstandskraft. Sie regen die Durchblutung an und machen munter. **Schlamm-** und **Moorpackungen** verbessern unser Körpergefühl und lassen uns in unserem Körper mehr zuhause fühlen.

Ebenso stärkt eine **Fußmassage** das erste Chakra. Bei einer Neigung zu kalten Füßen mische für ein Massageöl 1–2 Tropfen von einem der auf Seite 22 angegebenen Duftöle in 10 ml Mandel- oder Jojobaöl. Bei Energie- und Kraftlosigkeit ist auch die Aura-Soma Pocket-Rescue-Flasche »Rot über Tiefmagenta« empfehlenswert. Regelmäßig angewendet, unterstützt die Fußmassage unsere aufrechte Haltung und Stabilität und beugt kalten Füßen vor.

»Der Angst begegnen«: Bei den Schamanen gibt es ein Einweihungsritual, bei dem der Prüfling die Nacht in einem Erdloch verbringt. Diese tiefe Mulde wird mitten in der wilden Natur für ihn ausgehoben. Ganz allein steigt er in den Schoß von Mutter Erde und stellt sich dort seiner Angst: vor der Dunkelheit, der Einsamkeit und den wilden Tieren, die er in der Nähe hört. In dieser Nacht blickt er seiner Angst ins Auge, wird dadurch transformiert und wächst zum Schamanen heran. Dies ist nur ein Beispiel für ein Ritual, bei dem der Initiant seiner Angst begegnet und dadurch lernt, mit ihr umzugehen. Indem wir uns unserer Angst stellen, lernen wir auch, die Herausforderungen des Lebens anzunehmen. Das bedeutet die tiefste Heilung für das Wurzelchakra. Osho sagte dazu: »Ohne Angst zu sein heißt, sich der Angst bewusst zu sein und gleichzeitig den Mut zu besitzen, ihr zu begegnen.«

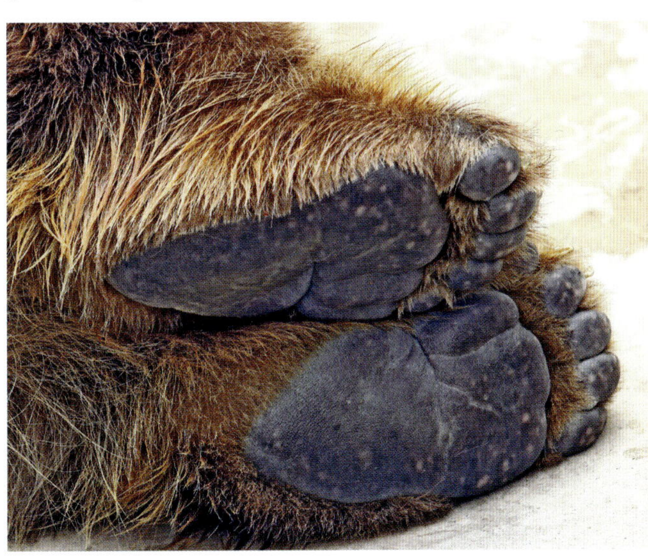

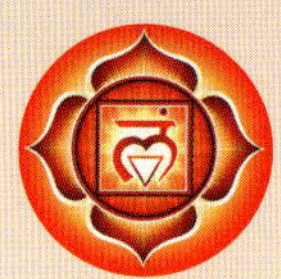

… durch Körperübungen

Übungen für das erste Chakra stärken die Verwurzelung in unserem Körper, bringen Energie in den Beckenboden, die Beine und Füße und geben uns einen sicheren Stand. Sie lassen uns den Boden unter unseren Füßen spüren und schenken dadurch Ruhe und Sicherheit.

»Trockenwäsche«

Stelle dir vor, du stehst unter einer warmen Dusche. Du hast gerade ein Schlammbad genommen und musst nun deinen ganzen Körper abschrubben. Beginne mit dem Gesicht, dem Kopf und Hals, gehe weiter über die Brust zu den Armen, über Bauch und Rücken zu den Beinen und Füßen. Wenn alles gut abgewaschen ist, wird das Wasser plötzlich eiskalt und ein Schauer geht durch deinen ganzen Körper.

Wirkung: Die Trockenwäsche lässt dich ganz im Körper ankommen.

»Stehen wie ein Baum«

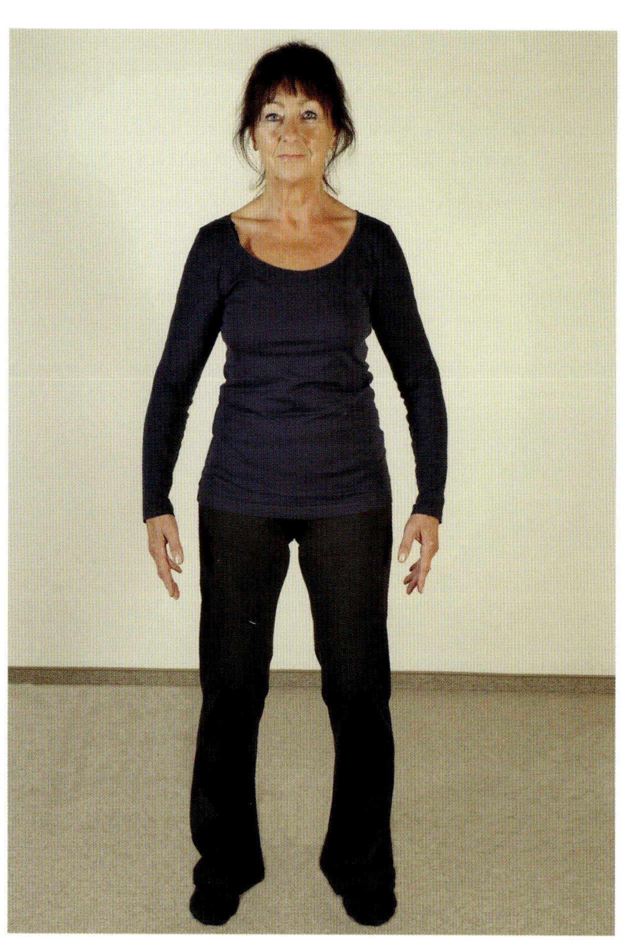

- Stehe aufrecht mit den Füßen hüftweit auseinander, die Knie sind leicht gebeugt. Dein offener Blick ist geradeaus auf den Horizont gerichtet.
- Richte deine Aufmerksamkeit auf deine Füße und wiege deinen Körper leicht auf die Zehen und dann auf die Fersen, so dass du langsam vor und zurück schwingst. Dein Körper bleibt dabei aufrecht. Nach einer Weile lasse deine Bewegungen kleiner werden, bis du eine Zentrierung spürst und in der Mitte zwischen Zehen- und Fersenballen zur Ruhe kommst.
- Dann pendele seitlich hin und her und bringe auch hier deinen Körper ins Lot, so dass dein Gewicht gleichmäßig zwischen Zehenballen und Fersen und zwischen der Großzeh- und der Kleinzehseite ruht.
- Stelle dir vor, dass von deinem Beckenboden aus kräftige Wurzeln in die Erde wachsen und du von einem Himmelsfaden, der oben am Scheitel ansetzt, gehalten wirst.
- In dieser zentrierten, aufgerichteten Haltung wirst du als Verbindungsglied zwischen Himmel und Erde durchlässig für das Fließen der Energie.

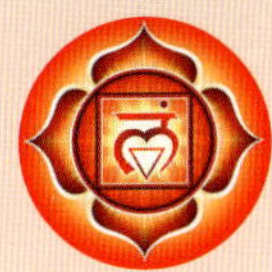

Sie fließt von oben vom Himmel nach unten zur Erde – das nennt man in der Chakrenlehre den »Weg der Manifestation« – und von unten von der Erde nach oben zum Himmel, »Weg der Befreiung« genannt. Diese Energiebewegung kannst du durch deine Atmung unterstützen: Atme nach oben in Richtung Himmel ein und nach unten in Richtung Erde aus. Wiederhole das für mindestens zehn Atemzüge.

Wirkung: Ohne tiefe Wurzeln kann ein Baum sich nicht entfalten und wird beim leisesten Windhauch schwanken. Mit einer guten Basis jedoch bleiben wir auch bei Wind und Wetter und den Turbulenzen des Lebens standhaft. Diese Übung fördert die Stabilität des Körpers, stärkt die Knochen und gibt einen sicheren Stand. Wenn wir zentriert und aufrecht stehen, brauchen wir unseren Rücken nicht anzuspannen, um uns gerade zu halten.

»Käfer auf dem Rücken« – Die Füße schütteln

Wenn du nicht entspannt stehen kannst oder sich deine Beine dabei verkrampfen, übe zunächst den »Käfer auf dem Rücken«:

- Lege dich flach auf den Rücken, bei Bedarf mit einem kleinen Kissen unter dem Kopf. Die Arme liegen entspannt neben deinem Körper. Schließe die Augen und spüre in deinen Körper hinein. Wenn du Bereiche findest, in denen du angespannt bist und festhältst, versuche sie ganz bewusst loszulassen und das Gewicht an den Boden abzugeben.
- Mit dem nächsten Atemzug hebe die Beine an, so dass die Fußsohlen zur Decke zeigen. Schüttele sie kräftig aus, als wärest du ein Käfer, der auf dem Rücken liegt. Strample 1–2 Minuten in der Luft, und atme dabei entspannt weiter.
- Dann lege die Beine ab und spüre den prickelnden Fluss der freigesetzten Energie.

Wirkung: Das Schütteln der Füße entspannt die Beine, belebt, erfrischt, vitalisiert und vertieft das Körpergefühl.

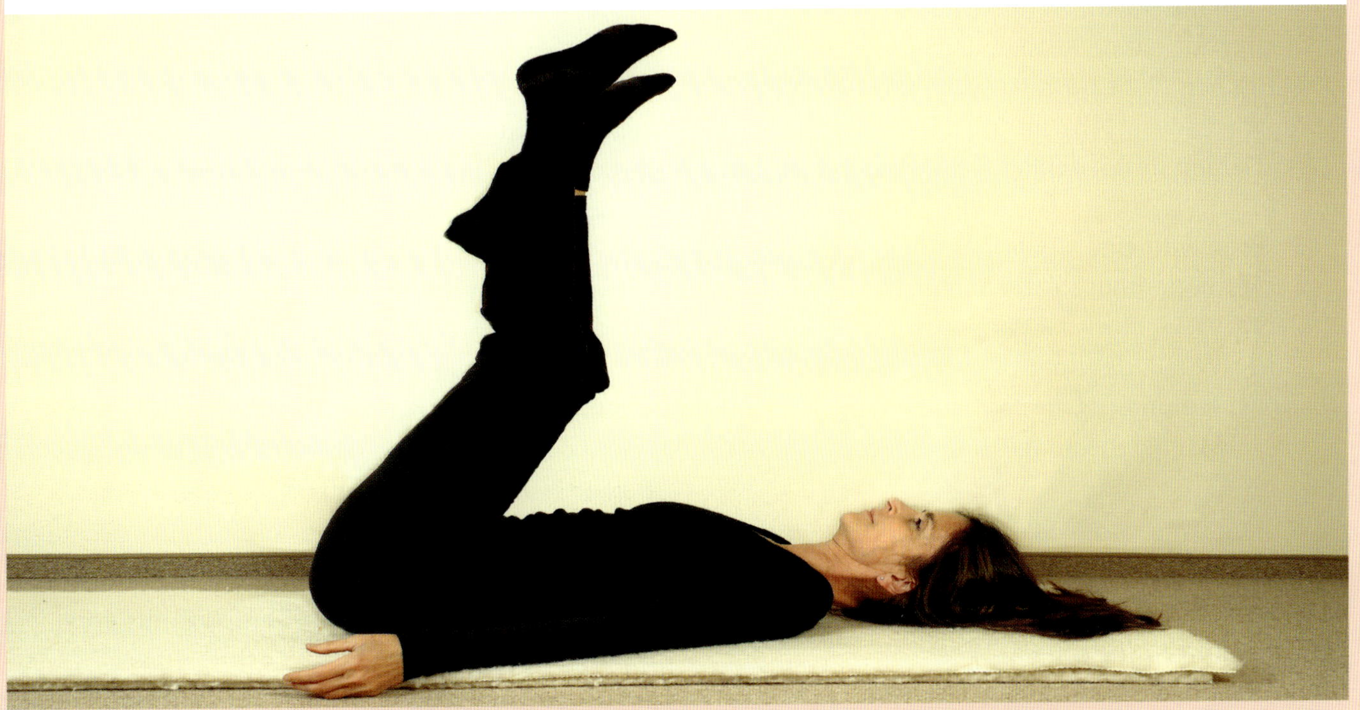

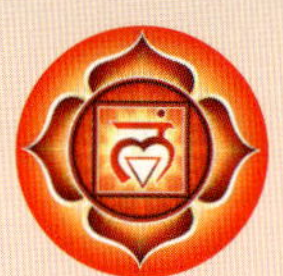

»Schmetterling«

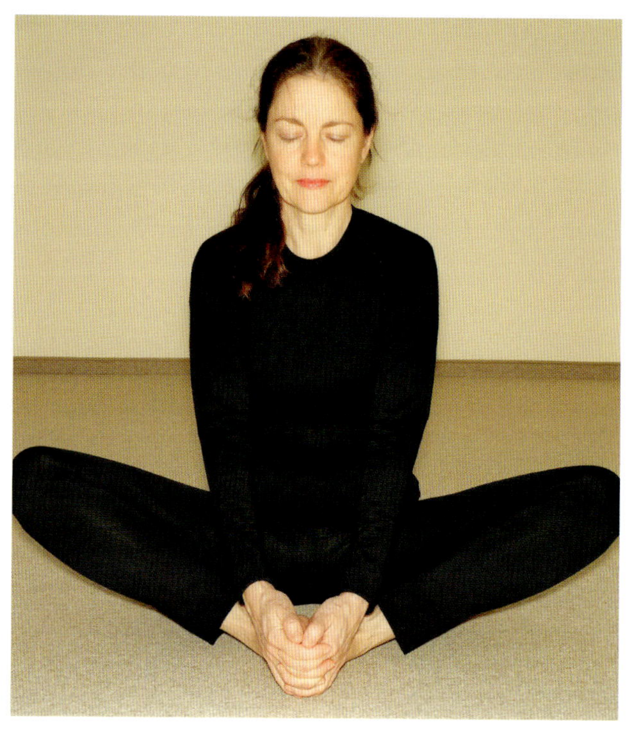

- Setze dich aufrecht auf den Boden, bei Bedarf mit einem kleinen Kissen unter dem Gesäß. Winkle die Beine an und lege die Fußsohlen aneinander. Umfasse die Füße mit beiden Händen und bringe sie so dicht wie möglich zu dir heran. Halte diese Position für eine Weile.
- Beginne nun mit den Beinen auf und ab zu wippen, leicht wie ein Schmetterling. Sei dabei sanft, erzwinge nichts.
- Anschließend strecke die Beine aus und schüttele sie leicht.

Wirkung: Die Schmetterlingsübung belebt den Beckenboden, öffnet den Übergang vom Becken in die Beine, fördert den Energiefluss durch die Leiste und erhöht die Flexibilität der Beine. Wenn du bei dieser Übung Schmerzen in den Knien bekommst, beende sie.

Beckenbodenübung

Bei der Beckenbodengymnastik oder beim Cantienica nehmen wir Kontakt mit unserem Beckenboden auf – eine Muskelschicht, die die meisten Menschen nicht bewusst wahrnehmen. Hier bauen wir nun mit Absicht Spannung auf, halten sie und lassen sie wieder los.

Im Yoga wird eine Übung, die die Kontraktion der Beckenbodenmuskulatur anregt, Mula Bandha genannt: »Verschluss der Wurzel«. Dieser Übung wird eine große Bedeutung beigemessen, weil wir mit ihr unsere untere Öffnung, durch die wir Lebensenergie verlieren können, bewusst verschließen.

Im Qigong wird sie als »Hirschübung« bezeichnet und zur Anregung der allgemeinen Vitalität und sexuellen Potenz praktiziert. Der Hirsch galt bei den Taoisten als ein besonders kraftvolles Tier. Die alten Meister beobachteten, wie der Hirsch durch ein kräftiges, ausdauerndes Schwanzwedeln seinen Anus stimulierte und dadurch gesteigerte sexuelle Erregung auslöste. Die gewonnene Erkenntnis regte sie dazu an, eine für den Menschen geeignete »Hirschübung« zu entwickeln.

Aus den vielen Beckenbodenübungen haben wir hier eine ausgewählt:

- Setze dich bequem und aufrecht auf einen Stuhl. Greife mit deinen Händen rechts und links unter deinen Po und ziehe dann nacheinander deine Gesäßmuskeln zu den Seiten auseinander. Wiederhole das einige Male, bis du eine leichte Spannung zwischen den Sitzknochen spürst.
- Nun ziehe die Muskeln des Beckenbodens zwi-

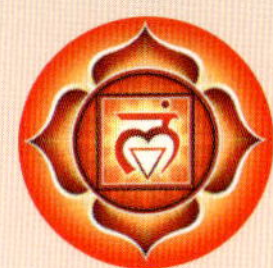

schen Anus und Geschlechtsorganen leicht nach oben in deinen Körper hinein, bis du eine Kontraktion zwischen deinen Sitzknochen spüren kannst. Es fühlt sich so an, als würde der gesamte Anusbereich nach innen und oben gezogen. Halte diese Spannung so lange an, wie es dir mühelos möglich ist. Atme dabei normal weiter.

- Dann lass wieder los und entspanne. Wiederhole diese Kontraktion beliebig oft.

Wirkung: Der Beckenboden ist mit unserer Lebensenergie, Sexualität und Fruchtbarkeit verbunden. In diesem Raum finden Zeugung und Geburt statt. Die Übung macht wach, richtet auf und bei regelmäßiger Anwendung baut sie die Energiereserven im Körper auf und kräftigt unsere Basis. Das Gewebe der Geschlechtsorgane wird gestärkt und der Energiefluss im Unterleib angeregt. Die Muskulatur des Anus und Rektum wird gekräftigt, was Menschen mit sitzender Tätigkeit und auch älteren Menschen mit Blasenschwäche zugute kommt. Die Sensibilität und der innere Frieden nehmen zu und der Körper-Geist-Seele wird neue Kraft zugeführt.

Beckenbodenentspannung

- Sitze in der auf Seite 28 beschriebenen Schmetterlingsposition. Etwa 5–10 cm hinter dir liegen eine zusammengerollte Decke oder ein dickes Kissen für deine Brustwirbelsäule und noch ein Kissen für deinen Kopf. Möglicherweise brauchst du auch eine Unterstützung für deine Knie.
- Lege dich nun entspannt nach hinten, die Arme zu den Seiten abgelegt. Atme in dieser Position in deinen Bauch und richte die Aufmerksamkeit auf dein Wurzelchakra.
- Verweile einige Minuten in dieser Position, bringe dann langsam die Knie zusammen und strecke die Beine aus. Rolle dich von den Kissen und entspanne, flach auf dem Rücken liegend.

Wirkung: Mit der Beckenbodenentspannung können wir das Wurzelchakra besser wahrnehmen. Nachdem wir in der vorherigen Übung den Beckenboden bewusst angespannt haben, können wir ihn hier ganz loslassen. In dieser Haltung öffnet sich die Hüfte, die Leisten werden energetisiert und das Steißbein entspannt sich.

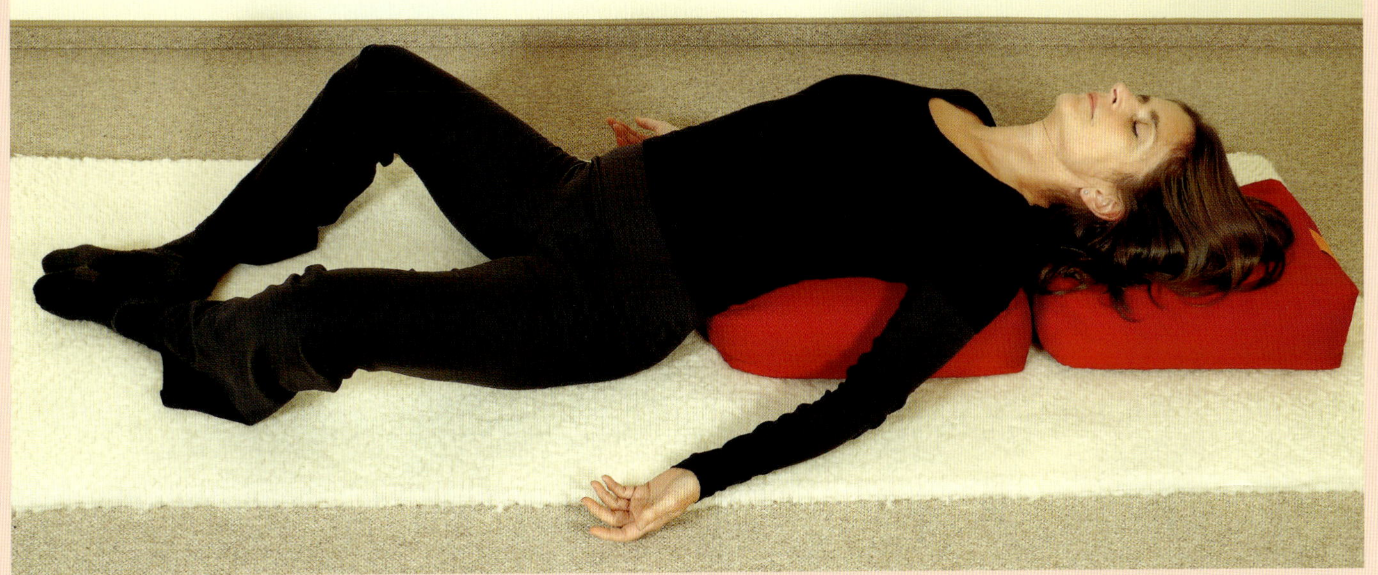

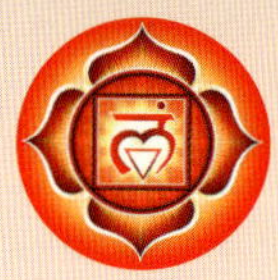

»Energiewecker« – Den Körper abklopfen

- Stehe aufrecht und klopfe mit einer leicht gewölbten Handfläche oder einer sanft geschlossenen Faust – die Handgelenke sind locker, die Hände leicht und beweglich – den ganzen Körper ab. Die Bewegung ist rhythmisch und relativ schnell.
- Beginne mit der rechten Hand auf der linken Seite. Klopfe die Schulter und von dort die Innenseite des Arms hinunter zur Hand und die Außenseite zurück zur Schulter.
- Klopfe nun mit beiden Händen die Flanke und die Außenseite des linken Beins herunter und die Innenseite wieder aufwärts.
- Klopfe weiter über die Mitte der Körpervorderseite nach oben bis zum Brustbein und wiederhole die Abfolge auf der rechten Seite.
- Klopfe nun vor allem deine Oberschenkel, die Hüften und das gesamte Gesäß, überall dort, wo viele Muskeln sind. Die Muskulatur von Becken, Po und Beinen ist durch langes Sitzen und mangelnde Bewegung oft angespannt und verkürzt.

Wirkung: Diese Übung stärkt das Körpergefühl, macht wach und lebendig, aktiviert die Muskeln, fördert die Durchblutung und stärkt die Abwehrenergie.

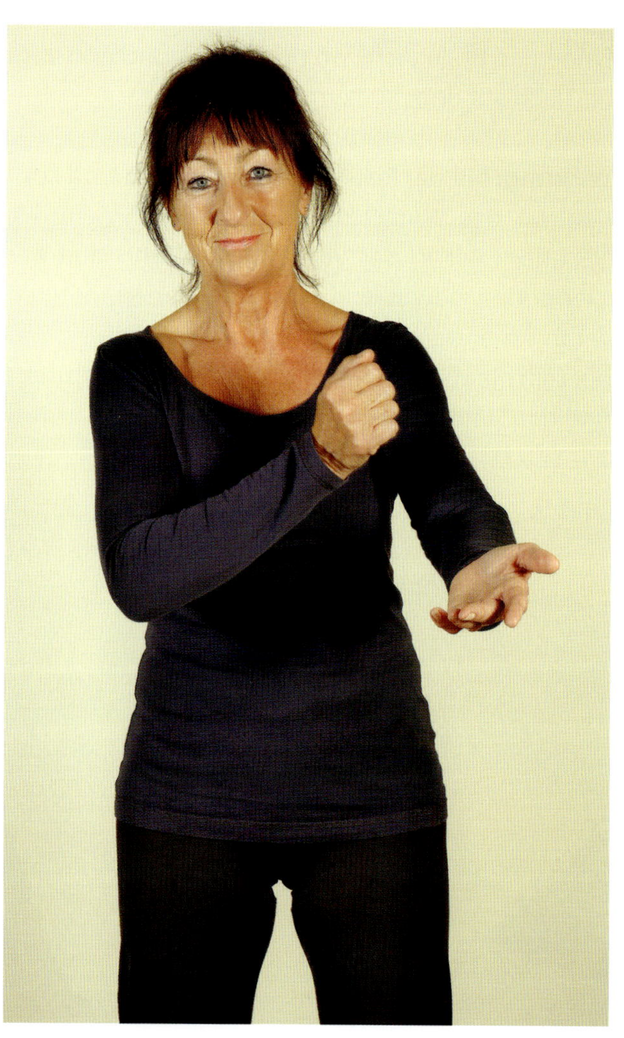

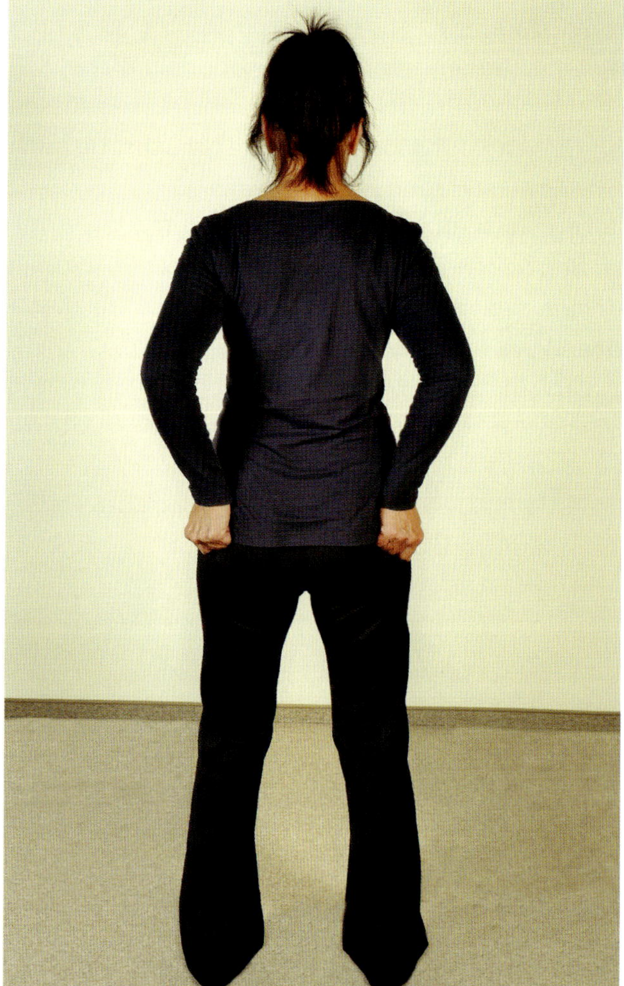

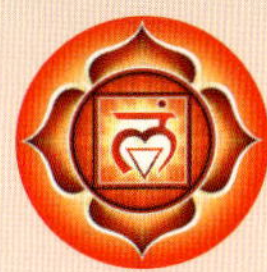

Den Körper schütteln

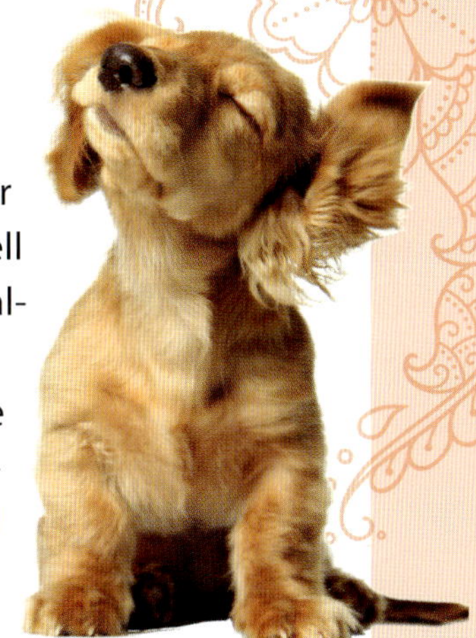

Das Schütteln wie bei der auf Seite 24 beschriebenen Kundalini-Meditation kannst du auch als eigenständige Übung durchführen:

- Stehe aufrecht, lasse dein Gewicht ein wenig nach unten sinken, so dass du gut geerdet bist und deine Position stabil ist. Schließe die Augen und atme eine Weile entspannt durch die Nase aus und ein.
- Schüttele deinen Körper durch eine weiche, rhythmische Bewegung aus den Knien und der Hüfte. Das Lockern und Loslassen setzt sich über die ganze Wirbelsäule und den Nacken bis zum Kopf fort, wo der Mund leicht geöffnet und der Unterkiefer entspannt ist, und weiter über die Schultern zu den Armen, Händen und Fingern. Stelle dir vor, du wärest ein Hund, der nach einem Bad im See sein Fell wieder trocken schüttelt. Lass alles los, schüttele alles ab.
- Nach 5–10 Minuten lasse das Schütteln ausklingen. Bleibe noch eine Weile stehen und spüre in deinen Körper.

Wirkung: Das Schütteln hilft, ganz im Körper anzukommen. Es belebt und wirkt gleichzeitig entspannend und ausgleichend. Es lockert die Bein-, Becken- und Gesäßmuskeln und fördert so eine aufrechte und entspannte Körperhaltung. So können wir geerdet im Leben stehen.

... durch Berührung

Setze dich bequem hin und nimm behutsam Kontakt mit deinem Wurzelchakra auf. Berühre mit lockeren, entspannten Händen den tiefsten Punkt deines Rumpfes, den Bereich des Schambeins und der Genitalien. Lege die Hände flächig auf und schließe die Augen, um deine Aufmerksamkeit ganz nach innen auf diesen Bereich zu lenken. Durch die sanfte, Raum gebende Berührung deiner Hände wird dein Spürbewusstsein aktiviert.

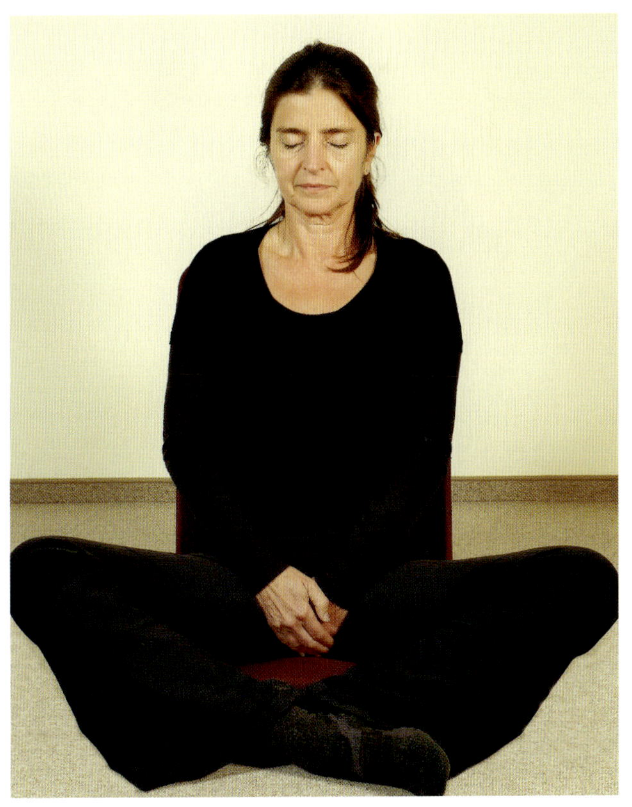

Wie fühlt es sich hier an?

- Fühlt es sich lebendig an oder so wie ein Raum, den du lange nicht betreten hast?
- Ist es eher warm oder kühl? Weit oder eng? Leicht oder schwer?
- Ist die Berührung deiner Hände angenehm?
- Verändert sich etwas, wenn du bewusst und tief in diesen Bereich atmest?
- Wie fühlt sich die Berührung von innen an?

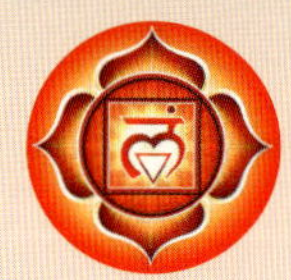

- Nimmst du mit deinem inneren Auge hier eine Farbe wahr? Wenn ja – wie sieht diese Farbe aus? Klar und leuchtend oder verwaschen und trüb?

Nimm wahr, spüre hinein. Es geht nicht darum, etwas zu verändern. Du schickst einfach nur Bewusstsein durch deine Berührung. Wenn Anspannung da ist, nimm sie als eine natürliche Grenze an, bleibe offen und empfänglich für das, was geschieht.

Nach einer Weile stelle dir vor, dass sich unter der liebevollen Aufmerksamkeit deiner Hände dein erstes Chakra aufhellt, dass es lebendiger wird, zu strahlen beginnt und sich öffnet wie eine Blume, die erblüht.

… durch Öffnungspunkte

Während du einen der hier beschriebenen Punkte hältst, kannst du dir rotes Licht vorstellen, das den Punkt durchflutet, und dazu den heilenden Laut U singen.

Konzeptionsgefäß 1 »Vereinigtes Yin«

Lage: in der Mitte des Damms, zwischen Anus und äußeren Geschlechtsorganen

Wirkung: vorderes Tor zum Wurzelchakra; stärkt den Bezug zur Realität und zum Körper; verleiht Standfestigkeit und erdet

Lenkergefäß 1 »Wachstum und Stärke«

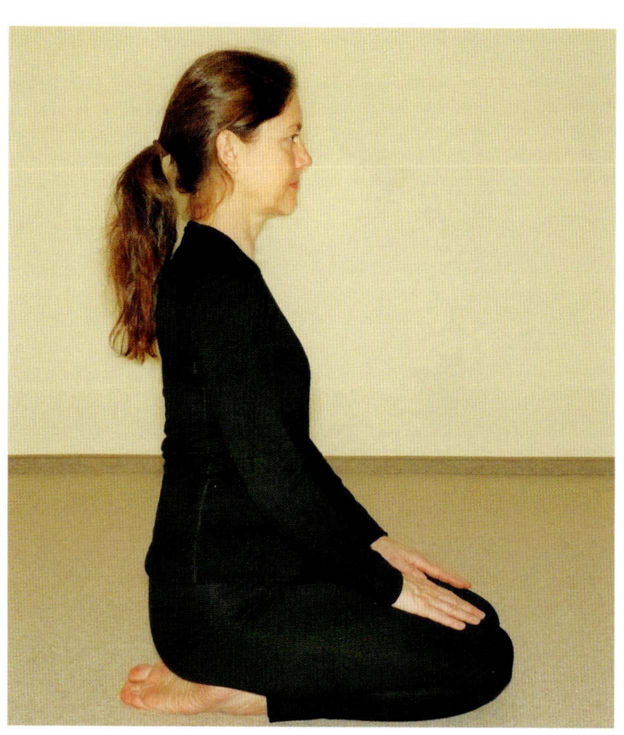

Lage: an der Spitze des Steißbeins
Wirkung: hinteres Tor zum Wurzelchakra; stärkt unsere Verwurzelung; verankert uns im physischen Körper; bringt die Energie in Beckenboden, Beine und Füße
Selbstbehandlung: Konzeptionsgefäß 1 und Lenkergefäß 1 kannst du stimulieren, indem du im Fersensitz deine Unterschenkel übereinander legst und dich auf die obere Ferse setzt. In dieser Position verschließt du gleichzeitig das Wurzelchakra (siehe Beckenbodenübung).

Wenn dir diese Position unangenehm ist, kannst du ein kleines Kissen auf deine Fersen legen oder dich alternativ auf einen kleinen Ball statt auf deine Fersen setzen.

Niere 1 »Sprudelnde Quelle«

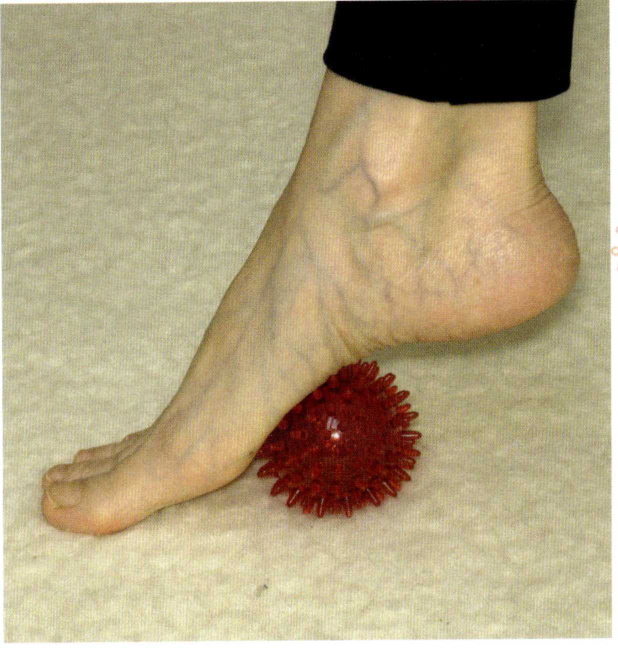

Lage: auf der Fußsohle direkt unterhalb des Fußballens auf der Mittellinie
Wirkung: stabilisiert; regeneriert; leitet die Energie vom Kopf nach unten in die Beine und Füße; Niere 1, eine Quelle der Energie, stellt den Kontakt zur Erde her und bringt als »Sprudelnde Quelle« Lebenskraft durch die Füße in den Körper.
Selbstbehandlung: Bevor du Niere 1 gezielt drückst, kannst du zur Vorbereitung die ganze Fußsohle Punkt für Punkt massieren. Du kannst dafür auch einen kleinen Massageball oder einen Holzstab mit 3–5 cm Durchmesser verwenden.

- Stehe aufrecht auf einer rutschfesten Matte oder einem Teppich. Finde einen stabilen Stand auf einem Bein, setzte den anderen Fuß auf den Massageball oder den Holzstab und rolle ihn darauf für ein paar Minuten. Massiere auf diese Weise die ganze Fußsohle, vor allem aber die Fußwölbung und den Bereich von Niere 1. Anschließend wiederhole dies auf der anderen Seite. Alternativ kannst du mit dem Daumen auf Niere 1 eine Acht beschreiben. Das wirkt besonders entspannend.

Niere 3 »Mächtiger Wasserlauf«

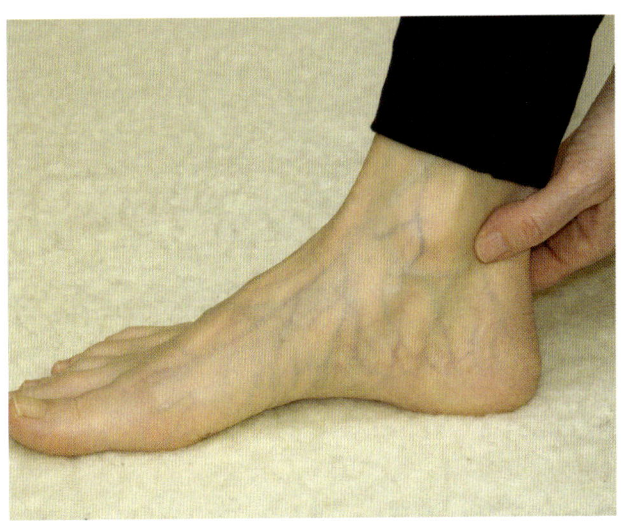

Lage: in der Vertiefung zwischen der höchsten Erhebung des Innenknöchels und der Achillessehne
Wirkung: beruhigt und wirkt zugleich energetisierend und stabilisierend; fördert die Durchblutung im Beckenbereich; bringt Energie ins Becken und in die Genitalien; kann sexuell anregend wirken; stärkt das Fortpflanzungssystem; ist hilfreich bei allgemeiner Schwäche, Kraftlosigkeit und Schlafstörungen
Selbstbehandlung: Reibe und massiere den ganzen Bereich der Innenferse, bis er warm und gut durchblutet ist. Dann halte Niere 3.
Nicht während der Schwangerschaft anwenden!

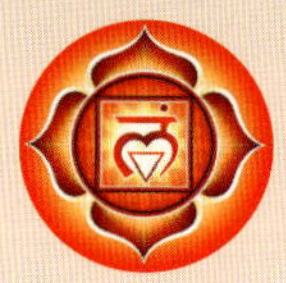

… mit Geschichten und Weisheiten

»Geht und arbeitet auf dem Feld«

Die wichtigste spirituelle Übung, die der Zen-Meister Hyakuyo seinen Schülern gab, war: »Geht und arbeitet auf dem Feld«. Die Arbeit in der Natur und das Buddeln in der Erde brachte sie in eine natürliche Harmonie mit den Pflanzen und Tieren und ließ sie den Herzschlag der Erde spüren. Wenn seine Schüler sich ganz in diese einfache Beschäftigung einbrachten, kam ihr Geist zur Ruhe und sie fanden Frieden. Erst dann rief er sie für seine spirituellen Belehrungen zu sich.

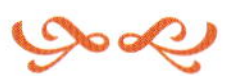

Einfach sein

Ein großer Zen-Meister wurde einmal von seinen Schülern nach dem Geheimnis seines erfüllten Lebens gefragt. Da antwortete der Meister: »Wenn ich sitze, dann sitze ich. Wenn ich hungrig bin, dann esse ich. Wenn ich müde bin, dann schlafe ich.«

Die Schüler sahen sich fragend an, hatten sie doch eine große Weisheit erwartet. Das konnte doch nicht alles sein!

Schließlich sprach einer aus, was alle dachten: »Großer Meister! Das tun wir doch auch. Wir sitzen, essen und schlafen, aber trotzdem ist unser Leben nicht erfüllt!«

Der Meister blickte den Schüler an und lächelte: »Ja, das ist richtig, auch ihr sitzt, esst und schlaft, aber wenn ihr sitzt, denkt ihr bereits ans Essen. Wenn ihr esst, denkt ihr schon ans Schlafen, und wenn ihr liegt, denkt ihr ans Aufstehen. Ihr seid mit euren Gedanken entweder in der Vergangenheit oder in der Zukunft. Euer Körper und euer Geist sind nie zum selben Zeitpunkt am selben Ort. Das Leben jedoch findet nur im gegenwärtigen Moment statt. Die Erfüllung geschieht im Hier und Jetzt.«

Ein Sinn für die praktischen Belange des Lebens

Ein Sufi-Meister reiste mit seinem Schüler durch die Wüste. Als sie bei Einbruch der Dunkelheit eine Karawanserei erreichten, trug der Meister dem Schüler auf, sich um das Kamel zu kümmern, und ging schlafen.

Am nächsten Morgen war das Kamel verschwunden, denn der Schüler hatte es nicht angebunden! Als der Meister fassungslos seinen Schüler anschaute, verteidigte sich dieser: »Du hast mich doch gelehrt, dass ich Vertrauen in Allah haben soll. Ich habe Allah gesagt, dass er sich um das Kamel kümmern soll!«

Der Meister verdrehte die Augen und erwiderte: »Vertraue auf Allah, aber binde zuerst das Kamel fest! Allah hat keine anderen Hände als deine.«

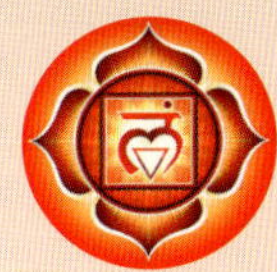

Der Tod und das, was unsterblich ist

Zu Buddha kam einmal eine völlig verzweifelte Frau. Ihr Kind war gestorben und sie spürte nichts als den Schmerz und den Kummer über diesen Verlust. Von Buddha hatte sie gehört, dass er Wunder vollbringen konnte, und so bat sie ihn, ihr das Kind wieder zu bringen.

Buddha sah sie lange an, dann sprach er: »Gehe in dein Dorf zurück und besorge eine Handvoll Senfkörner aus einem Haus, wo noch nie jemand gestorben ist.«

Voller Hoffnung eilte die Frau in ihr Dorf. Aber egal, an welche Haustür sie auch klopfte, sie bekam immer die gleiche Antwort: »Wir können dir gerne Senfkörner geben, soviel du möchtest, aber die andere Bedingung können wir nicht erfüllen. In unserem Haus sind schon viele Menschen gestorben ...« Den ganzen Tag lief die Frau von Haus zu Haus. Als sie schließlich auch beim letzten eine Absage bekam, hielt sie einen Augenblick lang inne, ohne Hoffnung, ihr Kind jemals wieder zu sehen. Als sie sich ganz diesem Gefühl hingab, kam ihr plötzlich eine tiefe Einsicht. Ihr wurde bewusst, dass der Tod Teil des Lebens ist, und nicht ein persönliches Unglück, das ihr widerfahren war. In diesem Moment schloss sie Frieden mit ihrem Verlust. Sie lief zurück zu Buddha, kniete vor ihm nieder und sagte: »Bitte weihe mich ein. Ich möchte den Teil in mir kennen lernen, der niemals stirbt.«

Für sich selbst sorgen

Eine Sufi-Geschichte erzählt von einem Mann, der im Wald auf einen Fuchs traf, welcher seine Vorderläufe verloren hatte. Als er gerade überlegte, wie ein Tier mit so einer Verletzung überleben kann, kam ein Wolf daher mit seiner Jagdbeute im Maul. Der Wolf aß sich satt, ließ aber noch genug für den Fuchs übrig, der sich gleich darüber hermachte. Am nächsten Tag konnte der Mann das gleiche Schauspiel beobachten, und er spürte, dass Gott den Wolf geschickt hatte, um für den Fuchs zu sorgen.

Ergriffen von der Größe Gottes beschloss er, sich so zu verhalten wie der Fuchs. »Wenn ich voller Vertrauen geduldig ausharre, wird Gott auch für mich sorgen«, dachte er bei sich. Er suchte sich ein ruhiges Plätzchen und wartete, Stunde um Stunde, Tag um Tag – aber niemand brachte ihm etwas zu essen. Als er schließlich völlig geschwächt zusammensank, fühlte er Gottes Worte in sich aufsteigen: »Was bist du doch für ein Narr! Nimm dir ein Beispiel an dem Wolf und höre auf, den behinderten Fuchs zu spielen!«

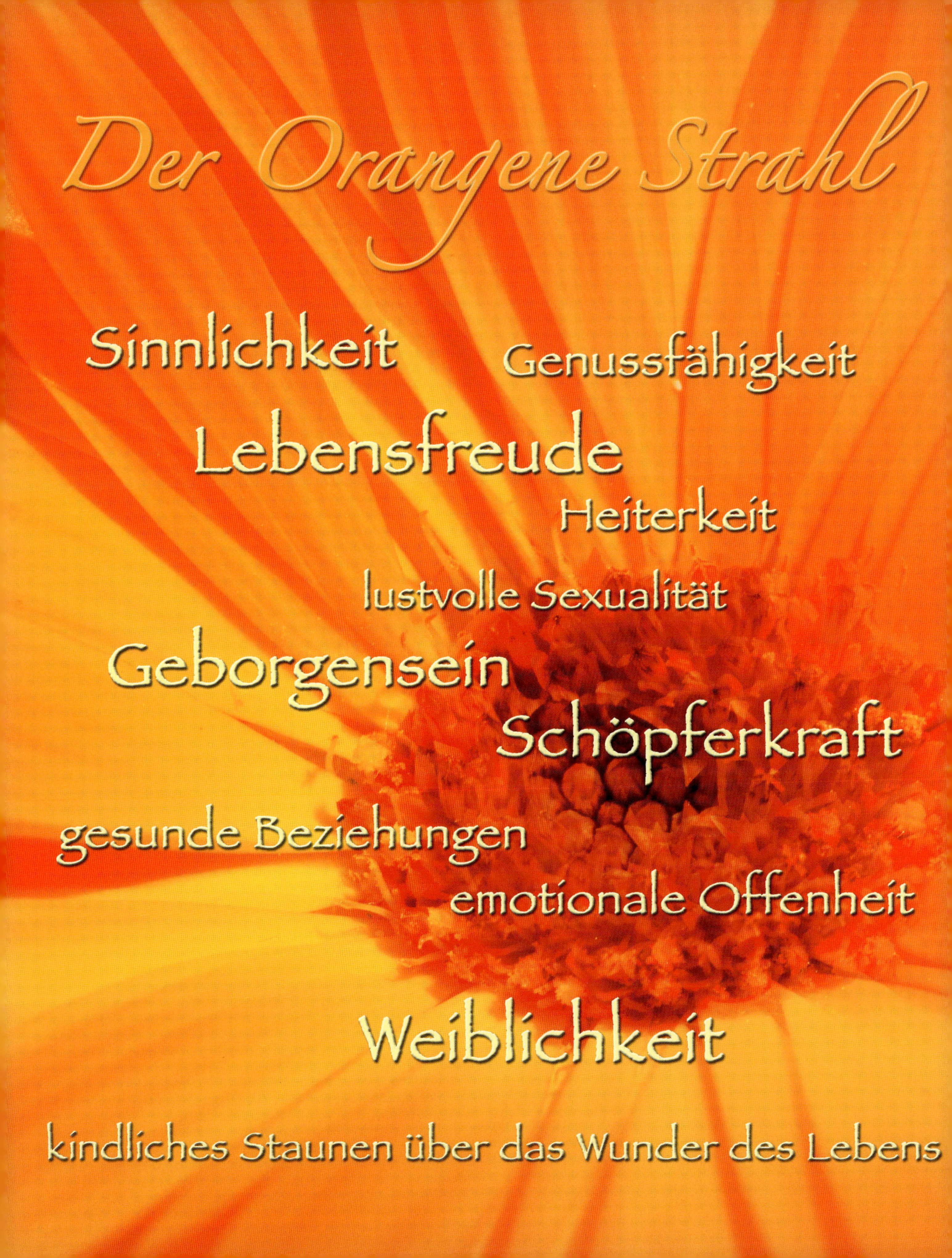

Der Orangene Strahl

Sinnlichkeit Genussfähigkeit

Lebensfreude

Heiterkeit

lustvolle Sexualität

Geborgensein

Schöpferkraft

gesunde Beziehungen

emotionale Offenheit

Weiblichkeit

kindliches Staunen über das Wunder des Lebens

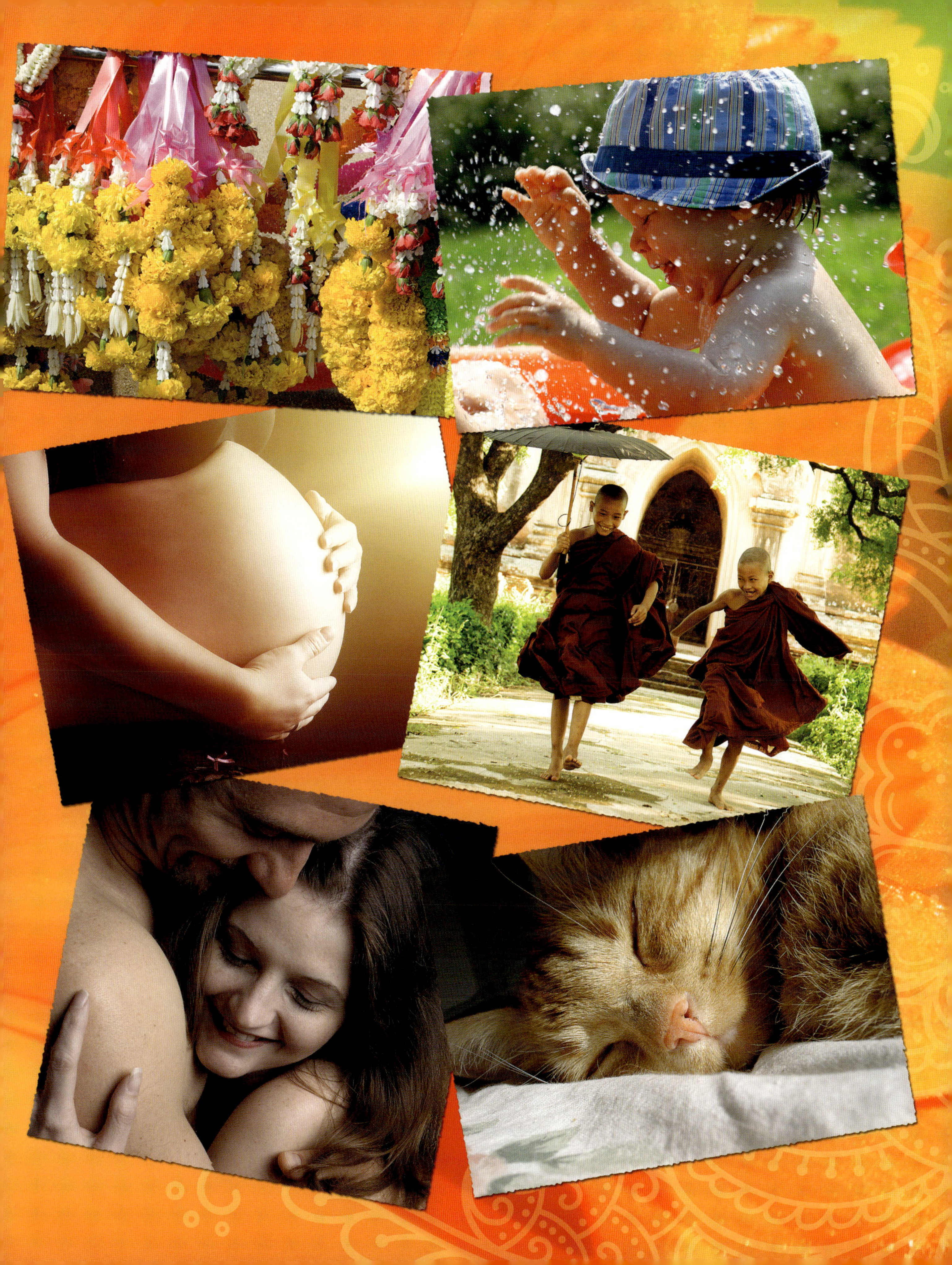

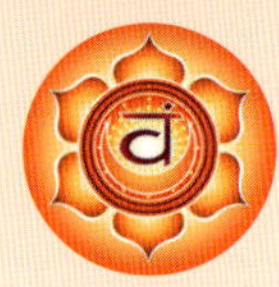

Das zweite Chakra Sakralchakra

Das zweite Chakra trägt den Sanskritnamen *Svadhisthana*. Er wird als »eigentliche Heimat« oder auch als »Süße« und »Lieblichkeit« übersetzt: Hier ist der Wohnsitz unseres wahren Selbst, wo wir in wohliger Süße entspannen können.

Lage und zugeordnete Körperbereiche

Das Sakralchakra hat seinen Sitz im Bauch unterhalb des Nabels. Sein Einfluss reicht vom Unterbauch zum unterem Rücken, Kreuzbein und Becken. Sein Name leitet sich von der lateinischen Bezeichnung für Kreuzbein – *Os sacrum* – ab, übersetzt »heiliger« oder »geweihter« Knochen. Die zugeordneten Organe sind Niere und Blase, als Drüsen zählen Eierstöcke und Hoden dazu.

Bedeutung und Lebensthemen

Nach dem Sichern des Überlebens, welches das grundlegende Thema des ersten Chakras ist, können wir uns für das zweite Chakra öffnen, das uns in die Ebene des Fühlens führt. Hier lernen wir, uns zu spüren. Wir entdecken unsere ursprünglichen Bedürfnisse und Gefühle, die wild, leidenschaftlich und ungezähmt oder auch zaghaft und verborgen sein können. Manche sind uns angenehm, andere unangenehm oder schmerzlich. Daher teilen wir unsere Emotionen oft in »gut« oder »böse« ein, wünschen uns manche herbei, während wir andere unterdrücken oder bekämpfen. Unser zweites Chakra wird jedoch erst dann erblühen, wenn wir uns all unseren Gefühlen achtsam zuwenden, sie bewusst erfahren und annehmen.

Das Sakralchakra ist dem Wasserelement zugeordnet: Unsere Emotionen sind fließende Energien, die wie die Wellen des Ozeans kommen und gehen.

Die fühlende Dimension des Lebens lässt auch unsere Sinne erblühen, über die wir die Welt entdecken und genießen können. Wir nehmen am Fest des Lebens teil und erfahren Freude und Glück. Die Wahrnehmung über die Sinne macht das Dasein für uns *sinn*-voll.

Mit einem geöffneten zweiten Chakra können wir uns an Düften, Farben, Bildern und Tönen erfreuen. Ein sensibler Tastsinn lässt uns Berührung, Zärtlichkeit und Massagen genießen, ein entwickelter Geschmackssinn schenkt uns die Lust und Freude am Essen. Diese sinnliche Erlebnisfähigkeit sehen wir bei einem kleinen Kind, das empfindsam und wach die Welt in sich aufnimmt und so viel wie möglich entdecken möchte. Aus seiner Sicht ist das Leben ein großer Spielplatz mit unendlich vielen Möglichkeiten zum Ausprobieren. Wenn es eine Blume anschaut oder ein Glöckchen hört, ist

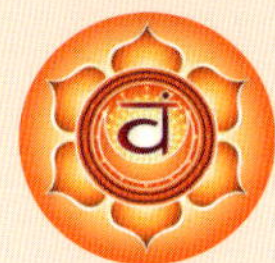

es voller Staunen und Begeisterung. Seine Gefühle drückt es in dem Moment aus, in dem es sie fühlt.

Das zweite Chakra hat viel mit unseren Beziehungen zu tun. Ganz besonders die Familie, in der wir aufgewachsen sind und in der wir – hoffentlich – Geborgenheit erfahren haben, prägt die Entwicklung dieses Energiezentrums. Als Kind sind wir noch vollkommen von unserer Umgebung abhängig. Im Prozess des Erwachsenwerdens können wir uns von dieser Abhängigkeit lösen und heranwachsen zu emotionaler Offenheit und gesunden zwischenmenschlichen Beziehungen.

Erst wenn dieses Energiezentrum harmonisch schwingt, werden wir in die Lage versetzt, unsere sexuellen Energien und das andere Geschlecht offen und unbefangen anzunehmen. Nachdem wir vom ersten Chakra die Kraft für eine sexuelle Begegnung und die biologische Fortpflanzung erhalten haben, schenkt uns das zweite Chakra Gefühl und Freude an der Sexualität, so dass wir sie lustvoll erleben können.

Das Sakralchakra ist auch das Zentrum der weiblichen Energien. Mit einem starken Sakralchakra kann sich eine Frau für eine bewusste Mutterschaft entscheiden, durch die ein neues Leben in ihrem Bauch heranwächst. Diese unglaubliche schöpferische Kraft kann sich ebenso in Kreativität ausdrücken, in der Freude am künstlerischen Gestalten.

Aus der Tierwelt sind diesem Energiezentrum nicht nur die Meereslebewesen zugeordnet, sondern auch das gefährliche Krokodil. Die alten Yogis zollten damit diesem Chakra großen Respekt. Vielleicht stand dahinter gleichermaßen die Befürchtung, die Menschen könnten »zu viel« nach Sinnesfreuden streben und dadurch in der Welt der Genüsse und der lustvollen Sexualität gefangen sein, wie die Beute zwischen den Zähnen eines Krokodils.

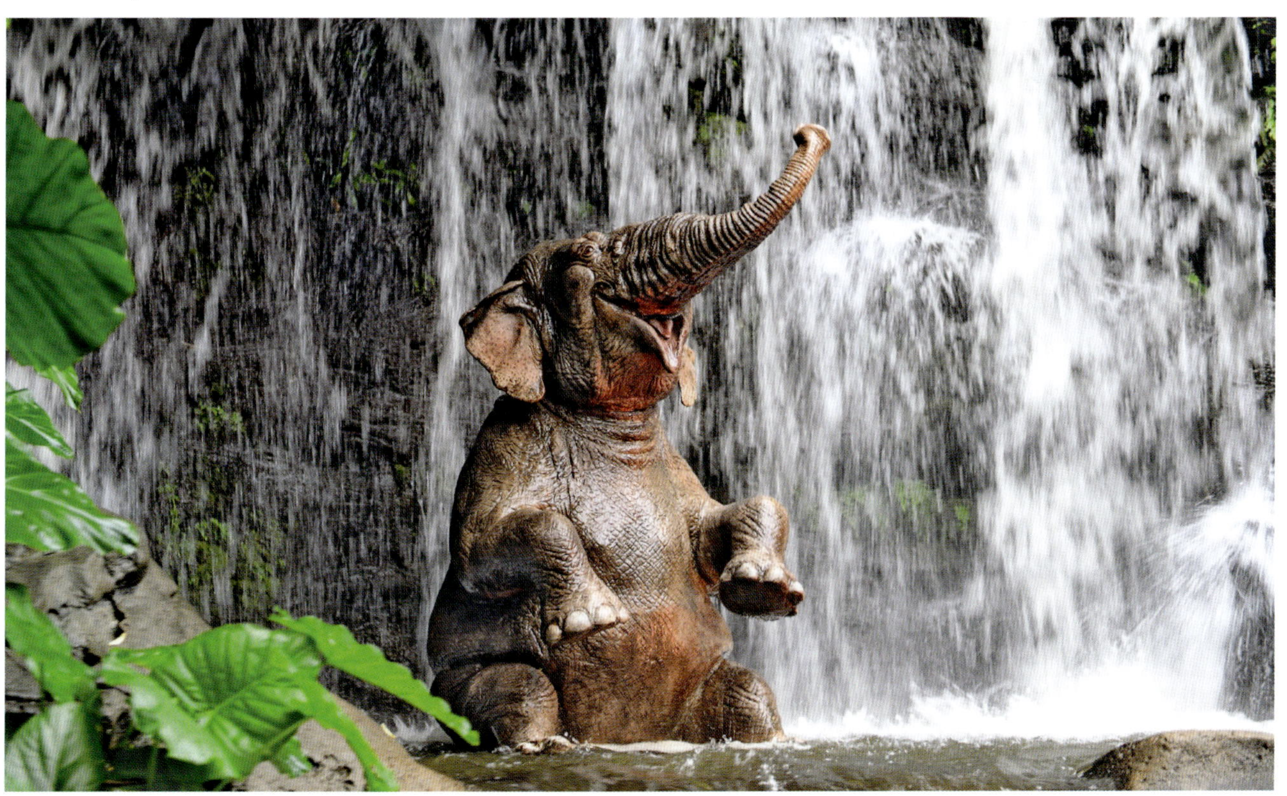

Das Sakralchakra unerlöst

In unseren ersten Lebensjahren sind wir ganz auf die Fürsorge unserer Eltern angewiesen. Mangelnde körperliche Nähe und Zuneigung in dieser Zeit oder die Erfahrung, zu oft allein gelassen worden zu sein, sind häufig die Ursache für seelische Traumata. Dadurch kann Co-Abhängigkeit in unseren Beziehungen entstehen (»Ohne dich kann ich nicht leben!«), durch die wir uns mit unserem Partner wie mit einer unsichtbaren Nabelschnur verbunden fühlen. Wir sind dann nicht mehr frei, sondern unterliegen einem äußeren Einfluss. Aber nicht nur von anderen Menschen können wir abhängig sein, sondern auch von Suchtmitteln aller Art: Alkohol, Zigaretten, Süßigkeiten, oder auch von bestimmten Verhaltensmustern wie beispielsweise stundenlangem Fernsehen, maßlosem Shopping oder sexbesessenem Partnerwechsel.

Wunden und Verletzungen des inneren Kindes, Verlustangst, Angst vor Zurückweisung und Ablehnung sowie Missbrauchserfahrungen durch einen rohen oder gewaltsamen Umgang mit der erwachenden Sexualenergie sind Themen des zweiten Chakras. Um den auf diese Weise entstehenden emotionalen Schmerz nicht zu spüren, haben wir vielleicht unsere Gefühle unterdrückt und so verlernt, uns selbst und andere wahrzunehmen. Dadurch geht auch der Zugang zu sinnlichem Genuss verloren. Seelische Verletzungen können unsere Fähigkeit einschränken, körperliche Lust und Zuneigung auszutauschen. Abgeschnitten von dieser Erlebnisfähigkeit, entstehen sexuelle Unlust und Desinteresse und das Leben erscheint uns langweilig, farblos und grau.

Die Angst vor Sinnesfreuden und die Ablehnung von Körperlichkeit und Zärtlichkeit bringt Unsicherheit, Hemmungen und Anspannung bei der Begegnung mit dem anderen Geschlecht mit sich. Wenn wir unsere sexuelle Lust nicht zulassen, den freien Fluss unserer Lebensenergie zurückweisen und unterdrücken, führt das zu Scham. Wir schämen uns für unsere natürlichen Impulse und drängen sie in den Schatten. Hier spielen auch der Einfluss der Religionen oder die Moralvorstellungen der Eltern oder der Gesellschaft eine Rolle. Ein volles Erleben der Sinne wird oft als unpassend angesehen. Durch Gebote und Verbote wird Sexualität auf das erste Chakra, auf das »Notwendigste« – die biologische Fortpflanzung – beschränkt. Wir schneiden uns so vom zweiten Chakra und damit vom Fühlen und der spielerischen Seite der Sexualität, die uns Lust und Freude schenkt, ab.

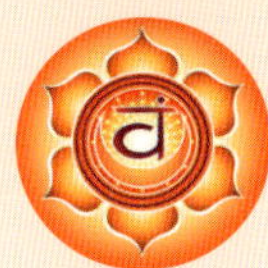

Das Sakralchakra erwecken und heilen

Das Lenken der Aufmerksamkeit ins zweite Chakra schenkt uns Freude, Fülle und Genuss. Wenn uns das Fernsehprogramm dauerhaft interessanter erscheint als sinnliches Erleben oder körperliche Lust, brauchen wir sicherlich eine Unterstützung in diesem Chakra.

... mit der orangenen Farbe

Das warme und positive Orange fördert Heiterkeit und eine bejahende Einstellung zum Leben. Es vermittelt Gefühle von Geborgenheit, von emotionaler Wärme und von Umsorgtsein und es weckt die Freude am sinnlichen Genuss. Mit seiner anregenden, aufmunternden Wirkung gleicht diese Farbenergie Stimmungsschwankungen aus und löst gefühlsmäßige Blockaden. Als freundliche, »soziale« Farbe lässt sie uns aufgeschlossen auf andere zugehen und regt zu Geselligkeit an. Sie macht offen und fröhlich und hebt das Selbstwertgefühl.

... in der Natur

Besonders durch das zugeordnete Element, das Wasser, können wir die Kraft des zweiten Chakras in der Natur erfahren: Beim Betrachten eines Flusses oder Wasserfalls erleben wir seinen fließenden Charakter. Wenn wir ins Meer eintauchen, in einer heißen Quelle entspannen oder uns in warmem Wasser treiben lassen und das weiche Nass auf unserer Haut spüren, erleben wir die Sinnlichkeit dieses Chakras.

Ein orangenes Ringelblumenfeld oder ein strahlend-orangener Sonnenaufgang oder -untergang lassen uns in der Farbe dieses Energiezentrums baden.

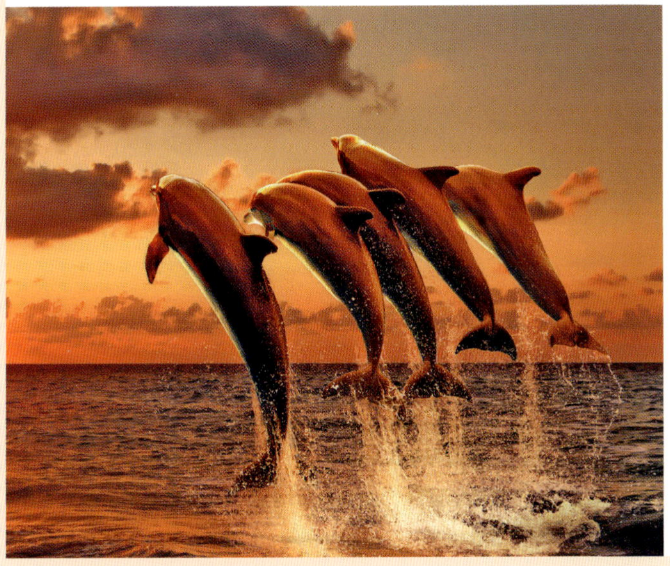

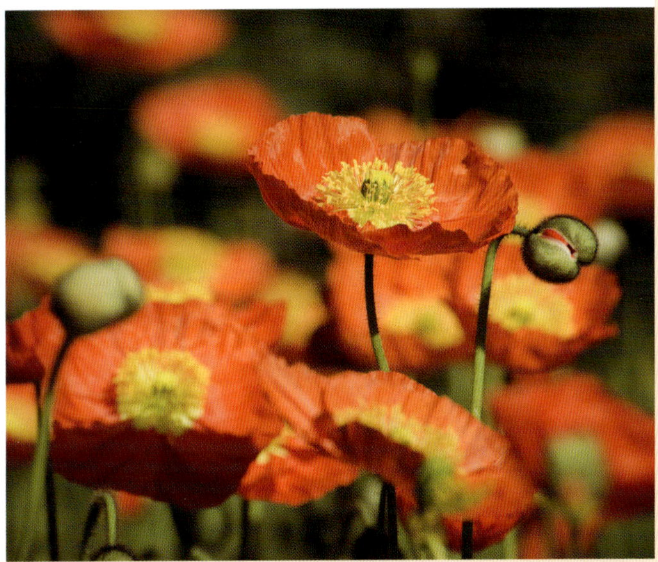

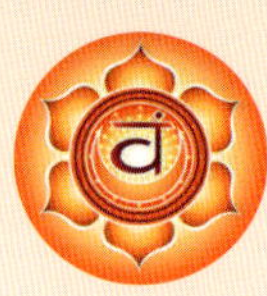

… mit Düften und Pomandern

Mit dem balsamischen Duft von **Benzoe**, der an Schokolade und Vanille erinnert, können wir uns wohlig zurücklehnen. Er weckt sanft die Sinnlichkeit und lädt uns ein, unsere Seele baumeln zu lassen – ein Duft, der das Leben versüßt.

Auch **Vanille** oder die süße Essenz der **Tonkabohne** stiften zum Genießen und Verwöhnen an und schenken das gute Gefühl, zuhause zu sein. Mit dem Duft der Vanille fühlen wir uns geborgen und umsorgt und werden an die angenehmen Seiten unserer Kindheit erinnert, die Süße eines friedlichen Paradieses.

Jasmin: Die geheimnisvolle »Königin der Nacht« verströmt ihren blumigen, verheißungsvollen Duft unter dem Sternenzelt. Sie wärmt und entkrampft das Becken und kann dort Verspannungen lösen oder Erschlaffung tonisieren – ein verzauberndes Aphrodisiakum. Jasmin löst auch Spannungen in Beziehungen und kann bei Konflikten helfen, diese leichter zu nehmen. Die Essenz vereinigt in sich das Weibliche und das Männliche und bringt die beiden Partner in einer Liebesbeziehung einander näher. Jasmin ist ein Duft für eine sinnliche Liebesreise in einer lauen Mondnacht.

Tuberose und **Ylang Ylang** laden Frauen dazu ein, ihre Weiblichkeit mehr zu leben. Tuberose hat einen betörend-blumigen Duft, der uns zu ungeahnten Wonnen lockt. Das blumige Ylang Ylang verführt uns zu Hingabe und Leidenschaft, fördert die sexuelle Empfindungsfähigkeit und führt Sinnlichkeit und Gefühl zusammen.

Sandelholz: Nach all diesen blumig-weiblichen Wohlgerüchen verkörpert Sandelholz nun die männliche Seite der aphrodisierenden Düfte. Sein warmes, samtenes Aroma lädt zum Zurücklehnen, Entspannen und Dahinschmelzen ein. Es schenkt heitere Gelassenheit, lässt uns in unserer Mitte ruhen und von dort aus mit Offenheit und Wärme mit anderen in Kontakt treten.

Die Wirkung von Sandelholz ist vielfältig. So wird es im Tantra auch mit dem ersten und dem siebten Chakra verbunden. Für das Basischakra wird Sandelholz zum Erwecken der Kundalini-Energie verwendet – es trägt zur Transformation der sexuellen Energie bei. Im Kronenchakra vertieft es die Meditation. Sein Duft öffnet uns für erweiterte Bewusstseinszustände, aber nicht indem wir in höhere Sphären abheben, sondern ganz tief in unseren Körper entspannen und in uns ruhen.

Der **orangene Pomander** schenkt uns wie die aufgehende Sonne ein orangenes Leuchten. Er gleicht einem süßen Nektar, der Freude und Begeisterung weckt und sexuell anregend wirken kann. Als heilsamer Balsam für alle emotionalen Wunden unterstützt er uns dabei, Co-Abhängigkeit und Süchte loszulassen. Auch bei der Verarbeitung von Schocks und Traumata ist er hilfreich. Sein Duft ist fruchtig, würzig und frisch.

... mit Musik, heilendem Laut und Mantra

Zum zweiten Chakra gehören **orientalische Bauchtanzmusik**, die Sinnlichkeit und Lebensfreude weckt, **fröhliche Volkslieder**, zu denen getanzt und gelacht wird, etwa »Die Vogelhochzeit«, oder auch **Wiegen-** und **Kinderlieder**, die das innere Kind in uns ansprechen. Von der klassischen Musik eignen sich fließende Musikstücke, beispielsweise **»Die Moldau«** von Bedřich Smetana, **»Die vier Jahreszeiten«** von Antonio Vivaldi oder die **»Wassermusik«** von Georg Friedrich Händel.

Heilender Laut: OOO, lang gezogen wie in dem Wort »Rose«
Dieser Vokal schwingt im Unterbauch und bringt eine kreisförmige Bewegung hervor.

Mantra: WAM oder WANG
Sitze aufrecht, atme tief ein und singe mit dem Ausatmen das Mantra. Spüre wie der Klang sich in deinem Bauch ausbreitet. In der anschließenden Stille stelle dir orangenes Licht vor, das Unterbauch und Becken durchflutet.

... in der Meditation

Meditation der fünf Sinne: Was immer du gerade tust – halte einen Moment inne und nimm drei bewusste tiefe Atemzüge. Lasse mit dem Ausatmen alle Anspannung los und dehne dich mit dem Einatmen aus. Nun richte deine Aufmerksamkeit auf deine Sinne. Nimm dabei alle Feinheiten wahr:

- Welche Geräusche klingen gerade in deinen Ohren? Vielleicht nimmst du Geräusche vom Straßenverkehr wahr, Vogelgezwitscher oder andere Töne. Schließe die Augen und lasse jedes Geräusch, jeden Klang in dir schwingen.
- Welche Eindrücke sind in diesem Augenblick über die Augen wahrnehmbar? Stelle deine Augen weich, fixiere nichts Bestimmtes und sieh dich um.
- Wie riecht es im Moment? Welcher Duft strömt in deine Nase?

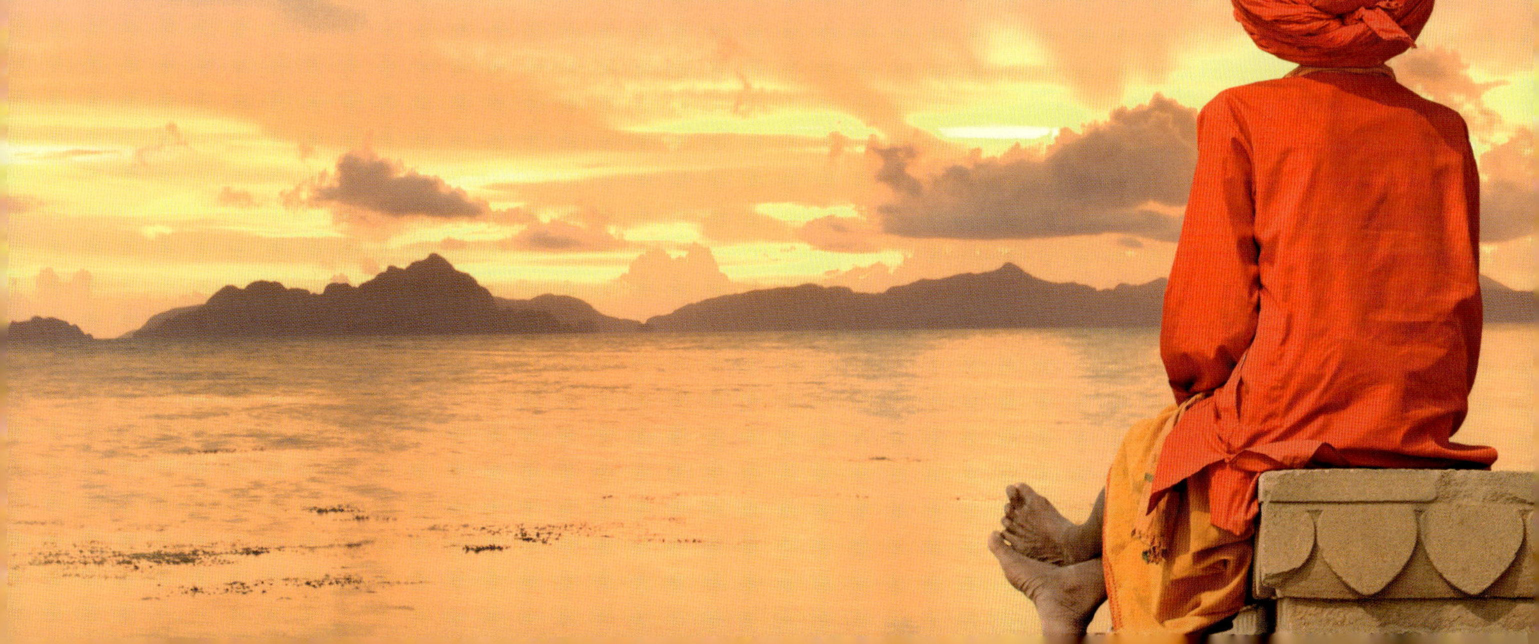

- Was kannst du über deine Haut wahrnehmen? Wo wird sie von einem Luftzug berührt? Wo fühlst du Kleider auf deinem Körper? Berühre deinen Körper oder einen Gegenstand. Fühle die Wärme deiner Hand, nimm wahr, wie du etwas berührst, und fühle, wie du berührt wirst.
- Wenn du etwas isst, zelebriere jeden Bissen und koste die verschiedenen Geschmäcker aus.

Lass jedes deiner Sinnesorgane sprechen, sie bringen dich ganz in den gegenwärtigen Moment. Nimm die Welt um dich herum wahr, werde dir ihrer bewusst. Bewerte sie nicht durch »das ist angenehm« oder »das ist unangenehm«, sonst verpasst du das Fühlen. Durch deine Sinne kannst du die unglaubliche Fülle entdecken, die dich umgibt.

Tantrische Liebesmeditation: Obwohl Tantra ein spiritueller Weg ist, bei dem alle Chakren mit einbezogen sind, haben wir es dem zweiten Chakra zugeordnet. Die tantrische Liebesmeditation nutzt Sexualität als ein Sprungbrett in eine höhere Ebene des Seins. Tantra ist ein weiblicher Weg, ein Weg des Annehmens und der Hingabe.

»Du sitzt deinem Geliebten auf dem Bett nackt gegenüber. Du bist dabei ganz entspannt und alles darf so sein wie es ist. Du beginnst, den geheimnisvollen Körper deines Geliebten zu berühren, wie eine zarte Blüte, einen wilden Vogel oder ein scheues Tier. Du empfängst den zarten Duft dieses Lebewesens. Du berührst das vibrierende Leben selbst, die pure Energie, die aus dieser geheimnisvollen Gestalt strömt.

Du hast dabei kein Ziel, sondern bist mit deiner vollen Aufmerksamkeit in diesem Moment des Zusammenseins. Durch sanfte Berührung öffnet sich jede Zelle deines Körpers und reagiert mit Lebendigkeit. Du wartest und betrachtest voller Staunen, wie dein ganzer Körper reagiert und sich dieser Offenheit hingibt.

Danach könnt ihr euch vereinen, weich oder hart, um eine Verbindung im Wurzelchakra herzustellen. Folge als Mann nicht dem Verlangen, dich zu bewegen, dich zu stimulieren. Fühle stattdessen, wie die energetische Verbindung zwischen den Polaritäten in den beiden ersten Chakren einen Energiefluss erweckt, der dem Penis auf natürliche Weise ermöglicht, zu einer vollen Erektion anzuwachsen. Oder ihr beobachtet beide, wie der kleine Penis in die Vagina gekuschelt ist, ohne eine Erwartung, dass er wachsen sollte, und genießt die innige Intimität der Herzen und Körper in diesem Moment der Verschmelzung. Eure Präsenz und liebevolle Intimität wird sich jetzt zu einer wunderbaren Zeitlosigkeit ausweiten ...«

Aus »Kommunikation des Herzens« von Rahasya Kraft

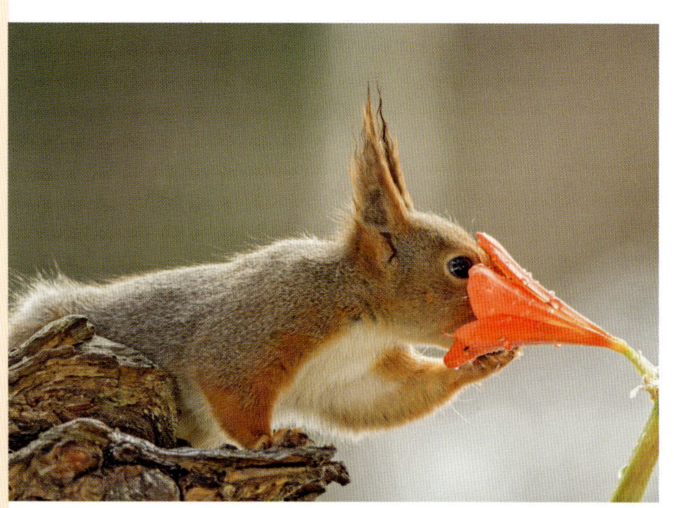

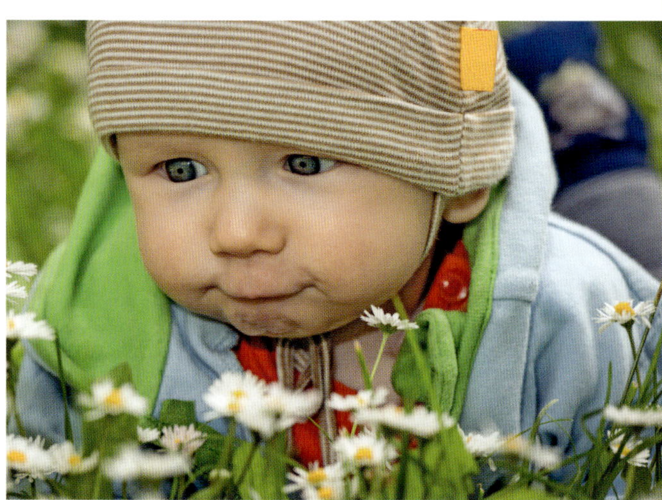

... und sonst noch

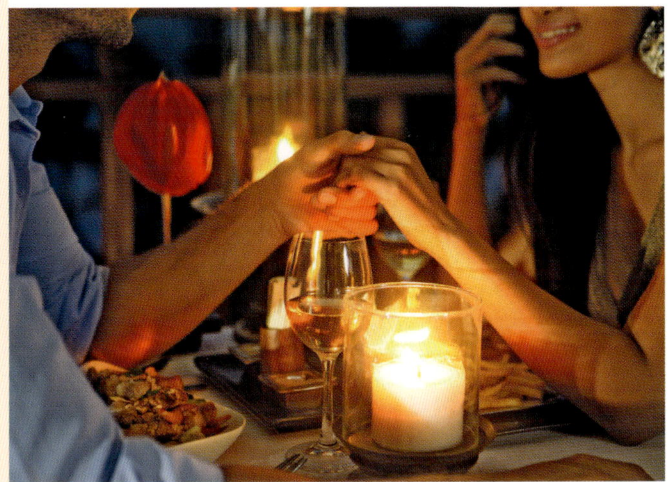

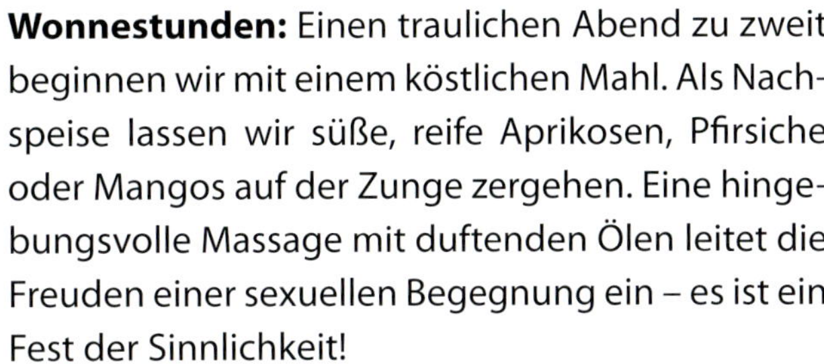

Wonnestunden: Einen traulichen Abend zu zweit beginnen wir mit einem köstlichen Mahl. Als Nachspeise lassen wir süße, reife Aprikosen, Pfirsiche oder Mangos auf der Zunge zergehen. Eine hingebungsvolle Massage mit duftenden Ölen leitet die Freuden einer sexuellen Begegnung ein – es ist ein Fest der Sinnlichkeit!

Zu zweit oder auch alleine können wir Wonnestunden in einem orientalischen Hamam, einem römischen Bad oder in Form vieler anderer Wellnessangebote genießen.

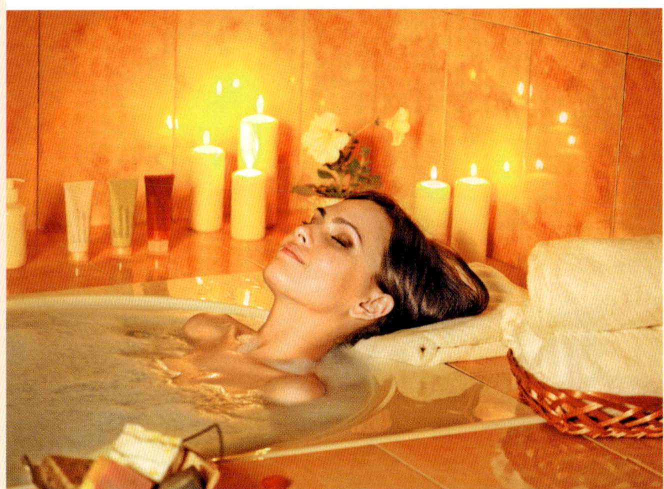

Ein **gemütliches Heim** stärkt das Gefühl der Geborgenheit. Die Küche sollte genügend Platz bieten für lustvolles und vielleicht auch gemeinschaftliches Kochen – dem Sakralchakra ist der Geschmackssinn zugeordnet!

Eine **Katze** als Haustier ist etwas ganz Besonders: Wenn sie schnurrend auf unserem Bauch liegt und wir zärtlich ihr dichtes, weiches Fell kraulen, geht unser zweites Chakra direkt in Resonanz.

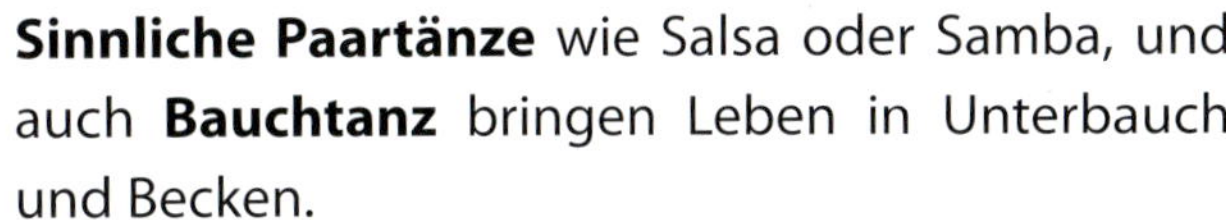

Sinnliche Paartänze wie Salsa oder Samba, und auch **Bauchtanz** bringen Leben in Unterbauch und Becken.

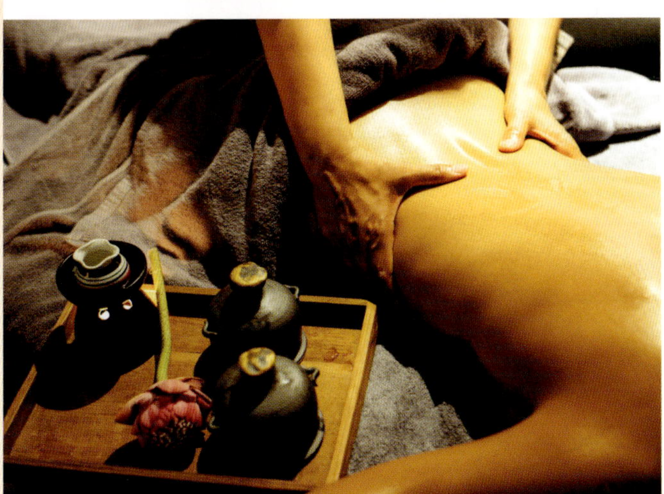

Kreative Schöpferkraft: Das zweite Energiezentrum schenkt uns die Freude zu experimentieren, zu gestalten und zu erschaffen, wie beim Töpfern, Malen oder Basteln. Auch das Kochen eines wohlschmeckenden Menüs kann kreativ sein, genauso das Ausrichten eines Festes oder phantasievolles Spielen mit Kindern.

Wenn es im zweiten Chakra tiefe seelische Blockaden gibt, wenn vergangene negative Erlebnisse sich in uns aufgestaut haben und uns an unserer weiteren Entwicklung hindern, empfiehlt es sich, Hilfe bei einem erfahrenen Therapeuten zu suchen. Folgende Therapieformen heilen besonders das zweite Chakra, reinigen uns von Altlasten und geben uns wieder Zugang zu unseren Gefühlen. Emotionen kommen aus der Vergangenheit, sie werden durch einen Gedanken oder eine Erinnerung an eine meist schmerzliche Situation ausgelöst. Hingegen bringen uns Gefühle, das Fühlen, immer in den gegenwärtigen Moment. »Gefühle sind dazu da, um gefühlt zu werden.«
Fritz Perls, Begründer der Gestalttherapie

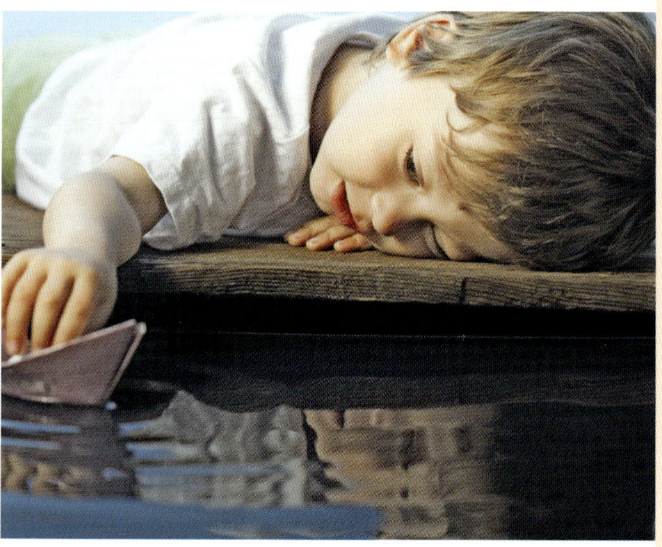

Primärtherapie hilft dir, dich für deine verborgenen Emotionen und Gefühle aus der Kindheit zu öffnen. Du wirst dabei unterstützt, all das auszudrücken, was du emotional und körperlich zurückgehalten hast, und kannst so deine Spontaneität und Unschuld wieder entdecken.

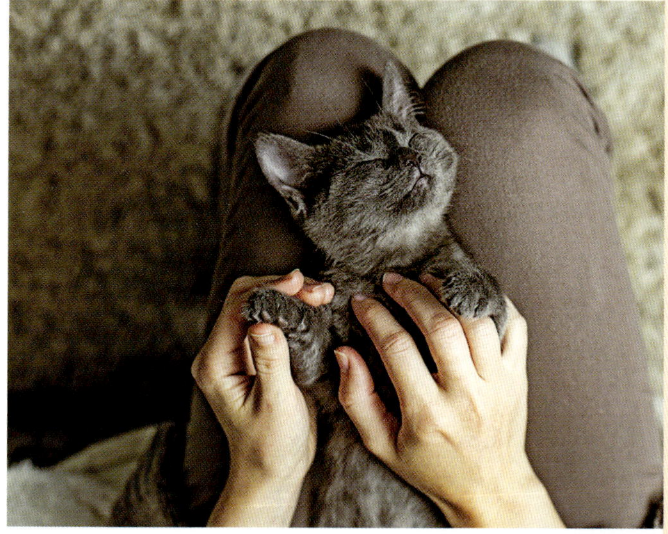

Schwerwiegende emotionale Erlebnisse lassen einen Menschen und seine Gefühlswelt seelisch erstarren. Ein Trauma ist wie eine innere Zwangsjacke, die die Entfaltung des Lebens verhindert. **Traumaheilung** wie **Somatic Experiencing** unterstützt auf behutsame Art die schrittweise Entladung und Entfaltung der gebundenen Lebenskräfte. Laurence Heller, Lehrer für Körperorientierte Psychotherapie und Traumaheilung, sagte dazu: »In uns allen gibt es eine Kraft, die spontan nach Kontakt, Gesundheit und Lebendigkeit strebt. So sehr wir uns zurückgezogen und isoliert haben und so gravierend das erlebte Trauma auch sein mag – auf der tiefsten Ebene gibt es in jedem und jeder von uns einen Impuls in Richtung In-Verbindung-Sein und Heilung, vergleichbar damit, wie die Pflanze spontan dem Sonnenlicht entgegen wächst.«

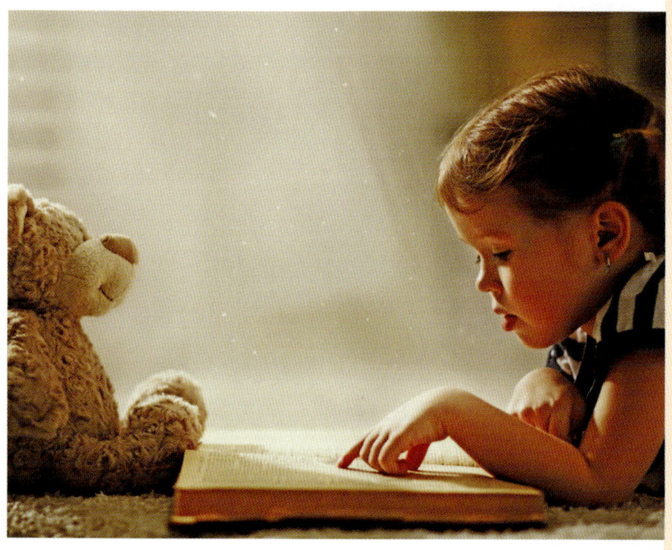

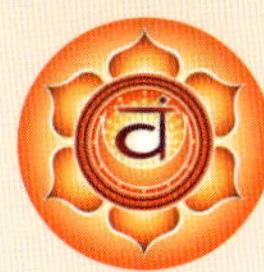

… durch Körperübungen

Übungen für das zweite Chakra lockern die Hüften, stärken den Unterbauch, entspannen und kräftigen den unteren Rücken und entlasten das Kreuzbein.

Beckenkreisen

- Stehe aufrecht, die Füße etwa hüftweit auseinander. Richte deine Aufmerksamkeit auf deinen Unterbauch – von hier aus geschieht die Bewegung. Du kannst deine Hände beim Kreisen auf die Hüften legen. Kopf und Schultern bleiben dabei weitgehend still.
- Kreise das Becken in möglichst fließenden Bewegungen. Beginne mit kleinen Kreisen, dann lasse sie allmählich größer werden, so dass deine Hüften eine volle Kreisbewegung ausführen, anschließend ändere die Richtung. Nach einer Weile lasse die Kreise kleiner werden.
- Bewege die Hüfte nun in Form einer liegenden Acht, zunächst in eine, dann in die andere Richtung.

Wirkung: Diese Übung streckt, dehnt und lockert die Muskulatur und die Faszien im unteren Rücken sowie im Becken und löst hier Steifheit und Verspannung.

»Der orangene Ball« – Energiequelle im Unterbauch

- Stehe locker aufrecht. Lege die Hände zwischen Nabel und Schambein auf deinen Bauch.
- Stelle dir in deinem Unterbauch eine leuchtend-orangene Energiekugel in der Größe einer Orange vor, die dich von innen her wärmt und belebt. Dein Atem fließt langsam, tief und gleichmäßig.
- Vergegenwärtige dir mit dem Einatmen wie sich die Kugel ausdehnt. Deine Arme öffnen sich dabei so weit, wie du die Energie noch spüren kannst. Mit dem Ausatmen kommen deine Hände zurück auf deinen Unterbauch.

Wirkung: Dieses harmonische Zusammenspiel von Energie und Bewegung bringt Kraft und Wärme in dein zweites Chakra.

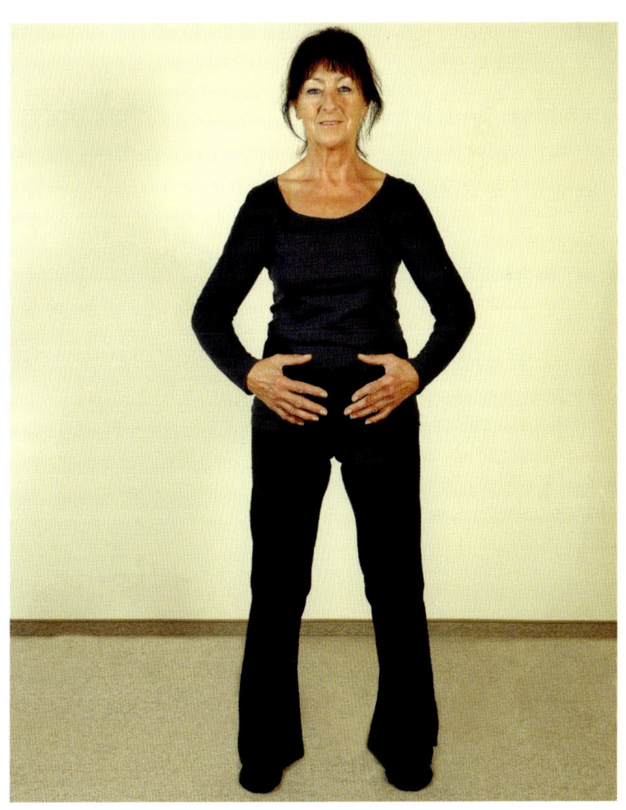

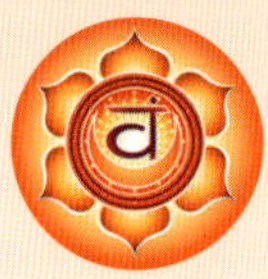

»Tennisballshiatsu« – Mit dem Tennisball das Kreuzbein massieren

Lege dich mit dem Rücken auf eine Decke, einen Futon oder eine Yogamatte. Winkle deine Beine an und stelle die Füße auf. Lege einen Tennisball unter das Kreuzbein und lass dein Gewicht langsam auf ihn sinken. Bewege nun die Hüften vorsichtig hin und her, um so das ganze Sakrum mit dem Ball zu massieren.

Wirkung: Auf dem Kreuzbein liegen viele Akupresspunkte, die alle durch diese Massage stimuliert werden. Sie regen den Energiefluss im Becken an, wirken gezielt auf die Harn- und Geschlechtsorgane, harmonisieren den Menstruationszyklus und lindern Kreuzschmerzen.

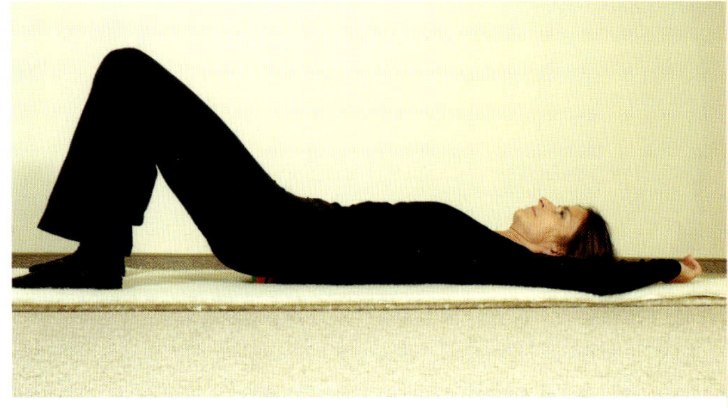

»Päckchen packen« – Das Becken dehnen

- Lege dich entspannt auf den Rücken.
- Beuge ein Bein und umfasse es mit beiden Händen. Atme tief ein und bringe mit dem Ausatmen das Knie so weit wie möglich zur Brust. Dann entspanne wieder, so dass Raum entsteht für das Einatmen. Wiederhole diese Dehnung ein paar Mal und lege danach das Bein ab. Spüre den Unterschied zwischen beiden Beinen und dehne dann das andere Bein.
- Entspanne einen Moment und führe nun die Dehnung einige Male mit beiden Beinen gleichzeitig durch. Anschließend lege deine Arme zu den Seiten ab, strecke die Beine aus und ruhe eine Weile.
- Winkle noch einmal die Beine an und beschreibe mit den angewinkelten Beinen kleine Kreise, durch die das Kreuzbein massiert wird.

Wirkung: Die Übung dehnt und energetisiert den unteren Rücken, fördert die Durchblutung des Beckens und des Kreuzbeins, öffnet die Hüfte und macht die Leistenregion durchlässig.

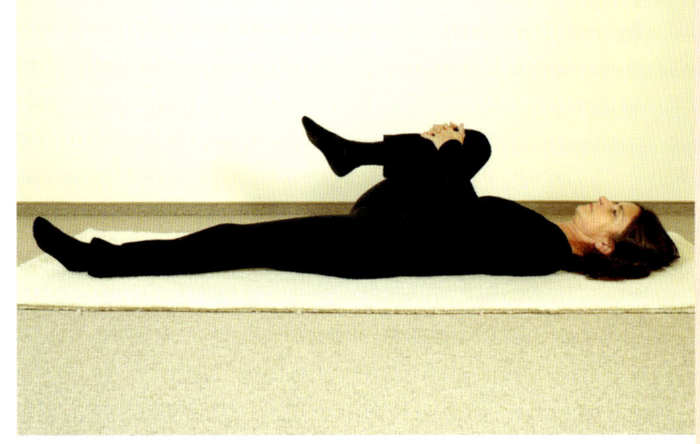

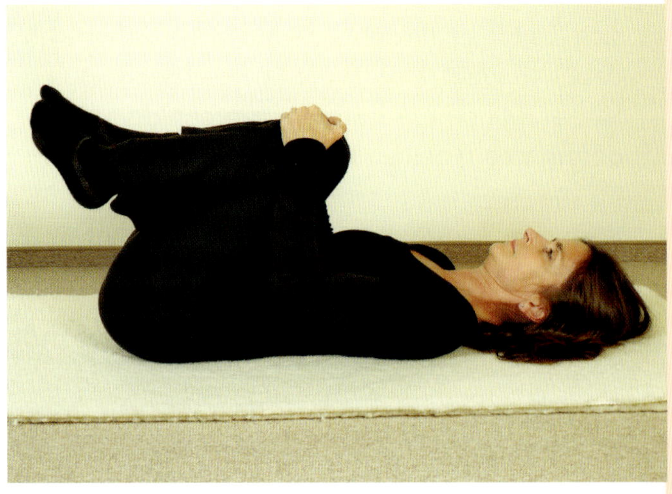

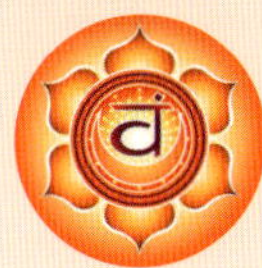

»Aus dem Bauche lächeln« – Zentrierung im Unterbauch

- Setze dich bequem und aufrecht im Schneidersitz auf ein Kissen oder auf einen Stuhl. Lege deine Hände auf die Knie und lasse die Schultern entspannt nach unten sinken. Schließe die Augen und richte deine Aufmerksamkeit auf deinen Atem.
- Nach einer Weile lasse deinen Oberkörper aus dem Bauch heraus sanft kreisen: nach vorne, nach links, nach hinten, nach rechts, eine Bewegung gegen den Uhrzeigersinn. Beginne mit kleinen Kreisen, die allmählich größer werden können.
- Dein Oberkörper bildet dabei eine gerade Linie, vom Kopf bis zum Unterbauch. Der Impuls für die kreisrunde Bewegung kommt aus deinem Bauch. Du kannst dir dafür die Form einer Eiscremetüte vorstellen, deren Spitze in deinem Unterbauch ruht und hier die Kraft sammelt. Nach oben hin wird der Kreis größer, an den Schultern ist er am größten. Die Bewegung ist entspannt, hat aber einen gewissen Schwung. Durch die Rotation dreht sich eine Energiespirale in dein Körperzentrum.
- Du kannst dazu summen oder singen, vielleicht begleitet von Musik, wie Mantragesänge von Krishna Das oder Deva Premal. Nach ein paar Minuten lasse die Kreise kleiner werden, bringe deinen Oberkörper zurück in die Mitte und verweile in Stille.

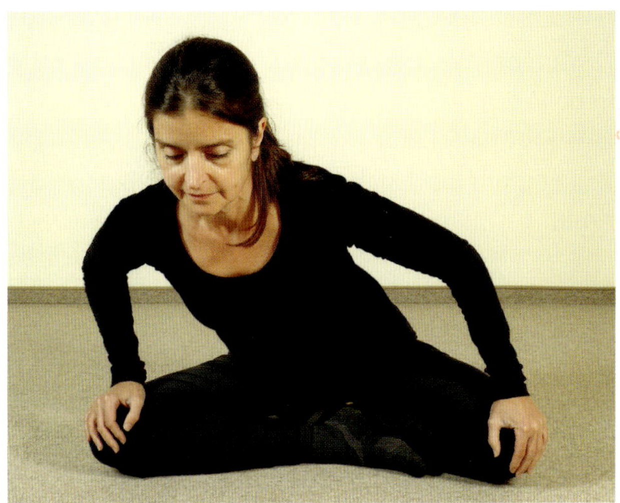

Wirkung: Diese Übung beruhigt, gleicht aus und entspannt. Sie ist wohltuend für den unteren Rücken und sammelt die Kraft tief in unserem Bauch. Durch die Zentrierung, die dadurch entsteht, sind wir mit uns selbst verbunden. Wir ruhen stabil und sicher in unserem Unterbauch, unserer »eigentlichen Heimat«.

… durch Berührung

Lege dich auf den Rücken und stelle bei Bedarf die Füße auf. Bringe deine lockeren, entspannten Hände auf deinen Unterbauch, zwischen Schambein und Nabel, entweder über- oder nebeneinander. Schließe die Augen, richte deine Aufmerksamkeit nach innen auf dein zweites Chakra. Atme langsam und tief in diesen Bereich, deine Hände auf dem Bauch heben und senken sich. Diese sanfte, Raum gebende Berührung weckt dein Spürbewusstsein.

Wie fühlt es sich hier an?

- Fühlt es sich lebendig an oder so wie ein Raum, den du lange nicht betreten hast?
- Ist es eher warm oder kühl? Weit oder eng? Leicht oder schwer?
- Ist die Berührung deiner Hände angenehm?
- Verändert sich etwas, wenn du bewusst und tief in diesen Körperbereich atmest?
- Wie fühlt sich die Berührung von innen an?
- Nimmst du mit deinem inneren Auge hier eine Farbe wahr? Wenn ja – wie sieht diese Farbe aus? Klar und leuchtend oder verwaschen und trüb?

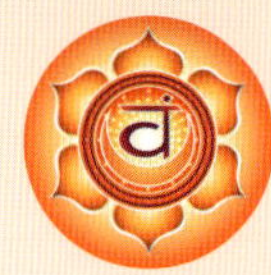

Nimm wahr, spüre hinein. Es geht nicht darum, etwas zu verändern. Du schickst einfach nur Bewusstsein durch deine Berührung. Wenn Anspannung da ist, nimm sie als eine natürliche Grenze an, bleibe offen und empfänglich für das, was geschieht.

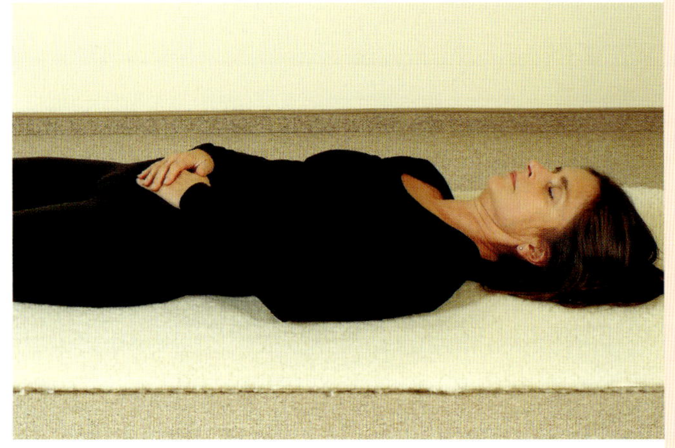

Nach einer Weile stelle dir vor, dass sich unter der liebevollen Aufmerksamkeit deiner Hände dein zweites Chakra aufhellt, lebendiger wird, zu strahlen beginnt und sich öffnet wie eine Blume, die erblüht.

... durch Öffnungspunkte

Während du einen der hier beschriebenen Punkte hältst, kannst du dir orangenes Licht vorstellen, das den Punkt durchflutet, und dazu den heilenden Laut O wie in dem Wort »Rose« intonieren.

Konzeptionsgefäß 4 »Tor zum Ursprung«

Lage: auf der Mittellinie des Unterbauches, zwei Daumenbreit oberhalb der Schambeinoberkante
Wirkung: Tor zum Sakralchakra; stärkt und energetisiert den Unterbauch und die Sexualorgane; kann die Sexualität anregen; gibt seelische Kraft
Selbstbehandlung: Lege dich auf den Rücken und bringe die Fingerspitzen einer Hand auf Konzeptionsgefäß 4. Die andere Hand kannst du darüber legen.

Konzeptionsgefäß 6 »Quelle des Lebens«

Lage: auf der Mittellinie des Unterbauches, zwei bis drei Fingerbreit unterhalb der Nabelmitte
Wirkung: Tor zum Sakralchakra; unterstützt das körperliche Wohlbefinden und die innere Balance; bringt in die Mitte; verbessert die emotionale Stabilität; stärkt das Selbstwertgefühl; belebt die Unterbauch- und Beckenorgane
Selbstbehandlung: Lege dich auf den Rücken und bringe die Fingerspitzen einer Hand auf Konzeptionsgefäß 6. Die andere Hand kannst du darüber legen.

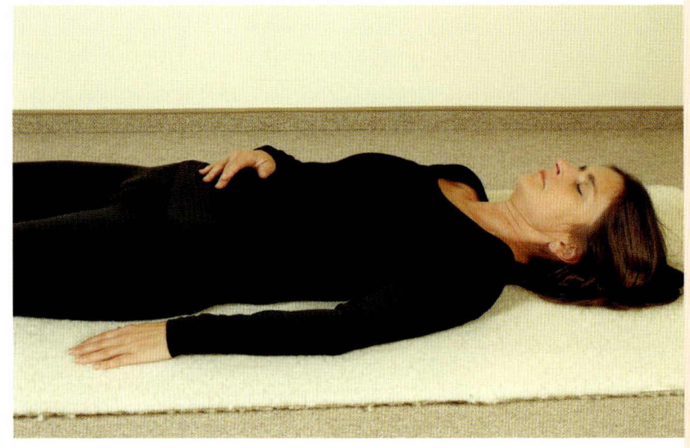

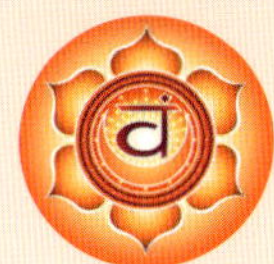

Magen 30 »Hauptstraße der Lebensenergie«

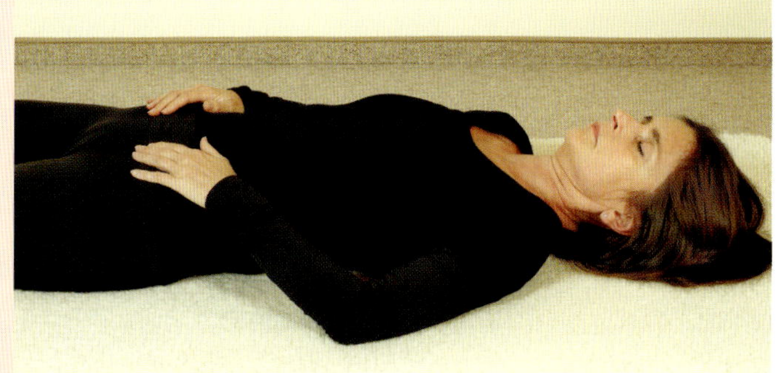

Lage: am Oberrand des Schambeins, zwei Daumenbreit seitlich der Mittellinie
Wirkung: aktiviert die Lebensenergie in Bauch und Becken; durchblutet und wärmt den Unterbauch und die Sexualorgane; wirkt aufbauend und gleichzeitig entspannend
Selbstbehandlung: Lege dich auf den Rücken und halte Magen 30 auf beiden Seiten mit den Fingerspitzen.

Milz 6 »See des Blutes«

Lage: auf der Innenseite des Unterschenkels, vier Fingerbreit oberhalb der höchsten Erhebung des Innenknöchels hinter dem Schienbein
Wirkung: fördert den Fluss der Energie im Beckenbereich; bringt die Energie vom Kopf in den Bauch; harmonisiert und stärkt die Harn- und Geschlechtsorgane; reguliert den weiblichen Zyklus
Selbstbehandlung: Sitze aufrecht mit angewinkelten Knien, die Füße aufgestellt. Öffne die Knie so weit, bis die Fußsohlen sich berühren. Halte Milz 6 auf beiden Seiten.
Nicht in der Schwangerschaft anwenden!

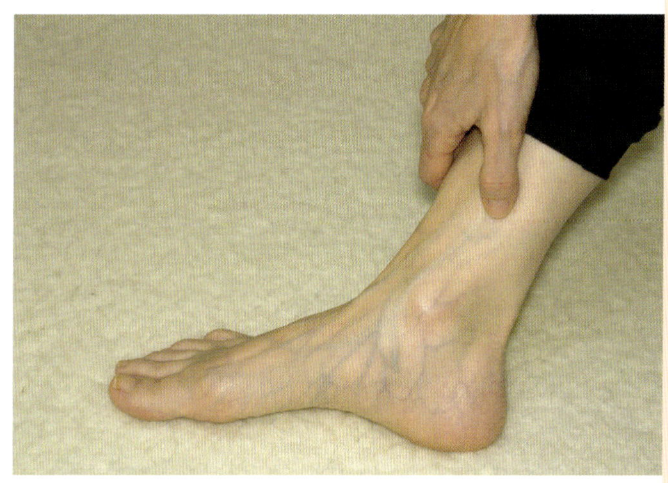

Milz 13 »Hütte der Eingeweide«

Lage: in der Leistenbeuge, vier Daumenbreit seitlich der Mittellinie, einen Fingerbreit über dem Schambeinoberrand

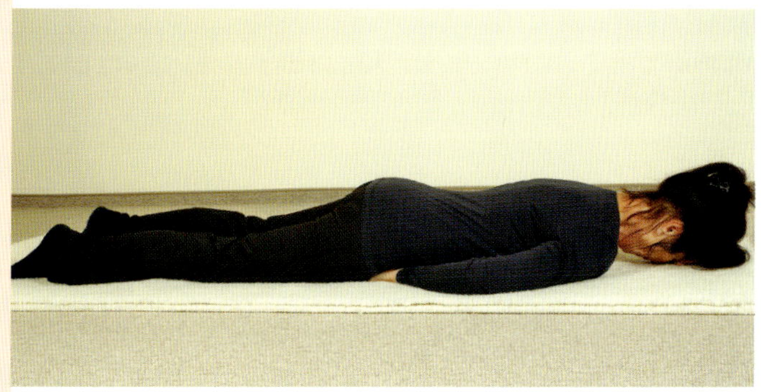

Wirkung: belebt den Energiefluss und die Durchblutung im Unterbauch; schickt Kraft und Vitalität in die Genitalien; kann die Sexuallust anregen; entspannt den Unterbauch, die Leistengegend und die Beckenorgane; kann Geborgenheit vermitteln und das Gefühl, in sich zuhause zu sein
Selbstbehandlung: Lege dich auf den Rücken und halte Milz 13 auf beiden Seiten mit den Fingerspitzen. Alternativ kannst du den Punkt auch in Bauchlage behandeln, indem du deine losen Fäuste in die Leistenregion legst und Milz 13 durch dein Körpergewicht stimulierst.

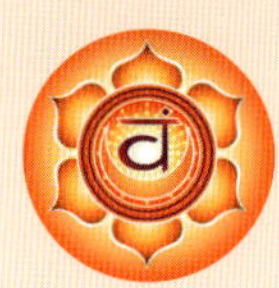

… mit Geschichten und Weisheiten

Die süßeste Melodie

Vor langer Zeit regierte im fernen Orient ein weiser Sultan, der neugierig wie ein Kind Antworten auf seine vielen Fragen suchte. Als er eines Tages wieder einmal seine klugen Minister um sich versammelt hatte, fragte er: »Was ist die süßeste Melodie?« Sogleich erwiderte einer: »Das ist die Melodie einer Flöte.«
Ein anderer Minister meinte: »Nein, die Melodie der Harfe ist viel zarter und feiner.«
Da rief ein Dritter: »Weder das eine noch das andere. Die Geige ist dem Ohr am angenehmsten!«
Auch die anderen Minister meldeten sich zu Wort. Ein endloser Disput entbrannte und den ganzen Tag wurde diskutiert und gestritten, bis sie schließlich heiße Köpfe und knurrende Mägen hatten. Doch plötzlich hörten sie, wie im Nebenraum ein großes Festessen hergerichtet wurde. Sie vernahmen das Geklapper von Töpfen, das Klimpern von Tellern, das Klirren von Gläsern und atmeten erleichtert auf.
Da lächelte der Sultan, blickte in die Runde und stellte fest: »Die Geräusche der Zubereitung eines großen Festmahls in den Ohren der Hungrigen – das ist die süßeste Melodie!«

Genuss im Angesicht des Todes

Die großen Meister werden oft dargestellt, als hätten sie die sinnlichen Genüsse längst hinter sich gelassen. Aber es gibt auch andere Geschichten, die zeigen, wie wunderbar menschlich sie sind:
Als sich das Leben des Zen-Meisters Roshi Taji dem Ende näherte, versammelten sich seine ältesten Schüler in Stille um sein Bett. Nur einer fehlte noch. Er hatte sich daran erinnert, dass sein Meister so gerne eine bestimmte Sorte Kuchen aß, und klapperte nun die Bäckereien der Stadt ab, um danach zu suchen. Als er das Gebäck schließlich fand, lief er so schnell er konnte zurück ins Kloster. Mit einer tiefen Verbeugung überreichte er dem Meister den Kuchen. Roshi Taji nahm ihn mit einem stillen Lächeln an, biss ein Stück ab und kaute langsam. Nach zwei weiteren Bissen lehnte er sich in seinem Kissen zurück und schloss die Augen.
Seine Schüler, die spürten, dass es mit ihm zu Ende ging, baten ihn: »Bitte Meister, schenke uns deine letzte Weisheit!«
»Ja«, antwortete der Meister leise. Die Schüler waren ganz still, um nichts zu verpassen.
»Hmm …«, hauchte Roshi Taji, »dieser Kuchen ist köstlich …«, und starb.

Hüte dich vor Menschen, deren Bauch beim Lachen nicht wackelt.

Aus China

Genießen im Hier und Jetzt

Omar Khayyam, ein Sufi-Meister, lehrte seine Schüler, gewöhnliche Speisen mit solchem Genuss und solcher Dankbarkeit zu verzehren, dass daraus eine Meditation wurde. Von ihm ist überliefert: »Ich will die sogenannten Heiligen warnen: Wenn ihr dieses Leben nicht genießt, werdet ihr auch das andere nicht genießen!«

Glücklichsein kann man lernen

Es gibt die Geschichte einer weisen alten Frau, die trotz ihrer Armut sehr glücklich war. Als sie einmal nach dem Geheimnis ihrer Zufriedenheit gefragt wurde, antwortete sie lächelnd:
»Jeden Morgen lege ich eine Handvoll Mandeln in meine rechte Rocktasche. Jedes Mal, wenn ich etwas Schönes erlebe – eine aufgehende Blüte, einen Schmetterling, der von Blüte zu Blüte tanzt, das freundliche Lächeln des Nachbarn, Momente der Ruhe, das Singen der Amsel am Abend – hole ich eine Mandel hervor und lege sie in die linke Tasche. Am Abend hole ich alle Mandeln aus der linken Tasche, eine nach der anderen, hervor. Mit jeder Mandel erinnere ich mich an den kostbaren Augenblick, der mir geschenkt wurde. Das stimmt mich dankbar und unendlich glücklich.«

Ewiger Genuss?

Margaret Stevens erzählte die Geschichte von einem Mann, der sich nach seinem Tod an einem wunderschönen Ort wiederfand. Es gab eine Tafel mit den köstlichsten Speisen und Getränken, die stets von Neuem aufgefüllt wurden, es gab jede Art von Unterhaltung und Lustbarkeiten. Der Mann stürzte sich sogleich ins Vergnügen und genoss alles sehr.
Nach ein paar Wochen jedoch wurde ihm langweilig, er sehnte sich danach, wieder etwas Sinnvolles zu tun. Als er einen der Diener nach einer Aufgabe fragte, schüttelte dieser jedoch den Kopf und meinte bedauernd: »Das ist das einzige, das ich dir nicht geben kann!«
Der Mann sah ihn bestürzt an: »Dann kann ich ja ebenso gut in der Hölle schmoren!«
Der Diener sah ihn traurig an: »Was dachten Sie denn, wo sie sind?«

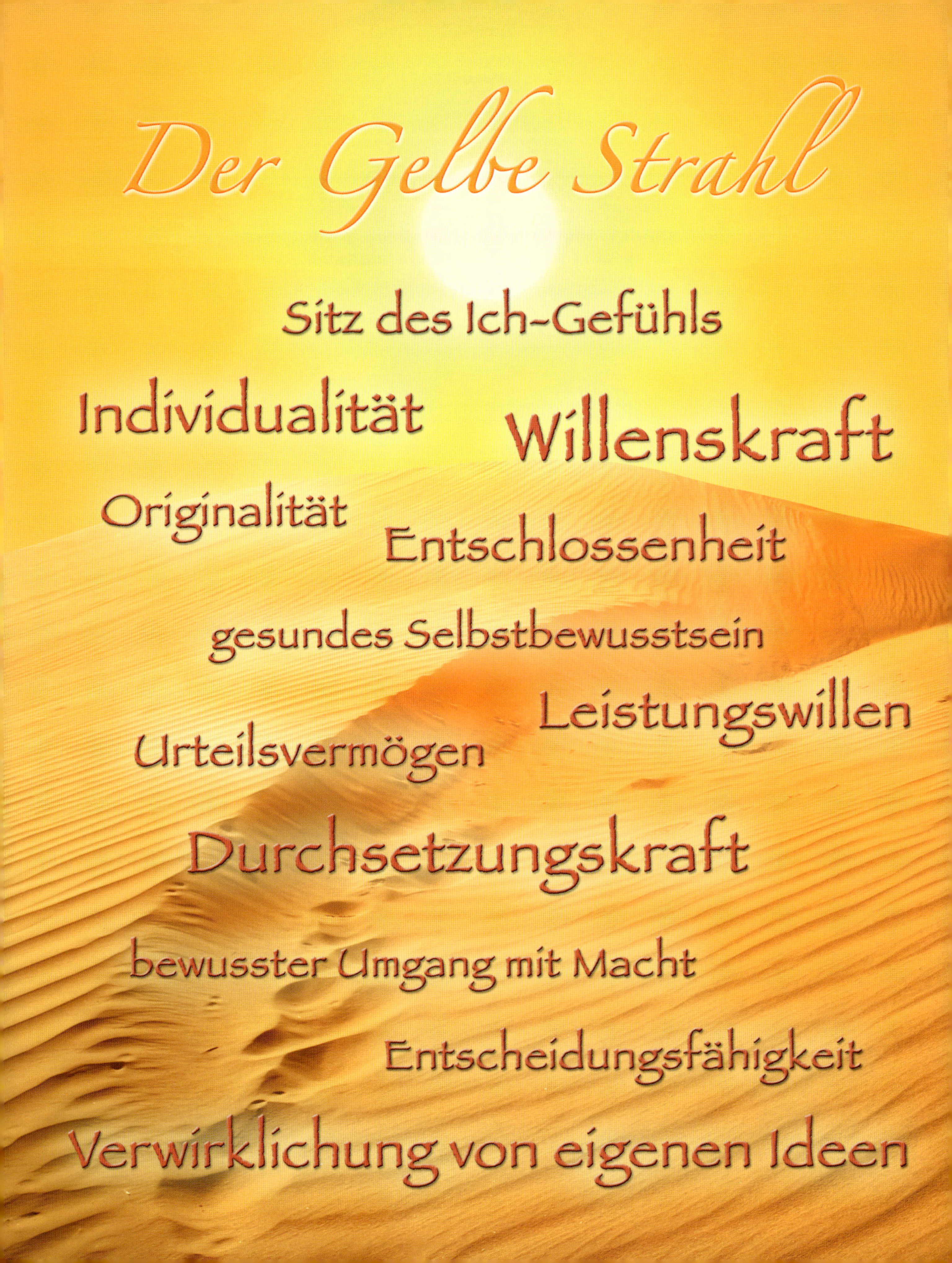

Der Gelbe Strahl

Sitz des Ich-Gefühls

Individualität Willenskraft

Originalität Entschlossenheit

gesundes Selbstbewusstsein

Leistungswillen Urteilsvermögen

Durchsetzungskraft

bewusster Umgang mit Macht

Entscheidungsfähigkeit

Verwirklichung von eigenen Ideen

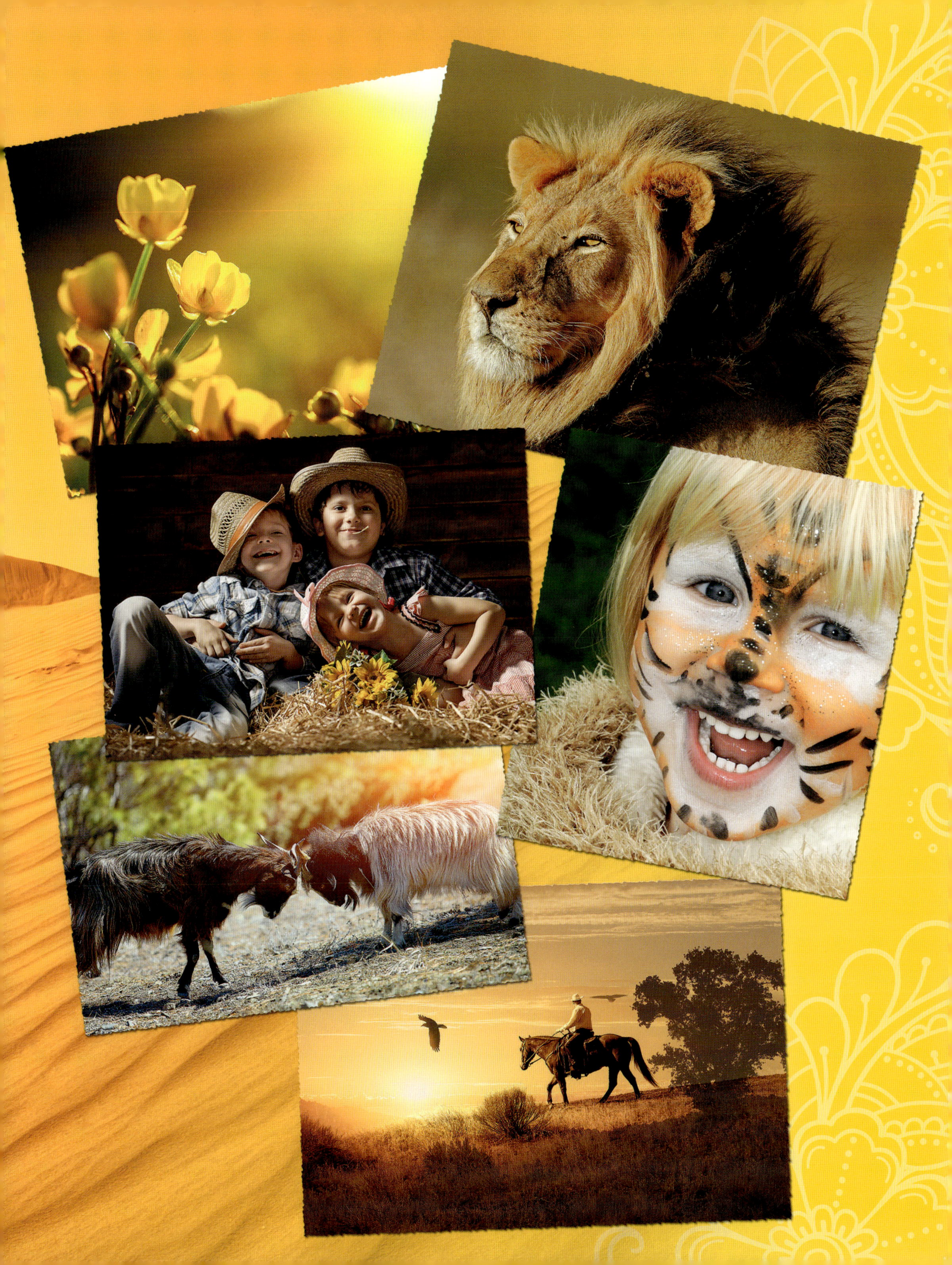

Das dritte Chakra Nabelchakra oder Solarplexus

Das dritte Chakra trägt den Sanskritnamen *Manipura*. Er bedeutet »Ort des Leuchtens« oder »Stadt der Juwelen«. Das klingt nach einem hell leuchtenden Ort voller Glanz, der eine besondere Anziehungskraft hat. Hier liegt unser Kraftzentrum, Sonnengeflecht oder Solarplexus genannt, das strahlt wie die Sonne selbst.

Lage und zugeordnete Körperbereiche

Das Nabelchakra liegt im Oberbauch zwischen Nabel und Brustbein in Höhe des mittleren Rückens. Die zugeordneten Organe sind Magen, Dünndarm, Leber, Gallenblase und Milz. Die entsprechende Drüse ist die Bauchspeicheldrüse, die neben vielen Verdauungsenzymen das Hormon Insulin produziert. In diesem Energiezentrum findet die Verdauung und Assimilation der aufgenommenen Nahrung statt. Hier befindet sich der Solarplexus, ein bedeutender Sammelpunkt von Nerven, den man auch als »Bauchgehirn« bezeichnet.

Bedeutung und Lebensthemen

Das dritte Chakra ist der Sitz unserer Individualität. Wenn es erblüht, entwickeln wir ein gesundes Selbstbewusstsein. Wir werden uns unserer Bedürfnisse und Fähigkeiten bewusst, unsere Talente können sich entfalten, und wir erkennen und würdigen unsere Einzigartigkeit. Jeder von uns lässt sein Licht auf eine ganz besondere Weise erstrahlen. Daraus entsteht die Freude, wir selbst zu sein. Hierzu ein Spruch von Oscar Wilde: »Sei du selbst. Alle anderen sind bereits vergeben.«

Über den Solarplexus bekommen wir die nötige Willensstärke und Entschlossenheit für die Umsetzung unserer Wünsche und Ideen. Als Meister des eigenen Geschicks gestalten wir selbstbewusst unser Leben, handeln eigenverantwortlich und sind bereit, uns für das, was uns wichtig ist, einzusetzen. Dabei entwickeln wir ein gutes Urteilsvermögen und eine gesunde Portion Ehrgeiz. Wir können klare Entscheidungen treffen und lernen viel über Macht.

Wahre Macht verleiht uns die Stärke, uns selbstbestimmt nach unseren eigenen Vorstellungen zu verwirklichen, unabhängig vom Druck und den Erwartungen anderer. Mit einem gut entwickelten »Ich-Gefühl« sind wir innerlich stark und können unsere Ziele erreichen, ohne dabei andere zu verdrängen oder sie auszunutzen. Wir haben genügend Licht in uns, das kraftvoll nach außen strahlt und uns wie eine schützende Hülle umgibt. Mit diesem Schutzschild werden störende Einflüsse

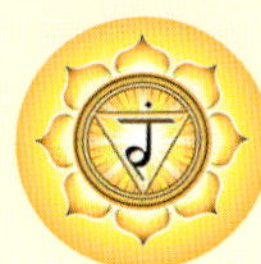

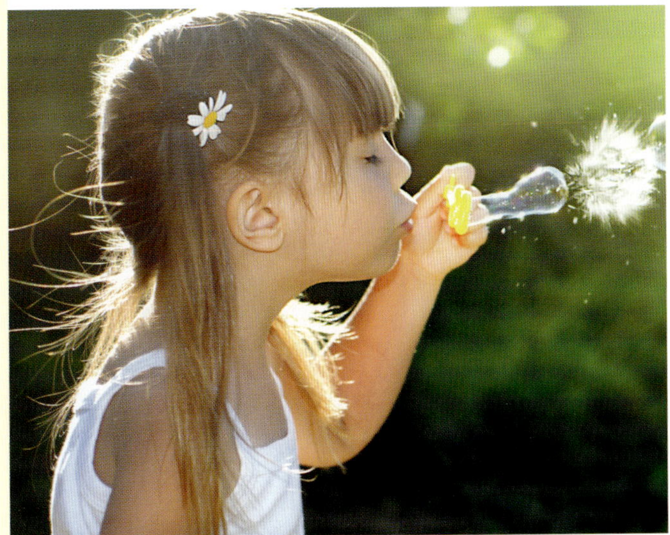

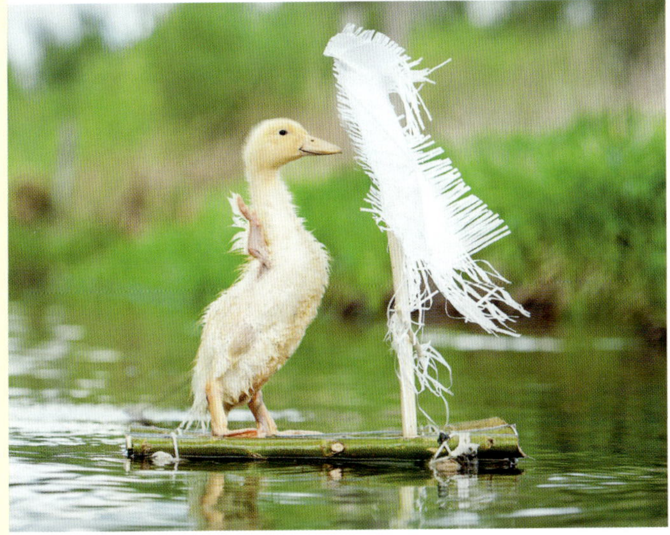

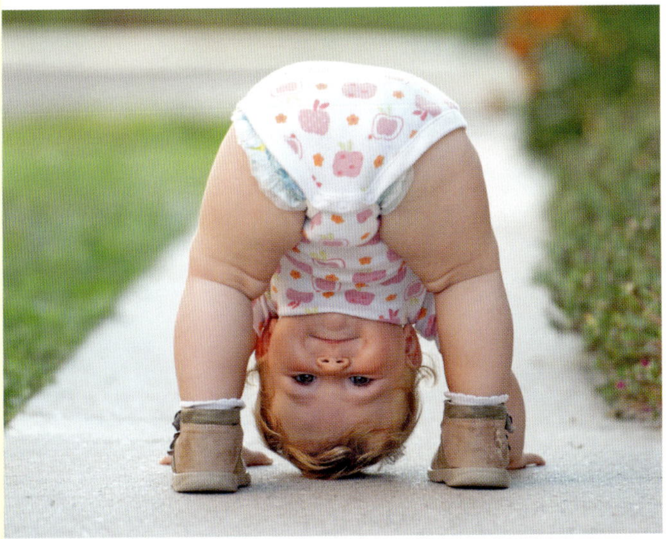

ferngehalten und so eine Fremdbestimmung verhindert.

Das dritte Chakra schenkt uns die Fähigkeit zur Selbstkontrolle, mit der wir die nötige Disziplin aufbringen, um die Triebe und Impulse der ersten beiden Chakren, wie Trägheit, Essgelüste und andere Süchte, zu überwinden. Hierbei geht es natürlich um das rechte Maß, denn übermäßige Selbstkontrolle lässt uns starr und rigide werden.

Indem wir unser Leben in die Hand nehmen, erfahren wir, dass wir etwas bewirken und verändern können. Anstatt uns in einem kleinen Boot im Ozean des Lebens treiben zu lassen, greifen wir nach den Rudern, wählen selbst die Richtung und steuern kraftvoll unserem Ziel entgegen. Wir entdecken unsere wahrhaftige Stärke, mit deren Hilfe wir uns wieder aufrichten, wenn wir gescheitert sind, und die es uns auch ermöglicht, Schwäche und Verletzlichkeit zuzulassen. Ein dazu passendes lateinamerikanisches Sprichwort sagt: »Lieber einige Schlachten im Kampf verlieren, als seine Träume aufgeben, bevor man überhaupt zu kämpfen versucht hat.«

Dem Solarplexus sind die Sonne und das Feuerelement zugeordnet, die dem Chakra die Leuchtkraft und Ausstrahlung geben. Dazu gehört auch das »Verdauungsfeuer«. Wie in einem Kraftwerk geschieht hier die Umwandlung von Nahrung in Energie.

Das Symboltier des dritten Chakras ist der Widder. Mit großer Kraft und mit Hilfe seiner Hörner kann er sich durchsetzen und Hindernisse aus dem Weg räumen.

Das Nabelchakra unerlöst

Wenn wir als Kind wenig Wertschätzung erfahren haben und die freie Entfaltung unserer Persönlichkeit behindert wurde, konnte sich die gelbe Energie in uns nicht ausreichend entfalten. Vielleicht mussten wir für die Entwicklung unserer Individualität kämpfen und wurden unter Druck gesetzt oder bestraft, wenn wir anders als die Norm oder *außer*-gewöhnlich waren. Das geschieht besonders häufig in der Jugendzeit, in der sich die Individualität am stärksten entwickeln möchte. Unser Selbstbewusstsein bekommt dadurch einen Knacks. Es wird von äußeren Begebenheiten, von Zuspruch und Bestätigung abhängig und schwankt wie eine Nussschale auf dem Ozean.

Um dieses Gefühl der Schwäche und Bedeutungslosigkeit zu überdecken, kann in uns der Wunsch entstehen, *jemand* zu sein. Es beginnt eine rastlose Suche nach Anerkennung, ein Streben nach Status. Wir entwickeln Strategien und strengen uns mächtig an, um über Leistung und Erfolg Lob und Wertschätzung zu erfahren und Kritik zu vermeiden. Vielleicht sind wir dabei sogar erfolgreich, aber das innere Gefühl der Leere und Unzulänglichkeit wird dadurch nur überdeckt und die alten Wunden können auf diese Weise nicht heilen. Auch mit noch so großen Erfolgen wird sich keine wirkliche Zufriedenheit einstellen. Wir errichten eine Fassade nach außen hin, doch dahinter sind wir äußerst empfindlich gegenüber Kritik und Zurückweisung. Sie verstärken die Zweifel und Urteile über uns selbst, denen wir ständig unterliegen.

Vielleicht fühlen wir uns aber auch als Verlierer: frustriert, niedergeschlagen und mutlos. Pläne misslingen, wir sehen uns von »Hindernissen« umgeben und haben Schwierigkeiten, uns durchzusetzen. Wir trauen uns nichts zu, sind allzu leicht zu beeinflussen, meiden Herausforderungen und geben rasch auf.

Durch ein unerlöstes drittes Chakra entstehen die tiefsten Leiden in uns, aber ebenso in der Welt: Minderwertigkeits- und Überheblichkeitsgefühle, Konkurrenzdenken, das ständige Sichvergleichen mit anderen, Wettbewerb, Urteilen und Verurteilen, Schuldzuweisungen und das Tyrannen-Opfer-Spiel.

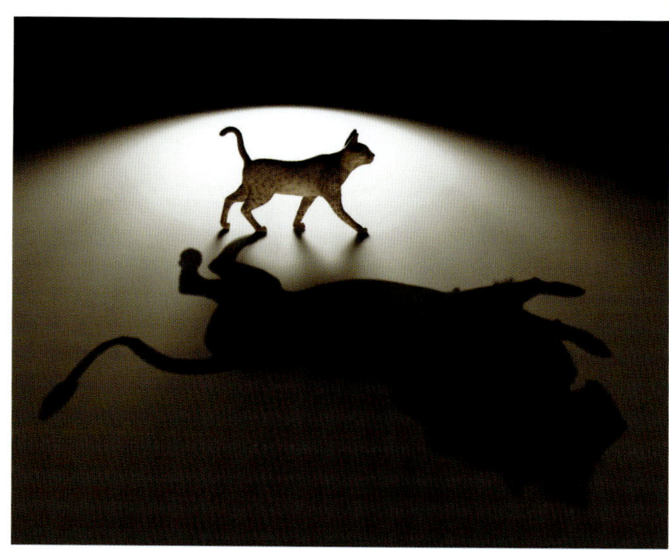

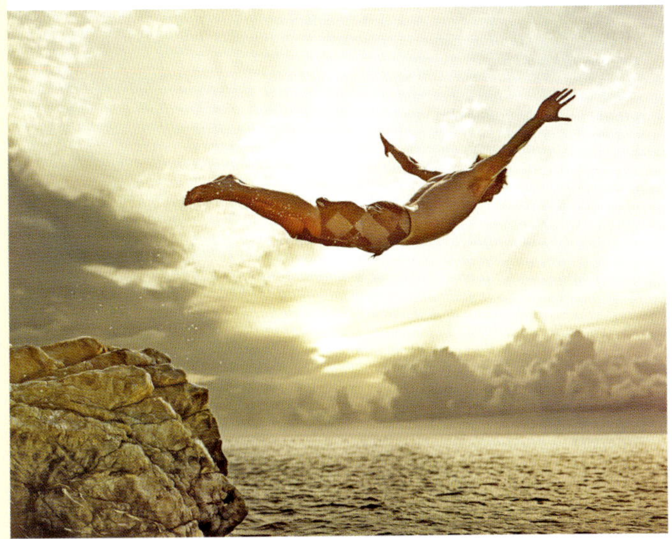

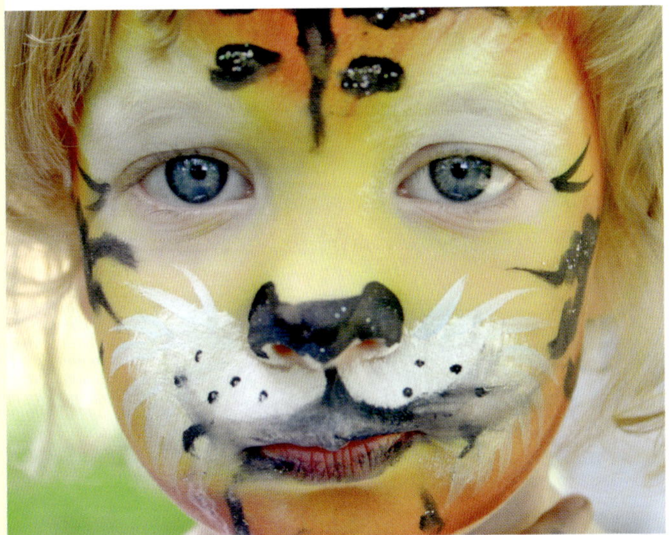

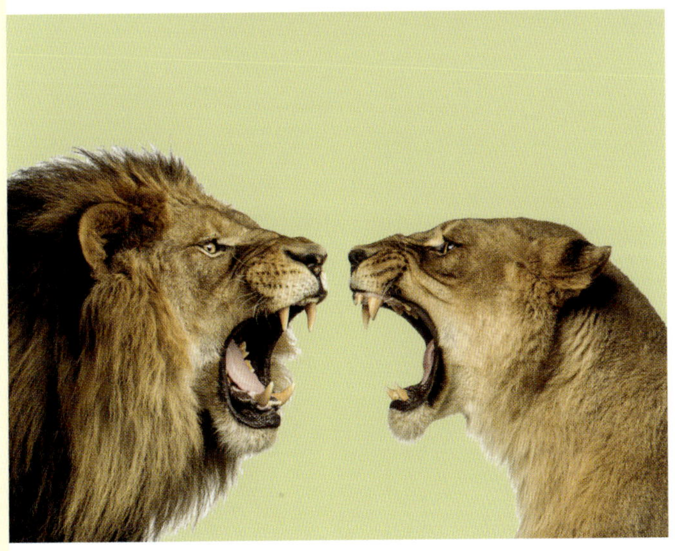

Die Ursache hierfür ist ein falsches Verständnis und der Missbrauch von Macht. Wenn in diesem Energiezentrum das Bewusstsein fehlt, verstricken wir uns in Machtspielen und -kämpfen und sind gefangen in besagtem Tyrannen-Opfer-Spiel. Diejenigen, denen es im Leben nur darum geht, ehrgeizig Pläne und Absichten umzusetzen, und die ihre Kraft rücksichtslos gegen die Interessen anderer einsetzen, werden zu »Tätern« oder »Tyrannen«. Häufig entwickeln »Täter« ein krankhaftes Dominanzstreben mit dem Ziel, alles im eigenen Sinne zu beeinflussen und zu kontrollieren, was dazu führt, dass sie sich ständig ungebeten einmischen.

Andere, die nicht gelernt haben, für ihre Wünsche und ihre innersten persönlichen Werte einzutreten oder Grenzen zu setzen, werden zu »Opfern«. Dem Leben hilflos ausgeliefert, fühlen sie sich wie ein Spielball, der hin und her geworfen wird.

Die meisten Menschen sind mit dem Gefühl, ein Opfer zu sein, und dass jemand anderer Schuld ist an der eigenen misslichen Lage, sehr vertraut. Aber auch wenn es noch so gute Gründe dafür gibt, sich als Opfer zu fühlen, nützt es nichts, sich diese wieder und wieder zu vergegenwärtigen. Im Gegenteil – das führt dazu, dass man sich immer tiefer mit dem Opfersein identifiziert.

Wir werden zu Opfern, wenn wir unsere eigenen Bedürfnisse unterdrücken und stattdessen ängstlich versuchen, die Erwartungen anderer zu erfüllen und uns anzupassen. Das macht uns unzufrieden und wir fühlen uns ausgenutzt. Vielleicht fangen wir an, andere zu verurteilen, wenn sie etwas tun, was wir uns selbst nicht erlauben.

Die Macht eines Opfers ist die der Stimmungsmanipulation: Viele Opfer haben die Neigung zu schmollen, beleidigt zu sein und vor allem anderen die Schuld zu geben.

Das Gerangel um Macht ist die Ursache von unzähligen Konflikten. Die endlosen Streitereien in Beziehungen darum, wer Recht und wer Schuld hat, entstehen im dritten Chakra und kosten viel Kraft. Nicht selten entwickeln sich dadurch Erkrankungen der Organe, die dem Solarplexus zugeordnet sind, wie Magengeschwüre oder Verdauungsstörungen.

Wenn zwei Menschen mit einem blockierten dritten Chakra aufeinander treffen, kann ein Streit um Kleinigkeiten blitzschnell zu einem völligen Stimmungsumschwung führen. Wir sind so leicht zu beeinflussen! Oft reicht eine winzige, nur so dahingeworfene Bemerkung, um unsere Stimmung lawinenhaft abstürzen zu lassen. Die leiseste Kritik löst das tiefe Gefühl in uns aus, nicht gut genug zu sein. Wir fühlen uns angegriffen und verletzt und *re*-agieren, gesteuert von uralten Programmen, die in unserem Unterbewusstsein gespeichert sind. Solange wir kein Licht in unsere unbewussten Reaktionen bringen, werden wir immer wieder in dieses Jammertal stürzen.

Wir können diese Konflikte nur lösen, indem wir nicht auf den vermeintlichen Verursacher unserer schlechten Laune schauen, sondern erkennen, dass niemand anderer dafür verantwortlich ist als wir selbst. Das tiefe Verstehen, dass wir jederzeit der Herr über unsere Stimmungslage sind und ganz allein die Verantwortung für uns tragen, lässt uns selbstbestimmt durchs Leben gehen und bringt die größte Heilung für den Solarplexus.

Die Auseinandersetzungen im Außen und die Zweifel und Unsicherheit im Inneren kreieren eine enorme nervöse Anspannung. Anstatt Hindernisse auf dem Weg als Herausforderung zu sehen und unser Leben immer wieder neu den Erfordernissen anzupassen, sagen wir ihnen den Kampf an.

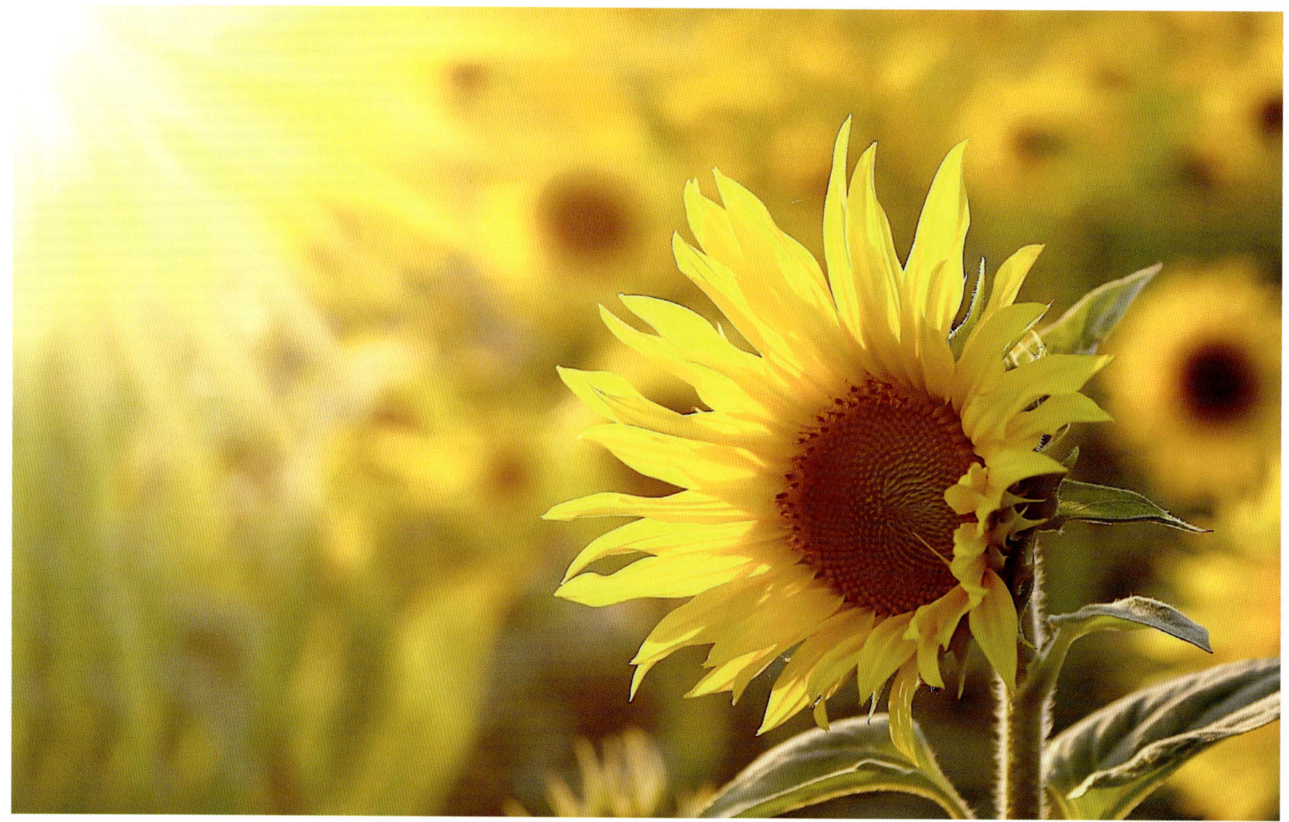

Das Nabelchakra erwecken und heilen

Wenn wir dem dritten Chakra unsere Aufmerksamkeit schenken und hier Heilung geschieht, wird sich unser Potenzial entfalten. Entschlossenheit und das Gefühl: »Ich darf mich zeigen ...« entstehen. Unser Licht brauchen wir nicht länger zu verstecken, es kann hell erstrahlen.

... mit der gelben Farbe

Das freundliche Gelb ist die Farbe der strahlenden Sonne, die uns das Tageslicht schenkt. Dieser warme Farbton aktiviert und gibt den nötigen Schwung für ein energievolles Leben. Er lenkt einen aufmunternden, fröhlichen Lichtstrahl in unser Gemüt und fördert Optimismus und Lebensfreude. Gelb stimuliert die Verdauung, wirkt ausgleichend auf das Nervensystem und regt die geistige Aktivität an. Es unterstützt die Auffassungsgabe und Intelligenz. Kinder, die sich schlecht konzentrieren können, sitzen für ihre Hausaufgaben am besten unter einer Lampe mit gelbem Licht.

... in der Natur

Die gelbe Farbe erleben wir in der Natur beim Anblick eines reifen, von der Sonne beschienenen Rapsfeldes, einer Wiese, die übersät ist mit blühendem Löwenzahn oder einem leuchtenden Meer von Sonnenblumen. Das Sonnengeflecht wird angeregt durch das Licht und die Wärme der Sonne. Das zugeordnete Element Feuer bringen wir durch Kamin- oder Lagerfeuer und auch durch Kerzenlicht in unser Leben.

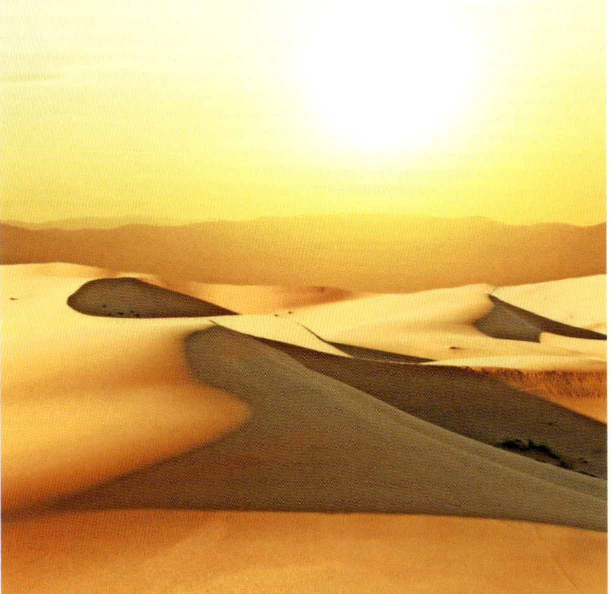

... mit Düften und Pomandern

Der leichte Duft der **Zitrone** erfrischt und belebt. Wenn wir müde, lust- und einfallslos sind, kommt die Zitrone strahlend und spritzig daher. Sie klärt den Intellekt und emotionale Verwirrung und wischt alles Alte und Verstaubte weg. Sie muntert auf und lässt uns das Leben nicht allzu ernst nehmen.

Mit der spritzig-lebhaften **Pampelmuse** können wir die Leichtigkeit des Seins genießen. Sie bringt die Energie ins Fließen und ist hilfreich bei Gereiztheit und schlechter Laune, die häufig entsteht, wenn wir zu viel von uns selbst und dem Leben erwarten.

Die fruchtige, herb-aromatische Duftnote der **Bergamotte** bringt Frische in unseren Alltag, hellt die Stimmung auf, schenkt Selbstvertrauen, und lindert Ärger und Launenhaftigkeit. Sie löst innere Stagnation auf und unterstützt so auch die Verdauung.

Der tröstende und heilsame Duft der **Kamille** lässt eine sonnige Stimmung aufkommen und ist hilfreich bei einer mürrischen, ärgerlichen Gefühlslage. Kamille besänftigt den Solarplexus, wenn er durch übermäßige Kontrolle angespannt ist, und bringt die Energie ins Fließen. Die Essenz dieser Heilpflanze entspannt die Nerven und ist auch unterstützend bei nervös bedingten Verdauungsbeschwerden.

Der feurige **Rosmarin** mit seinem kräftigen, kräuterartigen Aroma durchwärmt und stärkt das Gefühl »Ich bin«. Er schenkt uns Selbstvertrauen und ein gesundes Ich, mit dem wir unseren Platz in der Welt finden.

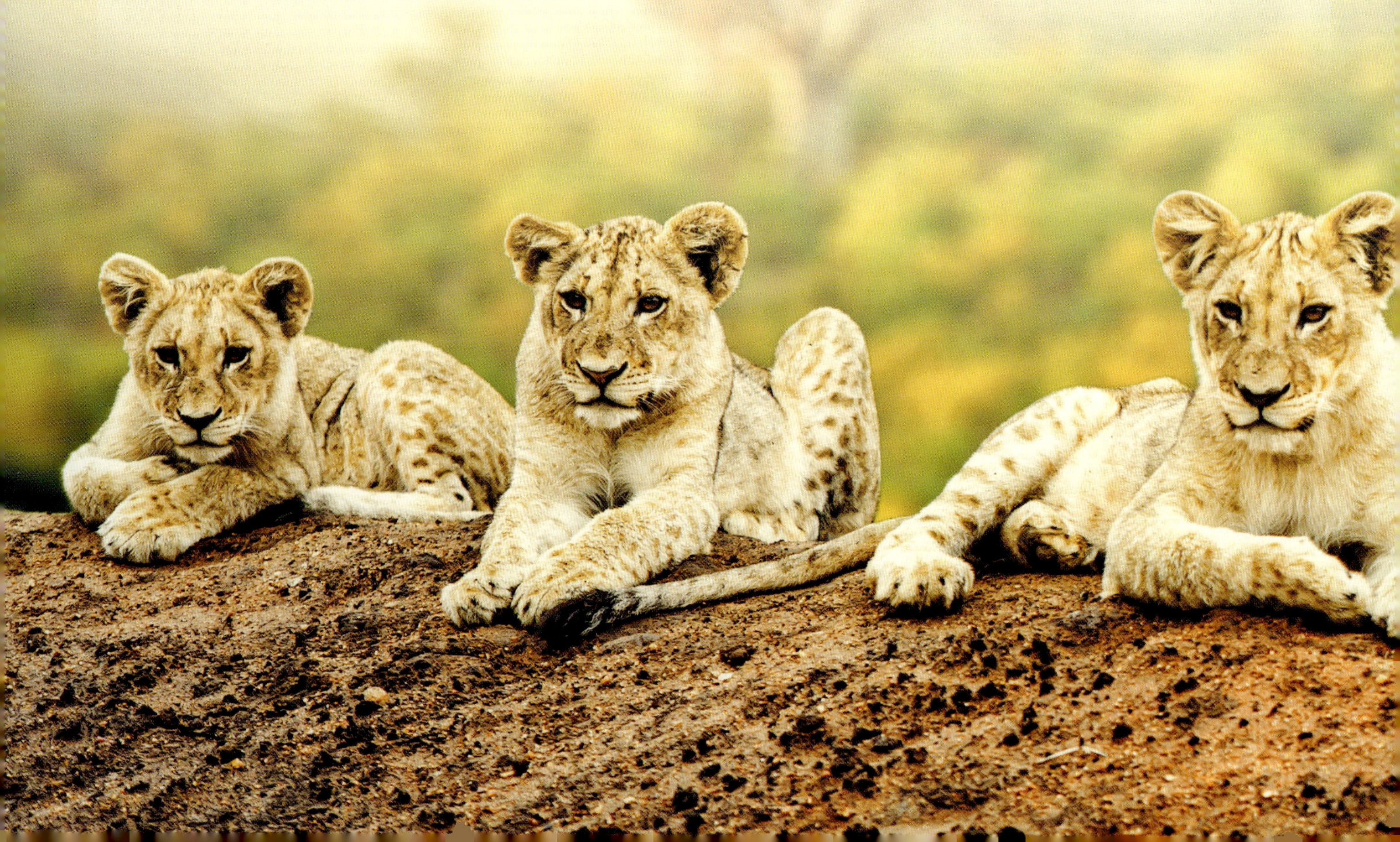

Der gelbe Pomander: Die sonnig-gelbe Essenz öffnet uns für die Klarheit und die Funken sprühende Lebendigkeit des gelben Strahls. Sie stärkt das Ich-Gefühl, erhellt den Intellekt, hilft Eindrücke zu verarbeiten und schenkt uns Freude. Sie unterstützt das Nervensystem, den Magen und die Verdauung und fördert die Aufnahme von Lebensenergie. Der Duft ist fruchtig und zitronig.

... mit Musik, heilendem Laut und Mantra

Das dritte Chakra wird angeregt durch die **feurigen Klänge** einer Gitarre, **mitreißende Orchestermusik**, den Triumpfgesang der **»Ode an die Freude«**, die großartige, aufwühlende Musik von **Richard Wagner** (»Walkürenritt«, »Tannhäuser – Einzug der Gäste«) oder die machtvollen Kompositionen von Vangelis aus den Filmen **»Chariots of Fire«** und **»Conquest of Paradise«**. Klassiker für den Solarplexus sind auch: **»I am what I am«** von Gloria Gaynor oder **»Simply the Best«** von Tina Turner.

Heilender Laut: ein offenes O, wie bei dem Wort »Sonne«
Der Klang dieses Vokals bringt Fülle und Freude ins Leben.

Mantra: RAM oder RANG
Sitze aufrecht, atme tief ein und singe mit dem Ausatmen das Mantra. Spüre wie der Klang sich in deinem Oberbauch ausbreitet. In der anschließenden Stille stelle dir gelbes Licht vor, das deinen Solarplexus durchflutet.

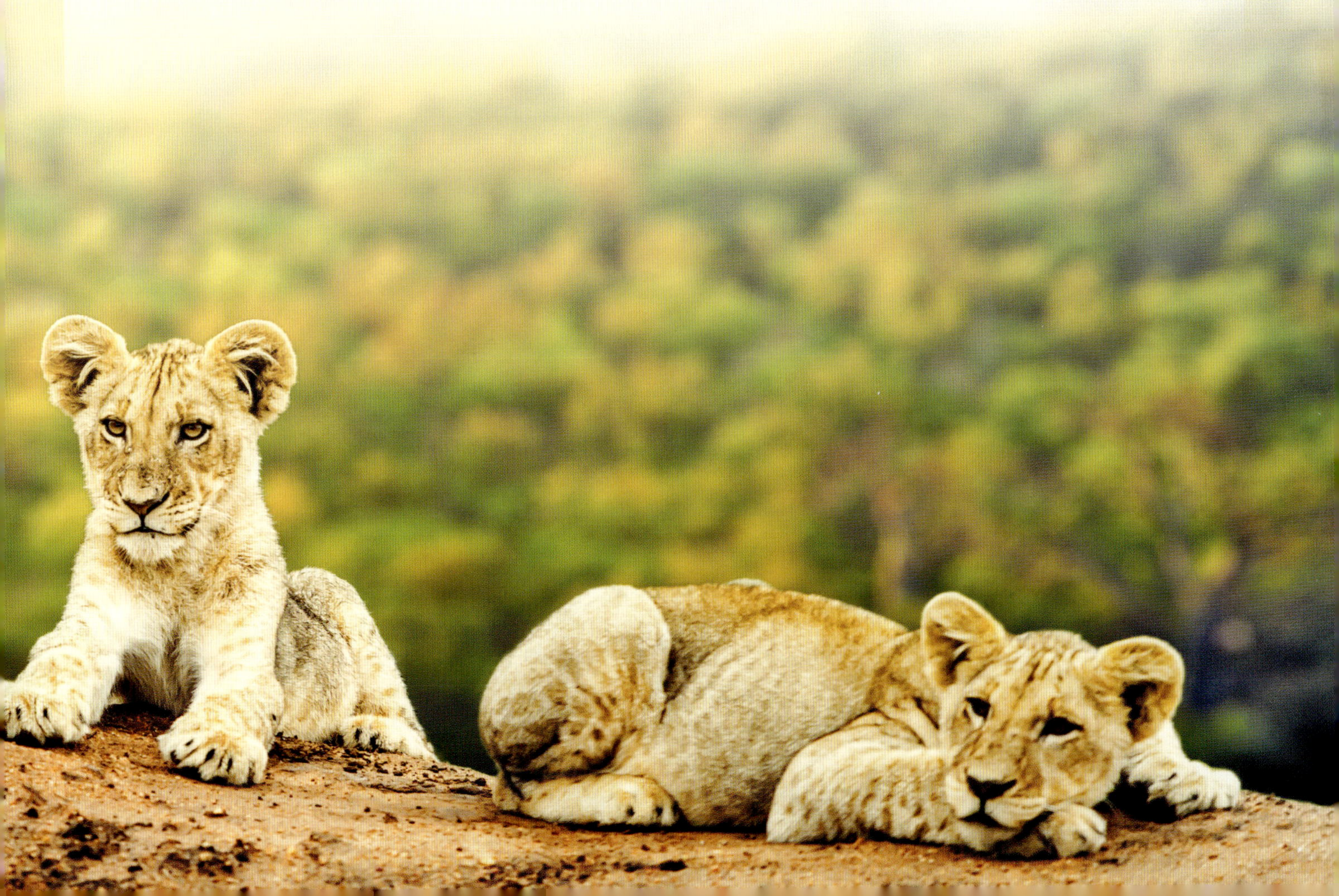

… in der Meditation

Dynamische Meditation: Diese einstündige Meditation von Osho besteht aus fünf Phasen. Die erste Phase dient dem Energieaufbau: Du atmest so schnell und heftig wie nur möglich. In der zweiten Phase kannst du dich austoben – halte dabei nichts zurück! Wenn dir nach Schreien zumute ist, schreie; wenn dir nach Lachen zumute ist, lache. Du kannst deine beengende Selbstkontrolle, das ganze unselige Unterdrücken, über Bord werfen und dich ausdrücken. Dadurch löst sich die Anspannung im Solarplexus. Die dritte Phase, bei der du auf und ab hüpfst und das Mantra HU rufst, dient der Erdung und Zentrierung. So wird der Weg gebahnt für die Stille in der vierten Phase und den Tanz und die Freude in der letzten.

Es ist uns schwer gefallen, diese in der heutigen Zeit so wichtige Meditation nur bei einem Chakra zu erwähnen. Wir beschreiben sie hier, weil sie die oft immense Anspannung, die im Solarplexus gehalten ist, durch das Ausagieren in der zweiten Phase lösen kann. Natürlich werden auch andere Chakren durch die Dynamische Meditation gereinigt und aktiviert, insbesondere das erste Chakra – und damit die Verwurzelung in unserem Körper.

Sonnenaufgangsmeditation: Wenn die erste Morgendämmerung die Ahnung eines neuen Tages verkündet, setze dich still in die Natur. Erwarte den Sonnenaufgang mit tiefer Sehnsucht, aber bleibe dabei ganz ruhig. Dein Blick ist weich und entspannt, während die Sonne langsam am Horizont aufsteigt. Fühle, wie dabei auch in deinem Inneren, ganz nah an deinem Bauchnabel, ein Lichtpunkt aufsteigt. Nach etwa zehn Minuten schließe die Augen für einen Moment und spüre, wie das Licht der Sonne in deinem Inneren erstrahlt.

… und sonst noch

Konfliktlösung: Das Gerangel um Macht ist die Ursache vieler Konflikte. Oft sind diese unausgesprochen und vergiften das Arbeitsklima oder auch Freundschaften. Jeder Konflikt lähmt, die Lösung eines Konflikts befreit. Konfliktlösung bedeutet, den Mut aufzubringen, uns diesen Differenzen zu stellen und uns darüber mit anderen zusammen- und auseinanderzusetzen.

»Nein« sagen: Zum Schutz und auch aus Respekt dir selbst und deinen Bedürfnissen gegenüber lerne Grenzen zu ziehen und »Nein« zu sagen. Dieses »Nein« zu einer Situation oder deinem Gegenüber ist ein »Ja« zu dir selbst.

Schauspielen: Unserem Wunsch, *jemand* zu sein, können wir hier spielerisch nachkommen. Die Theaterbühne gibt uns die Möglichkeit, verschiedene Rollen und Emotionen auszuprobieren, ohne uns allzu sehr damit zu identifizieren.

»Kitzeltherapie«: Lachen ist gesund, befreit und macht glücklich! Es weckt uns auf, fördert unsere Intelligenz und löst Verspannungen in Zwerchfell und Solarplexus. Eltern kitzeln ihre Kinder, wenn sie völlig überdreht und angespannt sind.

Feuerlauf: Diese Mutprobe kann das großartige Gefühl: »Ja, ich kann es!« hinterlassen. Das lässt

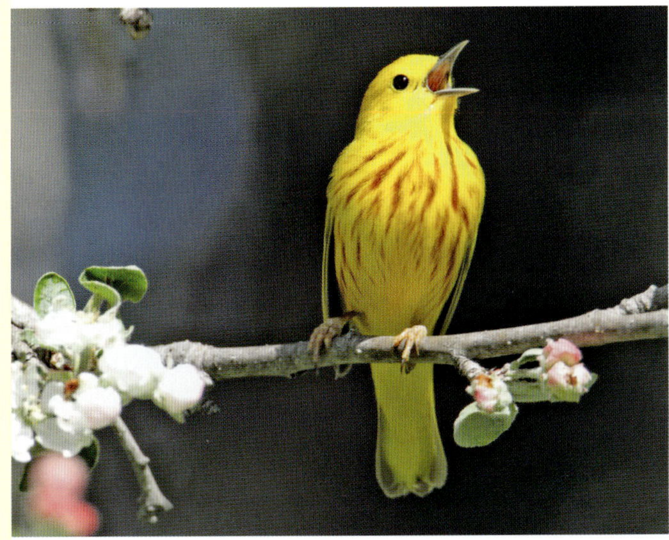

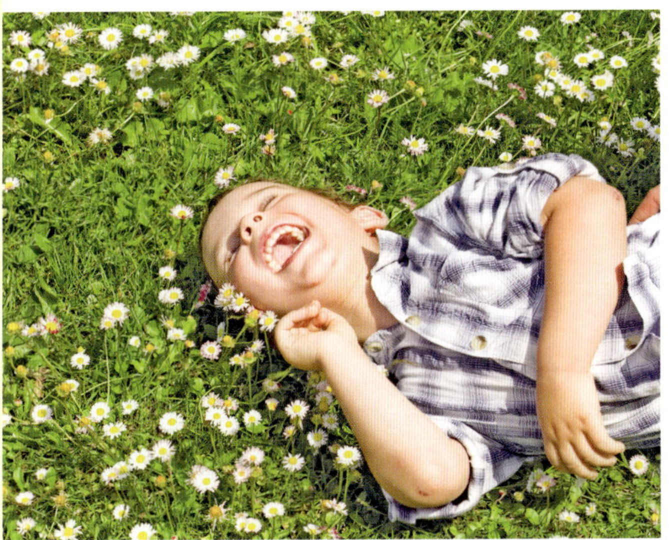

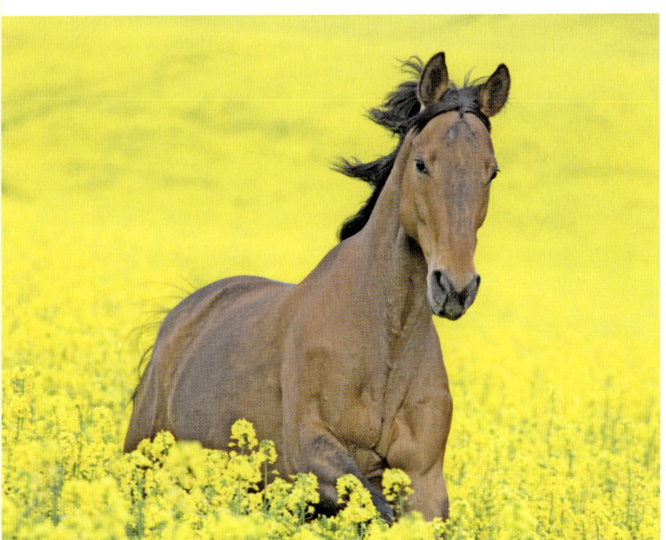

uns den Glauben an uns selbst wieder finden und es stärkt unser Selbstbewusstsein.

Progressive Muskelentspannung nach Edmund Jacobson: Die oft übermäßige körperliche Anspannung bei einem unerlösten dritten Chakra kann über eine bewusste intensive Kontraktion und anschließende Entspannung der Muskeln gelöst werden.

Massage: Festgehaltene Energie ballt sich oft im Oberbauch und im Zwerchfell zusammen und bildet hier eine Abwehrschicht aus harter Muskulatur. Da hilft eine regelmäßige Massage mit sanftem Druck: Streiche mit dem Ausatmen den Bereich vom Rippenbogen bis zum Nabel in mehreren Linien von der Mitte nach außen aus.

Ganz besonders die Leber unter dem rechten Rippenbogen wird durch den Energiestau im Solarplexus in Mitleidenschaft gezogen. Für einen entlastenden **Leberwickel** fülle eine Wärmflasche mit heißem – nicht kochendem – Wasser und wickle sie in ein feuchtes Leinen- oder Handtuch. Lege dich bequem auf den Rücken und platziere die Wärmflasche auf deinen rechten Oberbauch, die Region der Leber. Lege ein trockenes Handtuch darüber und decke dich zu. Dieser feucht-warme Leberwickel bringt gestaute Energie ins Fließen und besänftigt festgehaltene Emotionen wie Reizbarkeit und Ärger.

In der Psychotherapie löst insbesondere **Bioenergetik** die Ladung, die in diesem Chakra gehalten wird. Bioenergetik gibt Raum zur freien Entfaltung und vermittelt die Fähigkeit, Konflikte und Herausforderungen anzugehen.

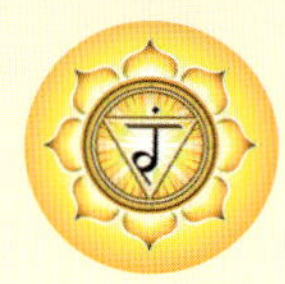

… durch Körperübungen

Übungen für das dritte Chakra entlasten den Oberbauch, sie befreien das Zwerchfell und stärken und beruhigen ein überreiztes Nervensystem.

Raum geben für den Solarplexus

- Stehe aufrecht, lege die Hände auf den unteren Rücken und lehne dich mit einem tiefen Atemzug so weit es sich gut anfühlt nach hinten. Nach ein paar Atemzügen komme langsam zurück in die Ausgangsposition.
- Nun beuge dich langsam nach vorne, die Knie können dabei gebeugt oder gestreckt sein. Verweile auch hier für einen Moment und richte dich dann wieder auf, indem du dich Wirbel für Wirbel aufrollst.
- Bleibe einen Augenblick lang aufrecht stehen und atme in deinen Bauch.
- Es folgt die Dehnung zu den Seiten: Bringe deine rechte Hand in deine Taille oder lasse sie auf deinem Oberschenkel ruhen. Hebe den linken Arm an. Dehne die linke Seite, indem du den Arm über den Kopf weit nach rechts ziehst. Halte diese Position für ein paar tiefe Atemzüge. Der Rücken bleibt dabei gerade und knickt nicht nach vorne oder hinten ab.
- Dann reibe und klopfe mit der rechten Hand die linke Flanke, komme zurück zur Mitte und wiederhole diese Sequenz auf der anderen Seite.

Wirkung: Diese Dehnungen aktivieren die Muskulatur des Bauches und bewirken eine intensive Massage der im Oberbauch gelegenen Organe: Leber, Gallenblase, Milz, Bauchspeicheldrüse und Magen. Die Atmung wird vertieft, die Flanken geweitet und Anspannung im Zwerchfell gelöst.

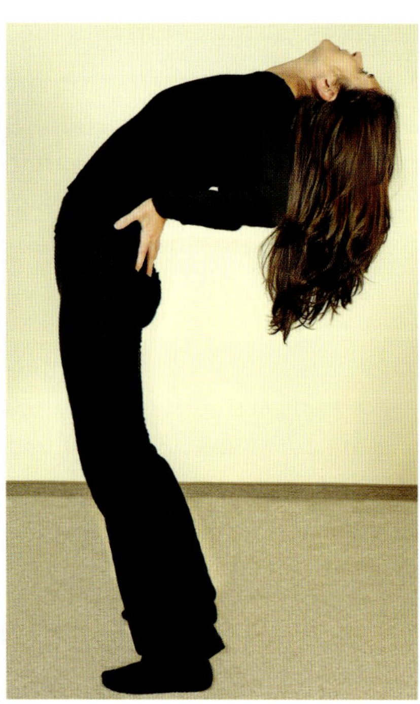

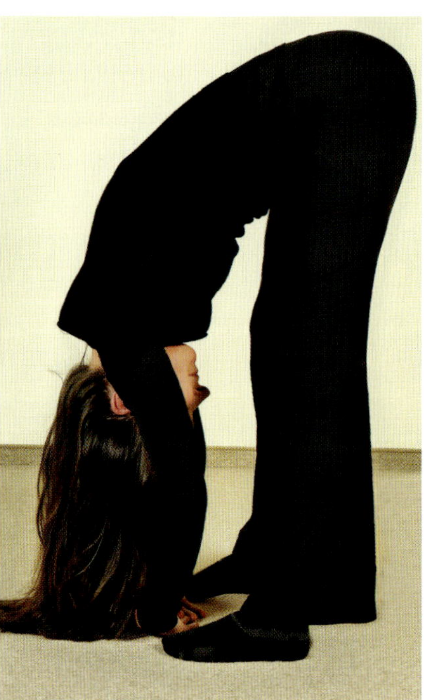

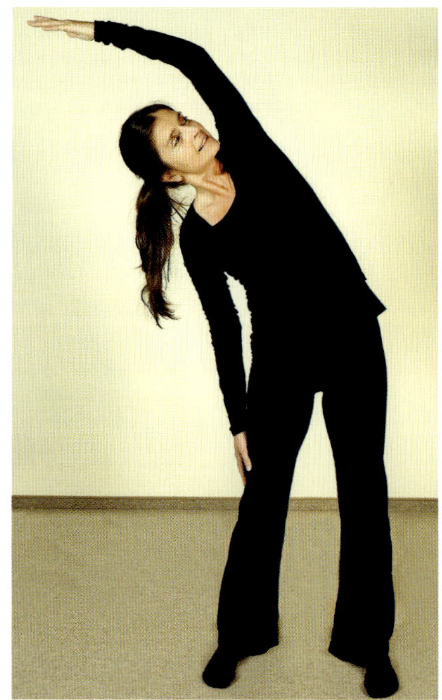

»Angriff der Raubkatze «

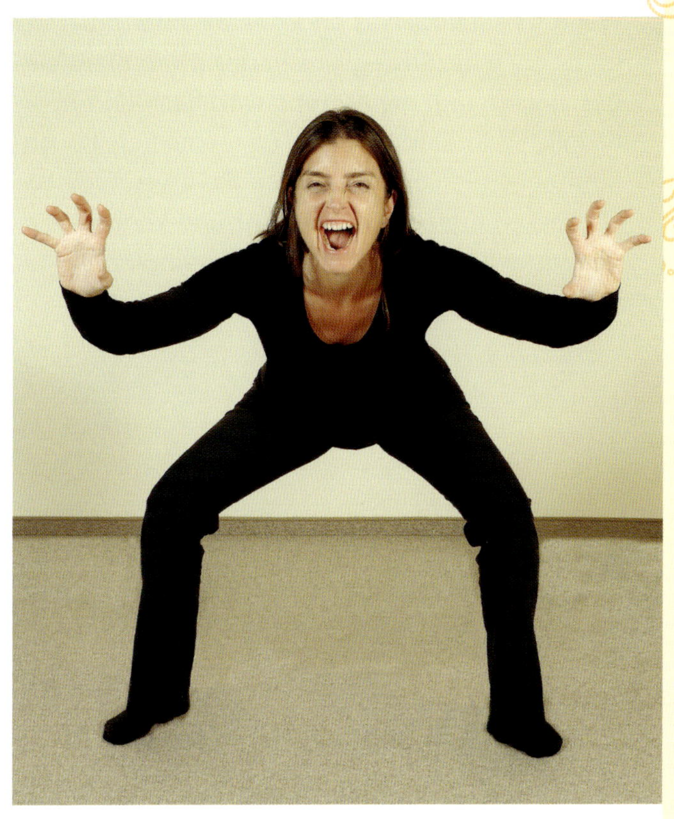

An die eben beschriebe Übung kannst du das »Raubtierbrüllen« anschließen. Nachdem du dich zu beiden Seiten geöffnet hast, komme zurück in die Ausgangsposition. Dann nimm einen tiefen Atemzug, öffne die Augen weit, springe in eine Angriffshaltung, strecke die Arme aus, spreize die Finger, als wolltest du deine Krallen ausfahren und mache einen kraftvollen Laut, tief aus dem Bauch heraus, als wärst du ein brüllender Tiger. Richte dich wieder auf und spüre in deinen Oberbauch. Wiederhole diesen Ablauf noch zweimal, jeweils mit einer kleinen Pause zwischendurch.

Wirkung: Vielleicht brauchst du für diese Übung etwas Mut, denn wir sind es nicht gewohnt, einfach mal loszubrüllen. Aber es lohnt sich: Diese Übung ist sehr wirkungsvoll! Sie löst innere Anspannung und kann große Kraft in dir freisetzen. Sie stärkt das Selbstbewusstsein, kräftigt das Zwerchfell, regt die Verdauung an und fördert den Mut, auch im Alltag mal zu brüllen. Erinnere dich daran, dass du ein wilder Tiger bist!

»Hecheln, Bellen, Eisenbahn« – Das Zwerchfell lockern

Die folgenden Übungen sind für das Zwerchfell, den wichtigsten Atemmuskel, der den Brust- vom Bauchraum trennt. Sie sollten mit leerem Magen durchgeführt werden. Nimm dafür eine aufrechte Haltung ein, im Fersensitz oder auf einem Stuhl.

- **Hecheln:** Hechle mit geöffnetem Mund ein bis zwei Minuten lang. Stelle dir dazu am besten vor, dass du ein Hund bist, der gerade herumgetobt ist.
- **Bellen:** Belle nun eine Minute lang wie ein Hund, variiere dabei zwischen dem Bellen eines Zwergpinscher und eines Dobermanns.
- **Eisenbahn:** Strecke mit dem Ausatmen deine Arme schwungvoll nach vorne aus und mache den Laut »schsch«. Mit dem Einatmen ziehe die Arme angewinkelt zurück. Wie eine alte Dampflokomotive, die eine Weile braucht, um in Fahrt zu kommen, beginne mit einem ruhigen Tempo und werde dann allmählich schneller.

Diese Übung kann auch zu zweit praktiziert werden. Die Partner sitzen sich dabei gegenüber und halten sich an den Händen. Während der eine die Arme anwinkelt und einatmet, streckt der andere die Arme mit dem Laut »schsch« nach vorne aus. Nach etwa 2–3 Minuten werde langsamer und komme zum Stillstand.

Wirkung: Flexibilität und Tonus des Zwerchfells sagen viel über den Zustand des dritten Chakras aus. Wenn der Solarplexus angespannt oder blockiert ist, ist auch die Beweglichkeit des Zwerchfells eingeschränkt, und die Atmung wird flach und oberflächlich sein. Durch Lachen oder eine tiefe Bauchatmung jedoch entspannt sich das Zwerchfell. Wir entdecken Kraft und Zuversicht und können wieder aus unserem vollen Potenzial schöpfen.

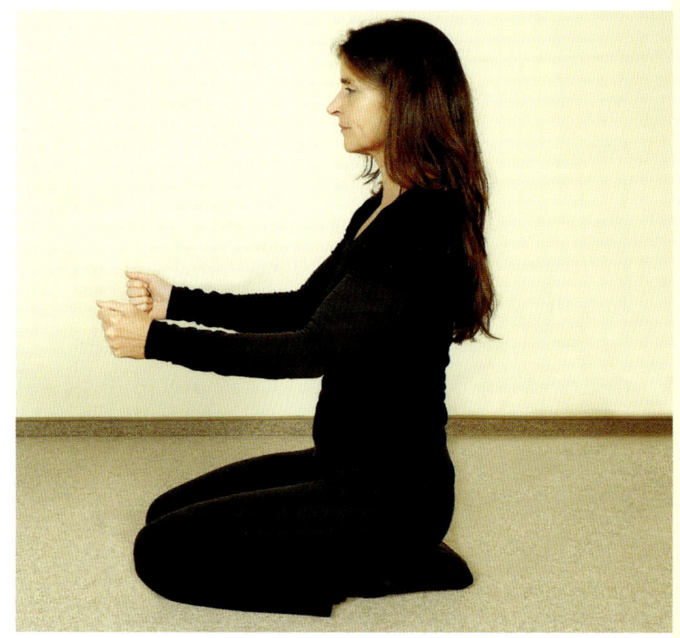

Die Bauchorgane massieren – Atmen in den Bauch

- Lege dich flach auf den Rücken, die Arme entspannt zur Seite abgelegt. Bei Bedarf lege dir ein Kissen unter den Kopf. Du kannst auch die Füße aufstellen und dann die Knie aneinander lehnen, damit du die Beine nicht festhalten musst.
- Platziere ein dickes Buch oder einen anderen kompakten Gegenstand auf deinen Bauch. Richte deine Aufmerksamkeit auf deinen Atem, der durch die Nase ein- und ausströmt. Atme tief und ruhig in deinen Bauch und beobachte, wie sich der Gegenstand mit dem Einatmen hebt und mit dem Ausatmen wieder senkt. Fühle, wie der Impuls für jeden Atemzug vom Solarplexus kommt. Stelle dir eine leuchtende Flamme vor, die sich von hier zu allen Seiten hin ausbreitet.
- Nach einer Weile kannst du deine Atmung noch intensivieren: Atme so vollständig wie möglich aus. Ziehe zum Ende des Ausatmens den Bauch ein, um alle Luft nach außen zu bringen. Lasse dann den Bauch los, so dass er sich wieder ausdehnt und du ohne Anstrengung tief einatmest.
- Nimm dir für diese Übung 5–10 Minuten Zeit.

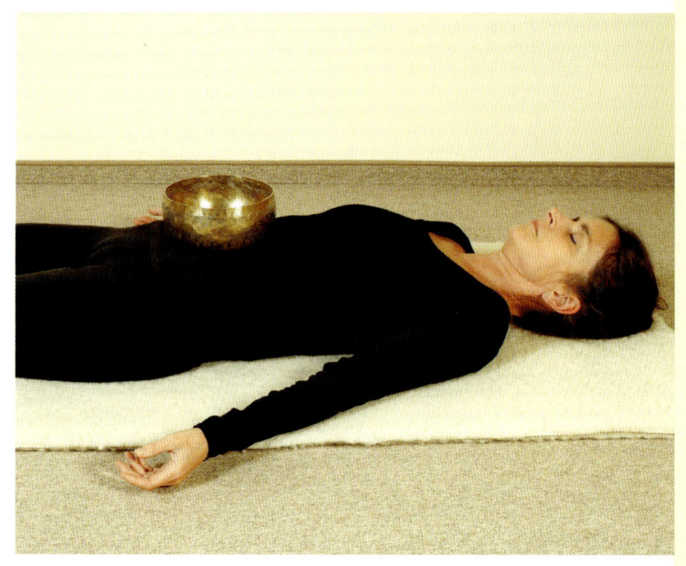

Wirkung: Die intensive Bauchatmung löst Anspannung und Nervosität, harmonisiert und gleicht aus. Es werden alle Bauchorgane von innen her massiert und so die Verdauung angeregt. Diese Übung bringt gleichzeitig Kraft und Energie in das zweite Chakra, denn die Atmung gelangt tief in unseren Unterbauch.

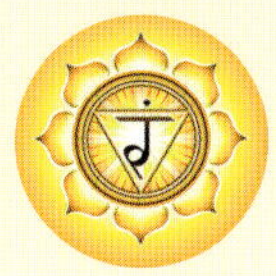

... durch Berührung

Lege dich auf den Rücken und stelle bei Bedarf die Füße auf. Bringe deine lockeren, entspannten Hände auf deinen Oberbauch, zwischen Nabel und Brustbein, entweder übereinander, die rechte Hand über der linken, oder nebeneinander mit den Daumenballen auf den Rippenbögen. Nacken und Schultern bleiben dabei entspannt. Schließe die Augen und richte deine Aufmerksamkeit nach innen auf dein drittes Chakra. Beobachte die ruhige Bewegung, die durch deine Atmung geschieht. Die sanfte Berührung deiner Hände weckt dein Spürbewusstsein.

Was nimmst du hier wahr?

- Fühlt sich dieser Bereich lebendig an oder so wie ein Raum, den du lange nicht betreten hast?
- Ist es hier eher warm oder kühl? Weit oder eng? Leicht oder schwer?
- Ist die Berührung deiner Hände angenehm?
- Wie fühlt sich die Berührung von innen an?
- Verändert sich etwas, wenn du bewusst und tief in diese Region atmest?
- Nimmst du mit deinem inneren Auge hier eine Farbe wahr? Wenn ja – wie sieht diese Farbe aus? Klar und leuchtend oder verwaschen und trüb?

Nimm wahr, spüre hinein. Es geht nicht darum, etwas zu verändern. Du schickst einfach nur Bewusstheit durch deine Berührung. Wenn Anspannung da ist, nimm sie als eine natürliche Grenze an, bleibe offen und empfänglich für das, was geschieht.

Nach einer Weile stelle dir vor, dass sich unter der liebevollen Aufmerksamkeit deiner Hände dein drittes Chakra aufhellt, lebendiger wird, zu strahlen beginnt und sich öffnet wie eine Blume, die erblüht.

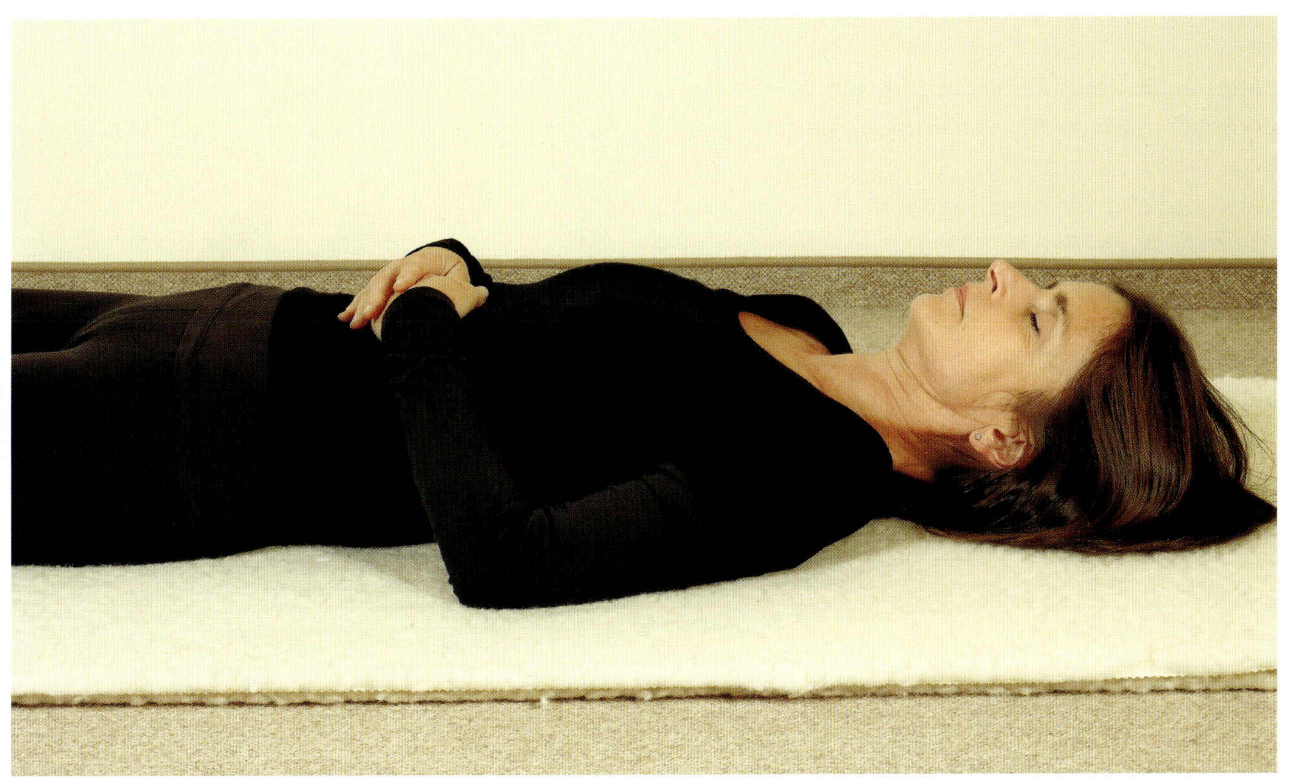

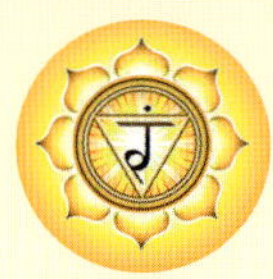

… durch Öffnungspunkte

Während du einen der hier beschriebenen Punkte hältst, kannst du dir vorstellen, dass er von gelbem Licht durchflutet wird, und dazu den heilenden Laut O wie in dem Wort »Sonne« intonieren.

Konzeptionsgefäß 12 »Zentrum der Macht«

Lage: auf der Mittellinie des Oberbauchs, etwa eine Handbreit oberhalb der Nabelmitte
Wirkung: Tor zum Nabelchakra; entspannt und unterstützt den Solarplexus; fördert die Willenskraft und das Durchsetzungsvermögen; unterstützt die Verdauung auf allen Ebenen
Selbstbehandlung: Halte im Sitzen oder Liegen Konzeptionsgefäß 12 mit der Fingerspitze eines Mittel- oder Zeigefingers.

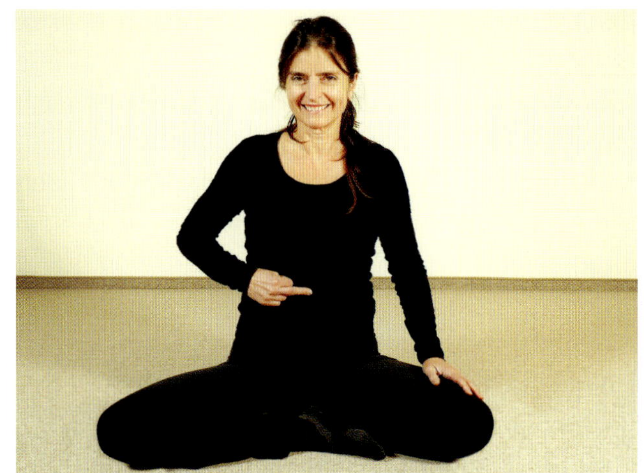

Milz 16 »Kummer im Bauch«

Lage: am unteren Rand des Brustkorbs, vier Fingerbreit oberhalb der Nabelmitte, vier Daumenbreit neben der Mittellinie
Wirkung: löst Verspannungen im Zwerchfell und Oberbauch, die durch Emotionen verursacht wurden; stärkt das Selbstwertgefühl; fördert die Verdauung
Selbstbehandlung: Halte im Sitzen oder Liegen Milz 16 auf beiden Seiten mit den Fingerspitzen der Mittel- oder Zeigefinger.

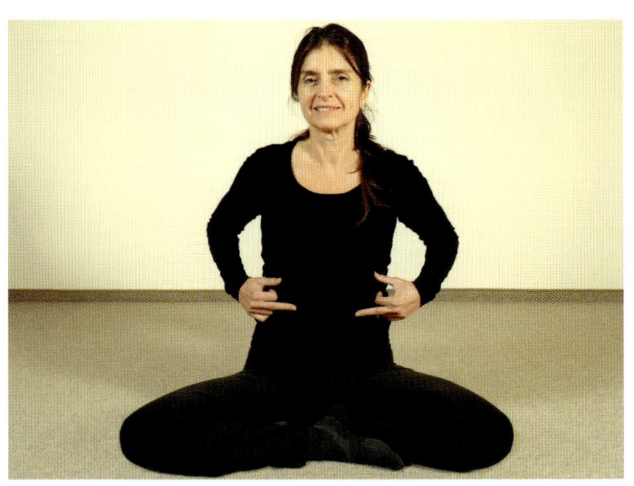

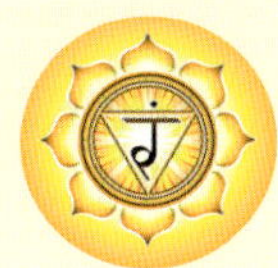

Blase 47 »Tor zur Erfahrungswelt der Seele«

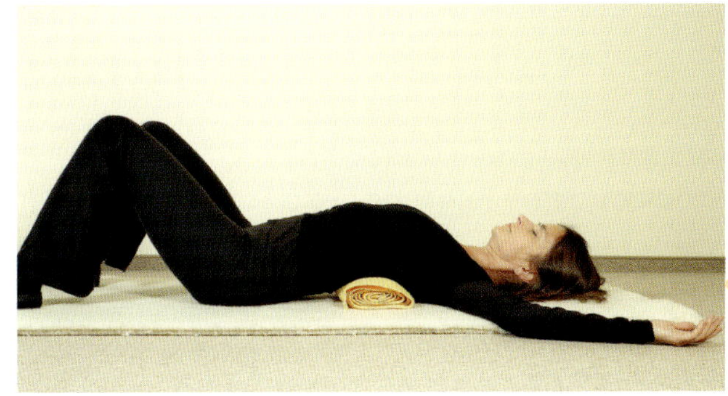

Lage: im mittleren Rücken, etwa zwei Fingerbreit unter der Schulterblattspitze, vier Fingerbreit neben der Mittellinie
Wirkung: gibt Zugang zu den in uns schlummernden, gestauten Emotionen; befreit sie oder macht sie bewusst; entspannt den Oberbauch und das Zwerchfell
Selbstbehandlung: Lege dich flach auf den Rücken und stelle die Füße auf. Lege einen Tennisball auf einer Seite oder ein aufgerolltes Handtuch in diesem Bereich unter deinen Rücken. Lass deinen Atem tief fließen und richte deine Aufmerksamkeit auf diese Region.

Perikard 6 »Tor nach Innen«

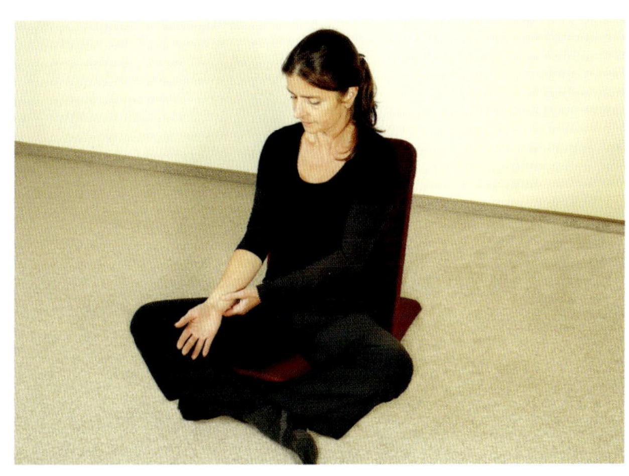

Lage: an der Innenseite des Unterarms, zwei Daumenbreit oberhalb der Handgelenksfalte in der Mitte zwischen den Sehnen
Wirkung: bringt die innere Welt wieder ins Gleichgewicht; wirkt ausgleichend und harmonisierend; entspannt bei emotionaler Erregung; besänftigt den Magen; entspannt den Oberbauch und das Zwerchfell
Selbstbehandlung: Sitze bequem auf dem Boden oder auf einem Stuhl, lege die Hände in deinen Schoß und halte den Punkt mit der Spitze des Daumens.

Leber 13 »Dekorierte Tür«

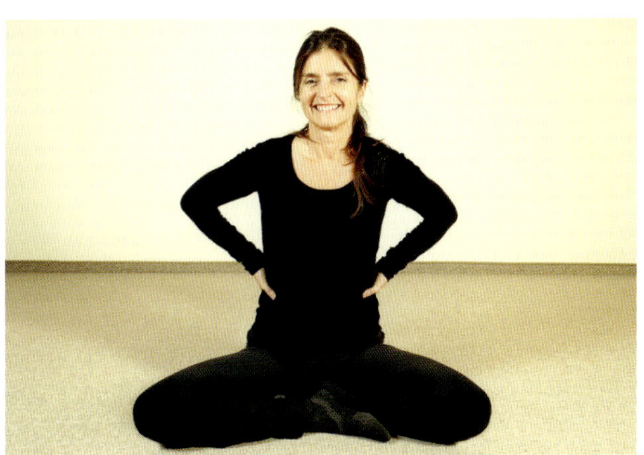

Lage: vor dem freien Ende der elften Rippe
Wirkung: löst Anspannung und Stagnation; entspannt das Zwerchfell; ist hilfreich bei Verdauungsstörungen, die durch starke, unterdrückte Emotionen verursacht wurden
Selbstbehandlung: Halte im Sitzen oder Liegen Leber 13 auf beiden Seiten mit den Daumen.

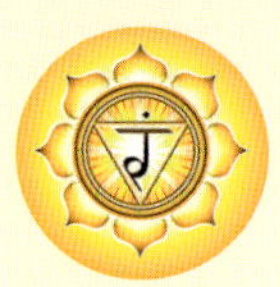

… mit Geschichten und Weisheiten

Niemand ist schuld

Der große Zen-Meister Lin-Chi erzählte seinen Schülern gerne folgende Geschichte: »Als junger Mensch liebte ich es, mit einem kleinen Boot allein auf den See hinauszurudern, wo ich mich dann stundenlang einfach treiben ließ. Einmal, als ich dort im Dunkeln mit geschlossenen Augen ganz in die Stille der Nacht versunken war, geschah es, dass ein anderes Boot an meines stieß. Sofort kam mir der Gedanke: ›Jemand hat mich absichtlich mit seinem Boot angerempelt!‹

Unbändige Wut stieg in mir auf. Als ich erzürnt die Augen öffnete und ohne Umschweife den anderen anschimpfen wollte, sah ich, dass das Boot leer war. Es war, getrieben von der Wasserströmung, gegen meines gestoßen. Das war einfach so passiert. Wohin nun mit meiner Wut? Es war niemand da, dem ich die Schuld geben und gegen den ich meine Wut richten konnte! Es war sinnlos, sie gegen ein leeres Boot zu richten.«

»Da war die Wut«, so fuhr Lin-Chi fort, »aber sie fand keinen Weg nach draußen. Ich schloss die Augen und ließ mich auf der Wut nach innen treiben. Das führte mich zur Quelle, in mein innerstes Wesen. In dieser Nacht erkannte ich das innere Zentrum, ich kam zu einem Mittelpunkt, der in mir war. Das leere Boot wurde zu meinem Meister. Und wenn heute jemand kommt und mich beleidigt, entgegne ich lachend: ›Auch dieses Boot ist leer. Ich schließe die Augen und gehe nach innen.‹«

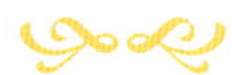

Sei du selbst

Ein Mann stahl einmal das Ei eines Adlers, nahm es mit nach Hause und schob es einer brütenden Henne unter. Das Adlerjunge schlüpfte zusammen mit den Küken aus und wuchs bei der Hühnerfamilie auf. Er gackerte mit ihnen, scharrte auf dem Boden auf der Suche nach Würmern und flatterte ein wenig mit seinen Flügeln, alles in dem Glauben, er sei ihresgleichen.

Eines Tages flog ein alter Adler über den Hof – und traute seinen Augen nicht, als er den prachtvollen Vogel dort mit den Hühnern scharren sah. Das wollte sich der alte Vogel genauer ansehen und setzte zur Landung an. Der Jungvogel wollte schon ängstlich mit den Hühnern in den Stall flüchten, doch der erfahrene Raubvogel packte ihn am Bein und hielt ihn fest. Dann breitete er seine Flügel aus und flog mit ihm zu einem nahe gelegenen Berg. Der junge Adler hatte die Augen fest zusammengepresst und gackerte die ganze Zeit aufgeregt, denn er dachte, sein letztes Stündlein hätte geschlagen. Als sie jedoch auf einem Felsvorsprung landeten und er wieder auf eigenen Beinen stand, öffnete er vorsichtig die Augen – und stellte überrascht fest, dass ihm der weite Ausblick ins Tal gefiel. Vorsichtig breitete er seine Flügel aus und nahm zum ersten Mal ihre Größe wahr. Während er noch staunend da stand und den Luftzug in seinem Gefieder genoss, gab ihm der Altvogel einen Schubs und rief: »Das ist deine Welt!« Der junge Adler ließ sich durch die Lüfte gleiten, als hätte er sein Leben lang nichts anderes getan, und wurde nun zu dem Wesen, als das er geboren war.

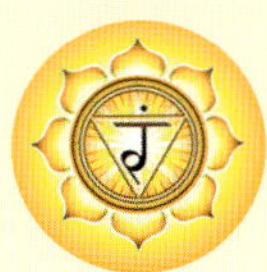

Die Freiheit der Entscheidung

Ein weiser Häuptling der Cherokee sagte einmal zu seinem Enkelkind: »In jedem Menschen leben zwei Wölfe. Der eine Wolf ist schwarz. Er verkörpert Wut, Angst, Sorgen und Gier. Der andere ist weiß. Er ist voller Zuversicht, Mitgefühl und Liebe. Zwischen diesen beiden Wölfen findet ein ewiger Kampf statt.«
Das Kind sah seinen Großvater gespannt an und fragte: »Und welcher Wolf gewinnt?«
Da lächelte der alte Mann, strich seinem Enkel über den Kopf und antwortete: »Der Wolf, den du fütterst.«

Macht und Ohnmacht

Als Chruschtschow in seiner berühmten Rede von all den Gräueltaten Stalins berichtete, soll ihm jemand aus dem Publikum zugerufen haben: »Genosse Chruschtschow, wo waren sie, als all diese unschuldigen Menschen gefoltert und getötet wurden?« Chruschtschow unterbrach seine Rede und ließ seinen Blick über das Publikum schweifen. Dann sagte er laut und vernehmlich: »Derjenige, der das eben gefragt hat, soll sich bitte melden und nach vorne kommen!« Gebannt hielten alle den Atem an. Niemand wagte sich zu bewegen. Schließlich brach Chruschtschow das gespannte Schweigen: »Da haben Sie die Antwort. Ich war in jener Zeit in der gleiche Situation, in der Sie jetzt sind.«

Jenseits von Wertung und Urteil

Im alten China lebte ein einfacher Bauer, der ein wunderschönes Pferd besaß. Es war so einzigartig, dass der Kaiser ihm dafür eine Menge Gold geboten hatte, aber der Mann lehnte ab. Kurze Zeit später war das Pferd verschwunden. Da kamen die Nachbarn und fingen sogleich an zu jammern: »Oh weh, welch ein Unglück! Hättest du doch nur das Geld des Kaisers genommen!«
Der Mann jedoch blieb ruhig und sagte: »Wer weiß? Ich mag noch nicht so weit gehen, es ein Unglück zu nennen. Alles, was ich sicher weiß, ist, dass das Pferd im Moment nicht da ist.«
Nach ein paar Tagen kam das Pferd zurück und es brachte ein Dutzend Wildpferde mit. Wieder liefen die Nachbarn herbei und jubelten: »Was für ein Glück!« Der Bauer antwortete: »Wer weiß?«
Nun begann sein einziger Sohn die wilden Pferde einzureiten. Eines Tages wurde er von einem der Pferde abgeworfen und brach sich ein Bein. Die Nachbarn waren gleich zur Stelle, um den Vater zu trösten, denn die Ernte stand bevor und er musste nun auf die Hilfe seines Sohnes verzichten. »Welch ein Unglück!« riefen sie. Der Bauer ließ sich auch davon nicht aus der Ruhe bringen und sagte nur: »Wer weiß?« Kurz darauf zogen Truppen des Kaisers von Ort zu Ort, um jeden verfügbaren Mann zu rekrutieren, denn ein Krieg stand bevor. Den verletzten Sohn des Bauern ließen sie jedoch zurück, da er untauglich für den Krieg war. Die Frauen weinten um ihre Männer und Söhne, denn sie wussten, dass viele nicht zurückkehren würden. Sie sagten zu dem Bauern: »Welch ein Glück für dich! Dein Sohn ist bei dir geblieben.«
Der erwiderte seelenruhig: »Wer weiß?«

Der Grüne Strahl

Selbstliebe

Liebe

Offenheit

liebevolles Annehmen von dem was ist

Herzenswärme

sich berühren lassen

Mitgefühl

Harmonie

Verständnis

Heilung und Transformation

Versöhnung

Toleranz

Geben und Nehmen

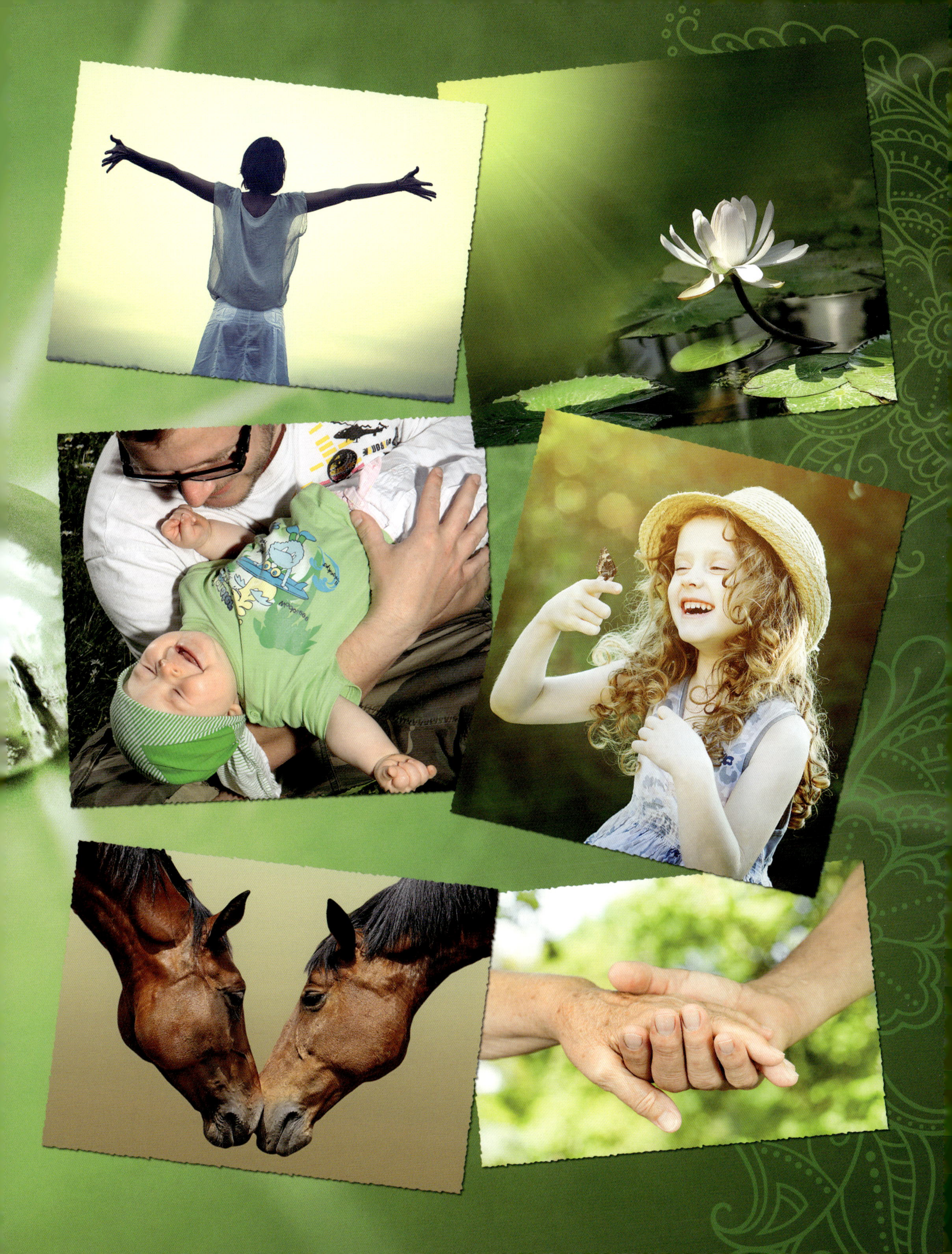

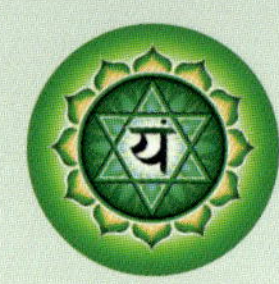

Das vierte Chakra
Herzchakra

Das vierte Chakra trägt den Sanskritnamen *Anahata*, das heißt übersetzt: »nicht angeschlagener Ton«. Vom Herzzentrum steigt ein Ton auf, den wir nicht selbst angeschlagen haben. Wenn wir uns ins Innerste unseres Herzens hinein entspannen, können wir ihn wahrnehmen. Es ist der Klang unserer inneren Stille. Eine andere Bedeutung von *Anahata* ist »unverletzt«. Dies weist darauf hin, dass wir in der Tiefe des Herzens nicht verletzt werden können.

Lage und zugeordnete Körperbereiche

Das Herzchakra liegt in der Mitte der Brust. Sein Einflussbereich reicht vom Brustkorb zum oberen Rücken bis hin zu den Armen und Händen, mit denen wir geben und empfangen. Die Organe des vierten Chakras sind Herz und Lunge, die zugeordnete Drüse ist die Thymusdrüse.

Bedeutung und Lebensthemen

Das Herzchakra liegt genau in der Mitte der sieben Energiezentren und bildet eine Brücke zwischen den drei unteren Chakren, die für die physisch-emotionale Welt stehen, und den drei höheren Chakren, die die geistig-spirituelle Ebene vertreten.

Das Herz ist die Quelle von Zuneigung, Anteilnahme und Mitgefühl. Es lässt uns die Herzen anderer berühren, uns in ihre Gefühlswelt hineinversetzen und mitempfinden. Wie ein reich gefüllter Kelch, der seinen Inhalt großzügig überfließen lässt, strahlt es Wärme und Herzlichkeit aus. Es gibt uns die Freude zu geben und von Herzen zu schenken.

Ein erblühtes Herzchakra verleiht die Fähigkeit, uns weit zu öffnen und zu lieben. Gemeint ist hier eine Liebe, die nicht auf Einzelne beschränkt ist, nicht zwischen persönlicher Sympathie und Antipathie unterscheidet, sondern alle Wesen einschließt. Diese Liebe ist mehr als ein Gefühl, mehr als die romantische Liebe, das Sichverlieben, das meist vergänglich ist.

Der erste Schritt zu dieser Liebe ist ein verständnisvolles »Ja«, mit dem wir uns selbst annehmen und auch unsere »Fehler« und Schwächen verzeihen. Wenn wir Momente der Selbstliebe erleben, ist das unvergleichlich beglückend. Sie schenken uns die Bereitschaft, etwas zu empfangen, verbunden mit dem Wissen, dass wir es wert sind.

Indem wir erkennen, dass wir genau richtig sind, so wie wir sind, können wir dasselbe auch in anderen sehen. Wir öffnen uns für bedingungslose Liebe, die tiefes Vertrauen entstehen lässt und Intimität

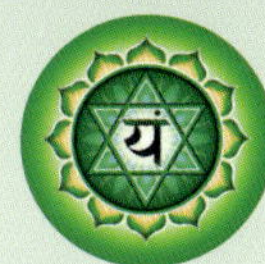

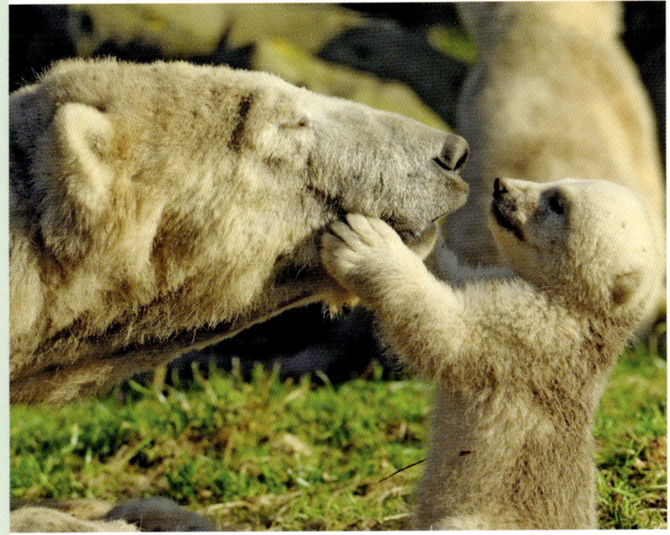

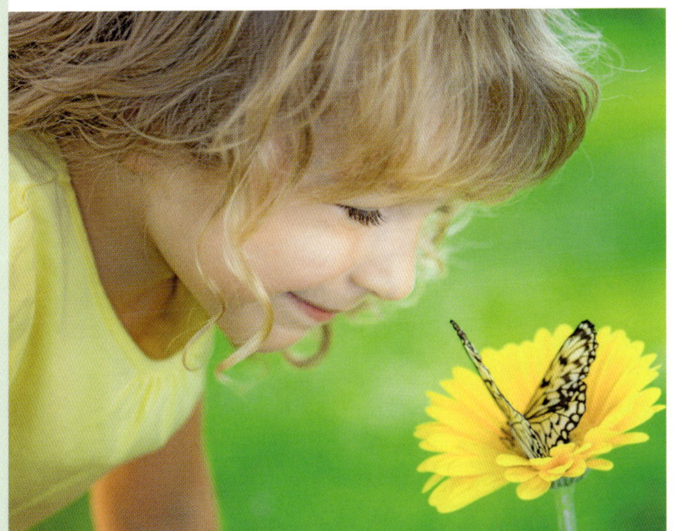

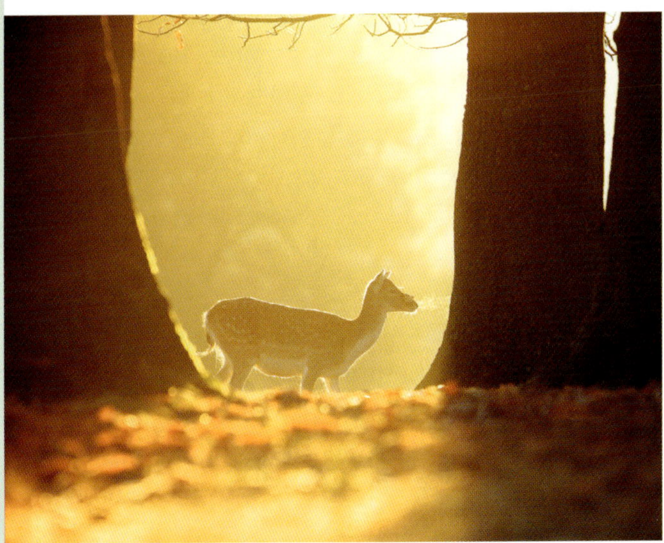

erlaubt. Die tiefste Sehnsucht eines jeden Menschen ist es, auf diese Weise zu lieben und geliebt zu werden.

Das Herz hat die Fähigkeit zur Heilung und Transformation. Es vermag alles mit einzubeziehen, aufzunehmen und umzuwandeln – sogar Gegensätze. Es verwandelt Gefühle wie Wut oder Trauer und selbst körperliche Schmerzen und bringt Mitgefühl und Verständnis hervor. Die Kraft der Liebe kann alles zum Guten wenden. Sie heilt unsere Wunden und überwindet alle Grenzen.

In der Tiefe des Herzens ist Stille, die im Zen mit dem Begriff des »leeren Herzens« beschrieben wird. Daraus erblüht eine Empfindsamkeit, mit der wir Dinge erkennen, die dem Verstand verschlossen bleiben.

Die Präsenz eines Menschen mit einem geöffneten Herzchakra wirkt heilsam und versöhnlich auf seine Umgebung. Auch in schwierigen Zeiten strahlt dieser Mensch stille Zuversicht und Herzensgüte aus, die anderen Trost schenkt und ihnen den Raum gibt, so zu sein, wie sie sind. Er ist voller Empathie, aber er lässt sich nicht in die Gefühle und Geschichten anderer verstricken.

Im Herzen lassen wir uns von allem, was wir erleben, berühren: von Musik, Bildern, Worten und Gesten. Wir nehmen die Welt mit staunenden Augen wahr und erkennen so ihre Schönheit. Über unser Herz fühlen wir uns mit der Schöpfung verbunden.

Das zugeordnete Element Luft ist zwar nicht greifbar, wird jedoch mit jedem Atemzug – im Bereich des Herzchakras liegt auch die Lunge –, mit jeder Bewegung, ja sogar durch den Flügelschlag eines Schmetterlings in Schwingung versetzt. Luft berührt alles. Auch der dem Herzchakra zugeordnete

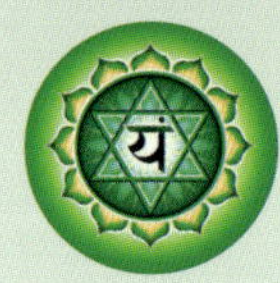

Tastsinn hat mit dem Thema »Berühren und Sichberührenlassen« zu tun. Das Tiersymbol für das Herzchakra ist eine Gazelle, die anmutige Leichtigkeit verkörpert, oder auch ein Reh, das als Wesen der reinen Unschuld angesehen wird.

Das Herzchakra unerlöst

Die Sehnsucht nach Liebe ist allgegenwärtig: In den meisten Liedern wird sie besungen, in unzähligen Partnerschaftsbörsen wird sie versprochen. Wenn diese Sehnsucht von einem bedürftigen, hungernden Herzen genährt wird, suchen wir die Liebe nur im Außen. Es ist so, als würden wir mit einer Bettlerschale herumlaufen. Doch ohne einen Zugang zur inneren Quelle der Liebe werden wir sie auch nicht im Außen finden. Die Unfähigkeit zu lieben, liegt in der fehlenden Liebe für uns selbst begründet.

Fällt uns jedoch das Geschenk zu, dass wir jemanden finden, in den wir uns *ver*-lieben, ist die Welt für ein paar Wochen oder Monate in rosarotes Licht getaucht. Wenn aber das Verliebtsein verblasst und sich daraus keine Liebe entwickelt – »Liebe beginnt nach den Flitterwochen!«, sagte Osho –, ist der Traum von einer »perfekten« Partnerschaft vorbei und wir kritteln immer öfter an dem Anderen herum. Eigenschaften, die uns zunächst als liebenswerte Besonderheiten erschienen sind, wollen wir dann häufig verändern. Das »Ich liebe dich ...«, das wir am Anfang der romantischen Beziehung verkündet hatten, wird nun an Vereinbarungen und Bedingungen geknüpft, wie in einem Vertrag.

Nach einem inneren Wertesystem, das mit unseren Idealen verbunden ist, prüfen wir, ob und wem wir unsere Liebe schenken. Wir entziehen unsere »Liebe«, wenn jemand nicht mehr unseren Vorstellungen entspricht. Diese »Liebe« umfasst nicht den ganzen Menschen mit all seinen Stärken und Schwächen, sondern bezieht sich nur auf seine vermeintlich guten Seiten. Wenn unser Herzzentrum verschlossen ist, haben wir auch Schwierigkeiten zu vergeben. Wir halten an den »Fehlern« fest und verhindern dadurch eine Versöhnung.

All dies gilt ebenso für uns selbst. Basierend auf unserem Wertesystem entwickeln wir Vorstellungen, wie wir sein sollten: »Ich sollte liebevoll sein ...«, »Ich sollte großzügig sein ...«. Wenn wir ihnen nicht entsprechen und »zu wenig im Herzen«, »zu dick« oder »zu dumm« sind, entziehen wir auch uns selbst die Liebe. Immer wenn wir einer Vorstellung hinterher jagen, wie wir oder andere sein sollten, und das Leben nicht annehmen, wie es ist, verschließt sich unser Herz wie eine Blüte bei Einbruch der Dunkelheit.

Mit einer fehlenden Wertschätzung für uns selbst und dem Gefühl, eigentlich nichts »verdient« zu haben, können die Gaben, die uns das Leben schenkt, nicht in uns erblühen. Es ist wie bei einer Saat, die auf kargen, unfruchtbaren Boden fällt und dadurch nicht aufgeht. Es fällt uns schwer, uns anderen gegenüber zu öffnen und Gefühle und Zärtlichkeiten zu empfangen. Wir sträuben uns, Aufmerksamkeit, Hilfe oder Geschenke anzunehmen.

Vielleicht hat unser Herz viele Enttäuschungen, Verletzungen und Kummer erfahren und ist dadurch zu der Einsicht gelangt: »Liebe tut weh!« Dann verschließen wir uns vor Gefühlen, um uns zu schützen. Aus Angst zurückgewiesen zu werden, wollen wir uns nicht wieder für die Liebe

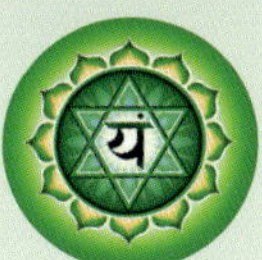

öffnen. Wir reagieren mit Rückzug. Es ist so, als würden wir Stein um Stein einen Schutzwall um unser Herz errichten. Diese Mauer hält aber nicht nur Verletzungen ab, sie verschließt uns auch vor der Erfahrung von Nähe und Freundschaft. Die Folgen sind Kontaktschwierigkeiten, Einsamkeit und eine lieblose, verbitterte Haltung. Das Licht der Liebe kann immer weniger unser Herz erreichen, was sich so anfühlt, als wäre ein Teil von uns gestorben.

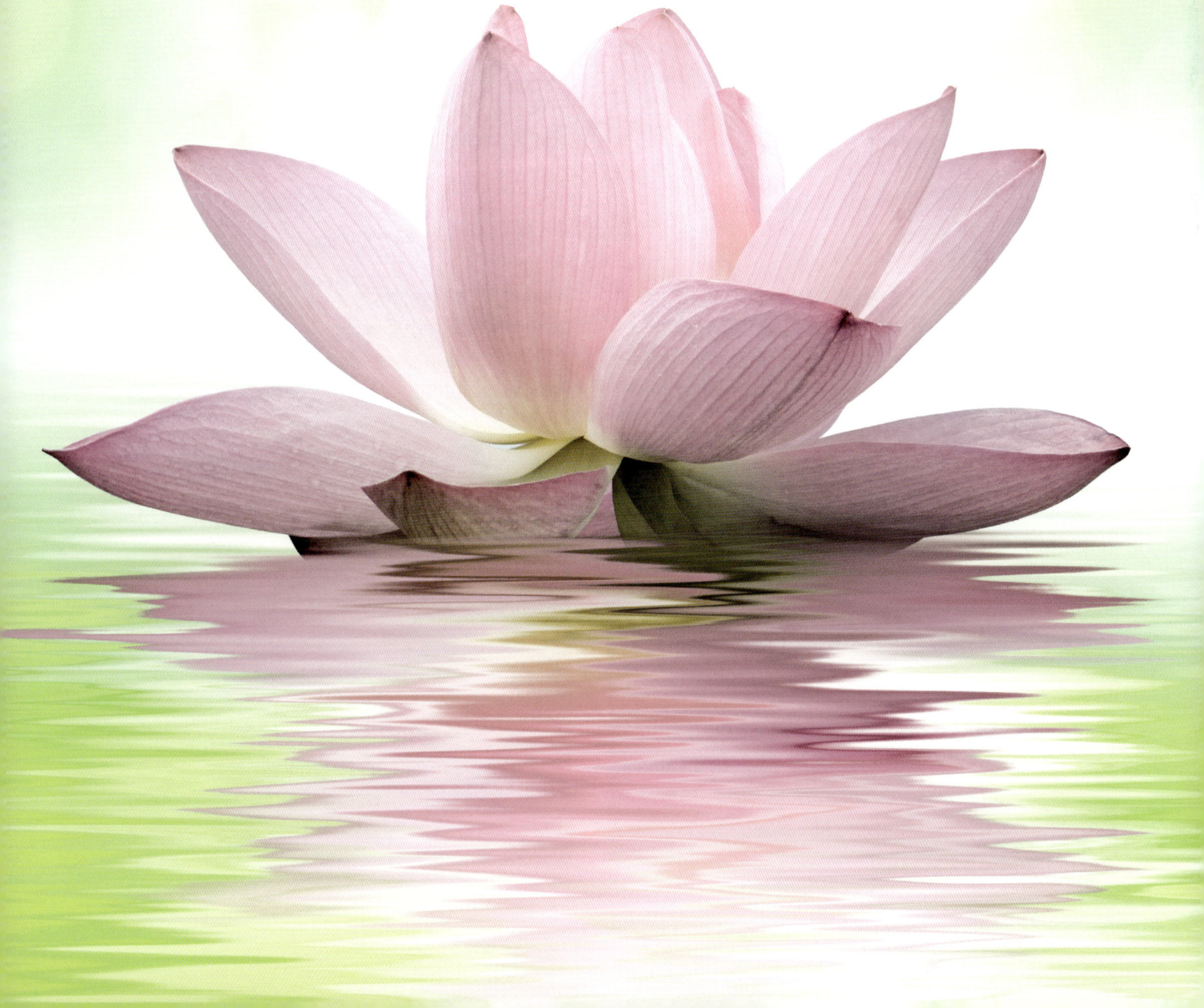

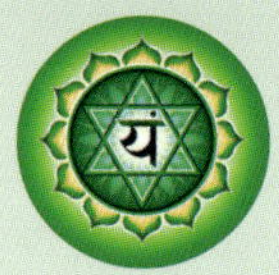

Das Herzchakra erwecken und heilen

Liebevolle Aufmerksamkeit für unser viertes Chakra lässt uns versöhnen, mit uns selbst und mit anderen. Wenn wir unser Herz für die Liebe öffnen, werden auch die Verletzungen und Wunden spürbar, die noch nicht geheilt sind und die wir oft schon lange mit uns herumtragen. Doch nur durch offenes Annehmen kann Heilung im Herzen geschehen und die Fähigkeit heranwachsen, uns auf andere einzulassen und Nähe zu erlauben.

... mit den Farben Grün und Rosa

Grün steht für Wachstum, Überfluss und das Leben mit der Natur und ihren Gesetzen. Es wirkt sehr wohltuend, ausgleichend und erholsam. Die grüne Farbe vermittelt ein Gefühl von Ruhe und Harmonie und schenkt äußeren und inneren Frieden. Sie wirkt regenerierend auf Körper, Geist und Seele und fördert den inneren Heilungsprozess.

Rosa: Dieser zarte Farbton löst Spannungen im Herzen und macht uns empfänglich für die Liebe. Seine sanfte Schwingung weckt zärtliche Gefühle und lässt uns liebevoll mit uns selbst sein.

... in der Natur

Bei einem Spaziergang durch Wiesen und Wälder nehmen wir das vielfältige Grün in uns auf. Wir öffnen uns für die Schönheit der Natur und spüren, dass wir ein Teil von ihr sind. Wenn nach einem langen Winter der Frühling erwacht, schöpfen wir wieder Hoffnung, die zur Gewissheit wird, dass das Leben weitergeht. Jede Knospe, jede Blüte, die aufgeht, ermuntert auch unser Herz, sich zu öffnen und zu erblühen.

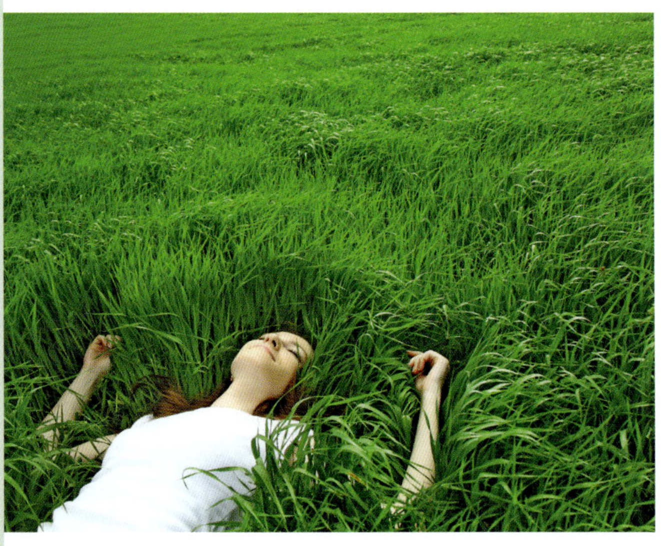

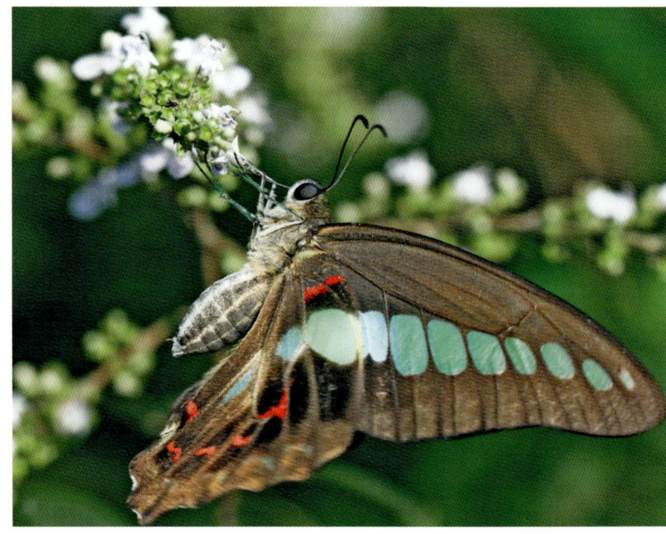

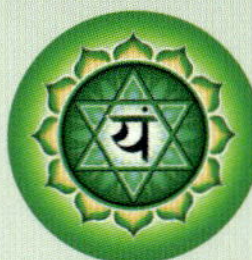

... mit Düften und Pomandern

Die **Rose** ist ein Symbol für Schönheit und Harmonie, sie vermittelt Freundlichkeit und Mitgefühl. Liebende schenken einander die »Königin der Blumen«, um so ihren Gefühlen Ausdruck zu verleihen. Ihre kostbare Essenz berührt uns direkt im Herzen. Ein verletztes Herz, das Enttäuschung, Zurückweisung und Kummer erfahren hat, findet durch sie Trost. Sie hilft, anderen zu verzeihen und ermöglicht Versöhnung. Ihr edles, blumiges Aroma besänftigt und gleicht aus.

- Zur Heilung von seelischen Verletzungen vermische 1–2 Tropfen Rosenöl mit 5 ml Jojoba- oder Mandelöl. Trage etwas von dieser Mischung über dem Herzchakra im Bereich des Brustbeins auf und massiere es sanft ein.

Der warme, rosige Duft der **Geranie** stimmt uns freundlich und fördert ein harmonisches Miteinander.

Die frische, strahlende Essenz der Bitterorangenblüte, **Neroli**, gleicht aus und macht glücklich. Sie legt eine schützende Hülle um unser Herz.

Frische waldige Düfte von **Nadelbäumen** lassen uns in die Weite atmen und schenken dem Herzen Raum.

Der **smaragdgrüne Pomander** unterstützt und vertieft die Atmung, wirkt beruhigend und ausgleichend. Er lässt uns die Weite des Herzens erfahren und fördert seine Entspannung. Seine Schwingung hilft, alte Verletzungen und Wunden loszulassen und einen Neubeginn zu wagen. Sein Duft ist holzig, waldig und frisch.

Der **rosafarbene Pomander** duftet blumig und süß. Er schützt, wenn wir uns für die Liebe öffnen. Seine zärtliche Schwingung lädt uns ein, auf die Stimme unseres Herzens zu hören, und gibt uns die Botschaft, dass wir der Liebe wert sind. Durch das Gefühl des Geliebtseins, das uns behutsam einhüllt, erwächst ein verständnisvolles »Ja«, mit dem wir uns selbst annehmen, so wie wir sind.

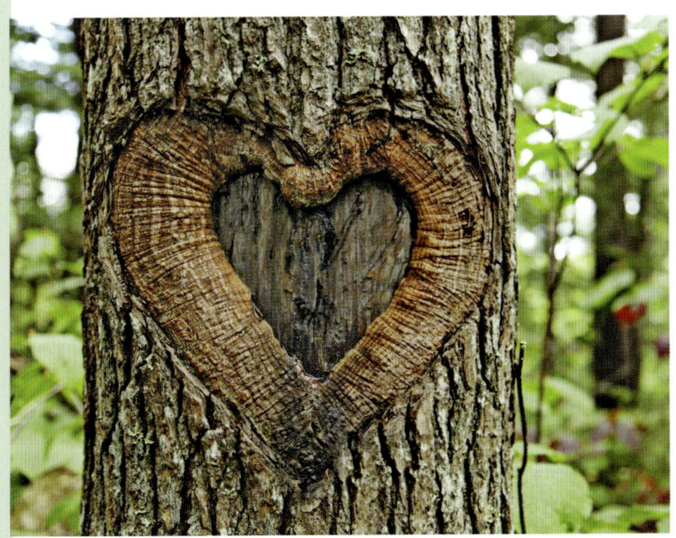

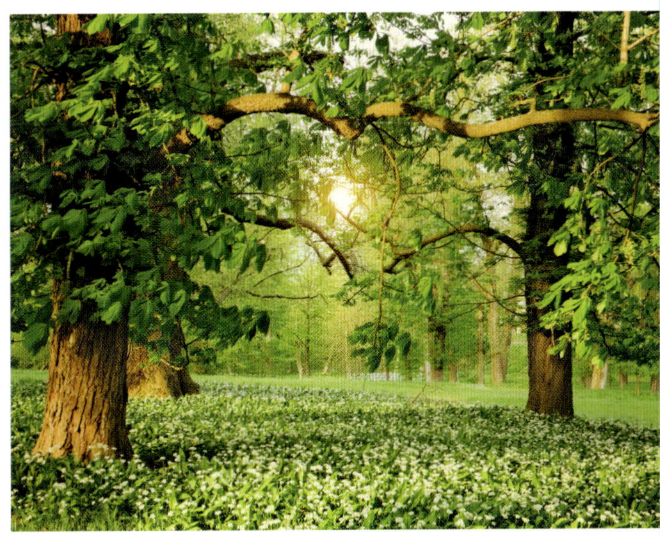

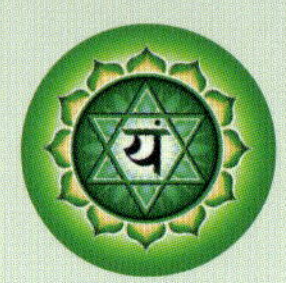

… mit Musik, heilendem Laut und Mantra

Für das Herzchakra können wir sanfte Melodien wählen, die uns im Herzen berühren. Die federleichten Klänge von **Georg Deuter**, wie zum Beispiel in »Spiritual Healing« oder »Illumination of the Heart«, verleihen unserem Herzen Flügel. Der fröhliche Gesang von **Gospelchören** stimmt uns heiter und beschwingt, die Lieder von **Miten** berühren uns direkt im Herzen. Viele Kompositionen von **Wolfgang Amadeus Mozart**, besonders solche mit Streichinstrumenten und Flöten, wirken erhebend wie eine himmlische Musik.

Heilender Laut: AAA wie bei dem Wort »Ja«

Dies ist der offenste aller Laute. Unser Ausruf »Ah« steht für freudiges Erstaunen über das Wunder des Lebens. Es ist meistens der erste Laut von Babys, die die Geschehnisse noch nicht einordnen und bewerten, sondern offenen Auges bewundern.

Mantra: YAM oder YANG
Sitze aufrecht, atme tief ein und singe mit dem Ausatmen das Mantra. Spüre wie sich der Klang in der Mitte deiner Brust ausbreitet und das Herzzentrum vibrieren lässt. In der anschließenden Stille stelle dir grünes Licht vor, das dein Herz durchflutet.

… in der Meditation

Atishas Herzmeditation: Diese Meditationstechnik des buddhistischen Meisters Atisha rückt Liebe und Mitgefühl in den Mittelpunkt deiner Aufmerksamkeit. Mit dem Einatmen stelle dir vor, dass du das Dunkle, Negative und das Leiden aller Wesen einatmest. Lass dein Herz es in sich aufnehmen. Mit dem Ausatmen gib deine Segnung, Freude, Glück und Liebe ab. Das Herz kann dieses Wunder der Transformation vollbringen. Es verurteilt nicht, lehnt nicht ab und bevorzugt nicht. Es hat Raum für Freude und Schmerz, für Leichtigkeit und Schwere, für Dunkelheit und Licht. Das Erstaunliche ist: In dem Moment, in dem du das Elend der Welt in dich aufnimmst, ist es kein Leiden mehr! Osho sagte dazu: »Liebe ist Therapie. Es ist immer Liebe, die heilt, denn Liebe macht dich ganz.«

Bei vielen alternativen Heilmethoden werden Techniken des Abgrenzens gelehrt, die vor den »negativen« Schwingungen anderer Menschen schützen sollen. Diese Meditation des Mitgefühls vermittelt das genaue Gegenteil: Alles ist willkommen, wird empfangen und in Liebe umgewandelt. Ein »Ja« schenkt kraftvolle Offenheit statt Abgrenzung.

»Tathata« – Annnehmen von dem, was ist: Bevor du deine Segnung an die ganze Existenz abgibst, fange bei dir selber an. Du kannst nichts für andere tun, was du nicht zuerst für dich selbst getan hast.

- Richte deine Aufmerksamkeit auf dein eigenes Leid, auf den Teil in dir, mit dem du dich noch nicht versöhnt hast. Oft vermeiden wir es, unsere eigenen Wunden anzuschauen und in der Tiefe zu fühlen.
- In dem Moment, in dem du dich für den Raum deines Herzens öffnest, in dem alle Gefühle willkommen sind, und du dir erlaubst, deine Verletzungen zu fühlen, sie nicht verdrängst, sondern den Schmerz in seiner ganzen Intensität erlebst, geschieht die Transformation. Die Schutzschicht, die sich vielleicht wie kaltes Eis um dein Herz gelegt hat und die dich vom Fühlen abschneidet,

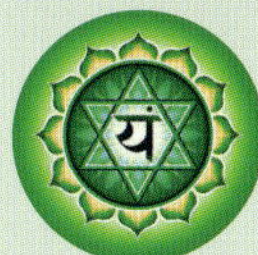

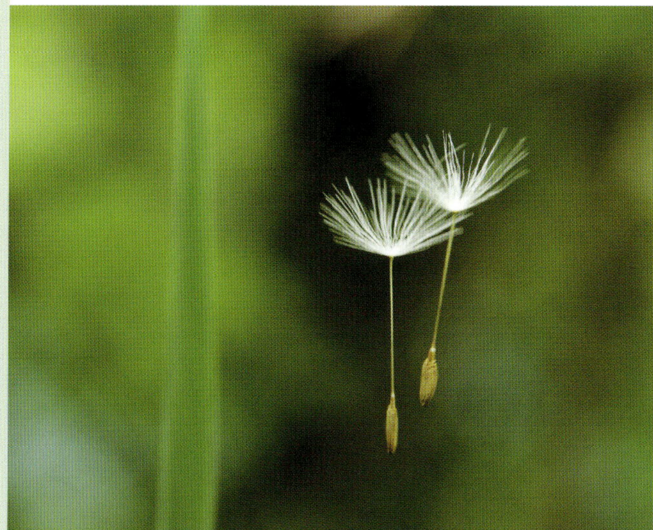

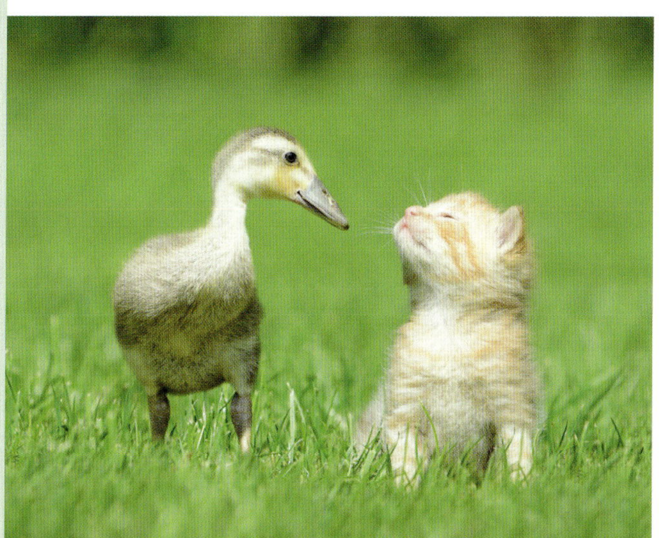

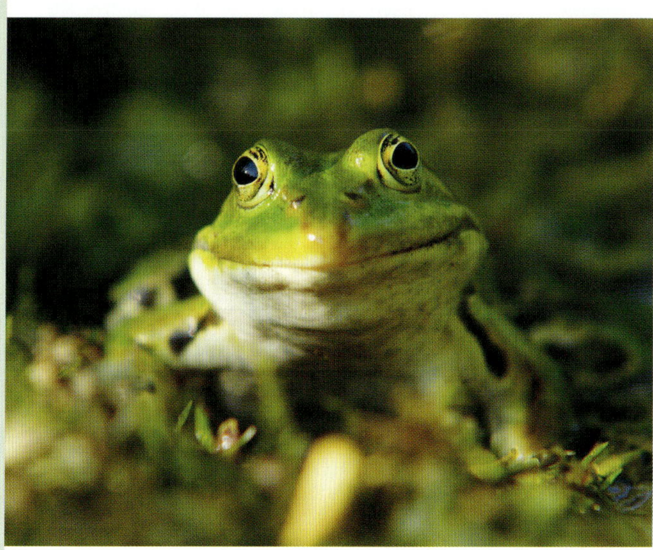

wird langsam wieder schmelzen. Meist gelangt sie über Tränen nach außen. Dieses Wunder geschieht im Herzen und gibt dir tiefen Frieden und innere Weite. Dass alles so sein darf, wie es ist, bezeichnet man im Buddhismus als »Tathata«.

»In die Augen schauen« – Partnermeditation: Die Augen sind die Fenster unserer Seele und haben einen direkten Zugang zu unserem Herzen.

- Diese Beschreibung gilt für beide Partner: Setze dich aufrecht und bequem deinem Partner/deiner Partnerin gegenüber, so nah, dass ihr euch an den Händen halten könntet. Deine Augen sind zunächst geschlossen. Richte die Aufmerksamkeit auf dein Herzzentrum, bei Bedarf kannst du deine linke Hand in der Mitte der Brust auflegen. Stelle dir vor, dein Herz sei ein Tempel mit vielen Fenstern, durch die die Sonne scheint. Sind diese Fenster offen, verschlossen oder vielleicht vergittert? Oder möchtest du sie vielleicht jetzt in diesem Moment öffnen?

Was auch immer jetzt gerade ist, darf sein.

- Irgendwo in diesem Tempel gibt es einen Platz, wo du zur Ruhe kommst. Hier verweile für einen Moment.
- Nun lasse langsam deine Augen aufgehen und schaue deinem Partner in die Augen. Stelle den Blick »weich«, bleibe gegenwärtig und spüre mit deinem Herz das Herz des anderen. Wenn dir danach ist, kannst du die Hände deines Gegenübers halten.
- Mit einem vertrauten Partner kannst du nun aussprechen, was dich gerade im Herzen berührt. Beginne mit den Worten: »Was in diesem Moment geliebt werden möchte, ist ... meine Unsicherheit ... meine Angst, mich zu öffnen ...« Füge hier die Gefühle ein, die du gerade wahrnimmst.
- Nach 15–20 Minuten schließe deine Augen und bleibe eine Weile in Stille sitzen. Dann finde eine Geste, dich bei deinem Partner zu bedanken.

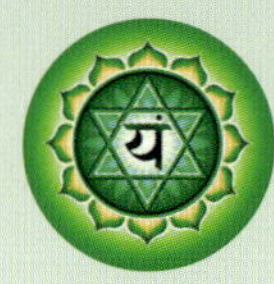

… und sonst noch

Ho´oponopono: Vergebung ist die Grundlage dafür, uns selbst und andere zu lieben. Das hawaiianische Vergebungsritual Ho´oponopono, übersetzt: »in Ordnung bringen«, beruht darauf, dass alle Konflikte gelöst werden können, indem wir lernen, uns selbst und anderen zu vergeben. Das geschieht traditionell in einem Gruppentreffen, bei dem nach einem Gebet die Probleme ehrlich angesprochen werden. Die Gefühle eines jeden werden berücksichtigt. Es folgen Schuldbekenntnisse, Reuebezeugungen und Vergebungen. Du kannst aber auch allein für dich selber mit dieser Methode an belastenden Themen arbeiten und dadurch mit deiner äußeren Situation Frieden schließen. Die vier zentralen Wundersätze dieses Rituals lauten: »Es tut mir leid«, »Bitte verzeihe mir«, »Ich liebe dich«, »Danke.«

»Geben ist seliger denn nehmen«: Wer kennt ihn nicht, diesen berühmten Satz aus dem Neuen Testament? Und er ist wahr: Es macht glücklich, andere glücklich zu machen. Mitfühlende Handlungen geben dem Leben einen Sinn. Finde ein Wesen, das deine Hilfe braucht, einen Menschen, ein Tier oder eine Pflanze. Schenke ihm deine liebevolle Aufmerksamkeit und deine Zeit und verwöhne es.

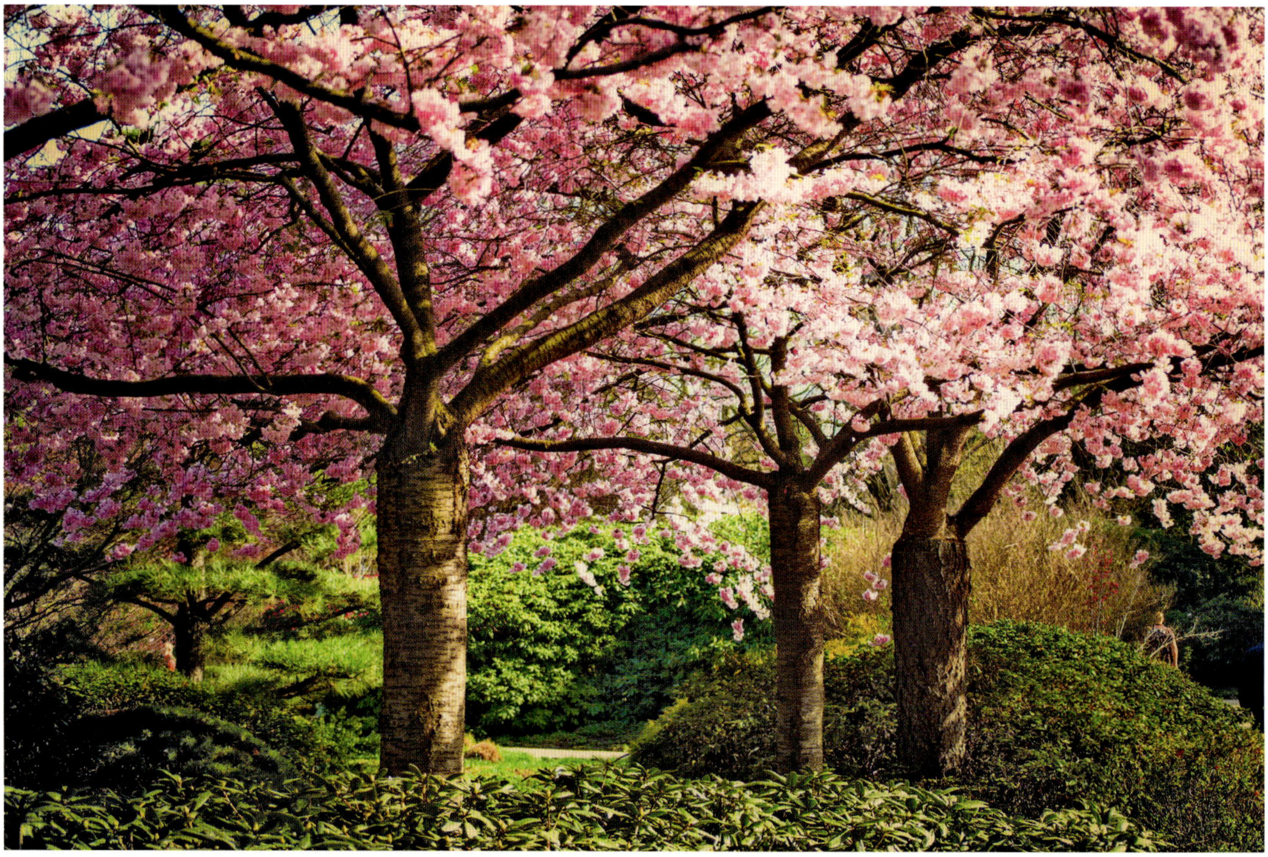

Die Kabbala, eine mystische Tradition des Judentums, lehrt in einer Übung »zu empfangen, um zu geben«. Dabei wird der Praktizierende zu einem offenen, empfänglichen Kelch, der das göttliche Licht und die Liebe empfängt, bis sein Herz über-

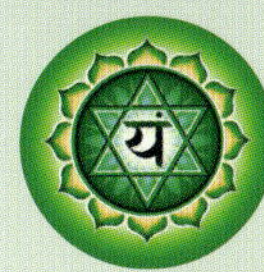

fließt und er die Liebe weitergibt – wie eine strahlende Sonne, die des Gebens nicht müde wird. Ein Sinnbild dafür ist Maria Magdalena, die Jesus die Füße voller Hingabe mit einem kostbaren Öl salbte. Anders als seine Jünger erkannte Jesus diese Salbung als eine Geste der Liebe.

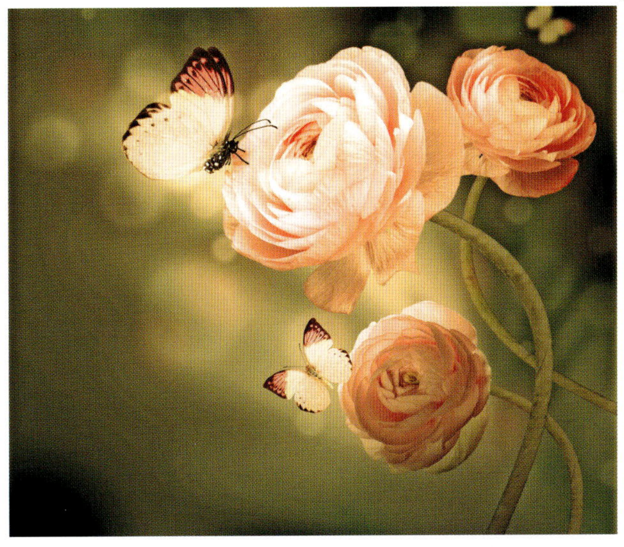

»Das Herz muss Hände haben und Hände ein Herz« – Berührung und Zärtlichkeit: Das Herzchakra öffnet sich in die Hände, mit denen du andere Menschen berühren und umarmen kannst. Es erfährt Heilung über den Tastsinn. Mit dieser Sinneswahrnehmung haben wir ein Werkzeug in der Hand, um Zuneigung auszudrücken und Zärtlichkeit zu verschenken. Wenn unser Herz überfließt, haben wir manchmal den Wunsch, die ganze Welt in Liebe zu umarmen.

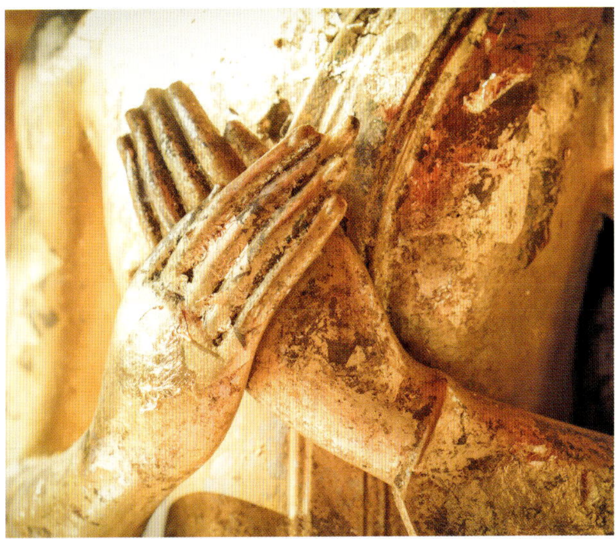

Handmassage: Um deine Hände für die Berührung zu energetisieren und zu wärmen, kannst du sie regelmäßig massieren. Kreise die Handgelenke, reibe die Hände, die Handgelenke und die Fingernägel aneinander, um alles gut zu durchbluten, knete die Handinnenflächen. Kreise, massiere und lockere jeden einzelnen Finger, dehne ihn nach oben und nach unten und schnipse die Fingerspitzen aus.

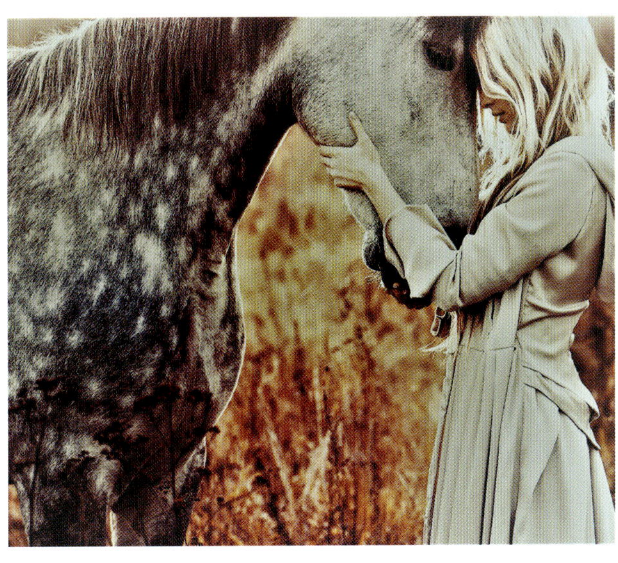

Auf dein Herz hören: Rumi sagte: »Lass dich ziehen von dem leisen Sog dessen, was du wirklich liebst.« Bei allem, was du tust, horche nach innen, bei jedem Schritt frage dein Herz: »Willst du das?« Mit der Zeit wirst du ein feines Gespür entwickeln, mit dem du auf die Stimme deines Herzens hörst. Wenn es die Frage mit »Nein, das möchte ich eigentlich nicht ...«, beantwortet, ist die nächste Frage an dein Herz: »Was brauchst du in diesem Moment, um glücklich zu sein?« Wenn du diesen inneren Dialog immer wieder übst und der Weisheit deines Herzens folgst, kann dein Leben eine erstaunliche Wendung nehmen und an Tiefe und Erfüllung gewinnen.

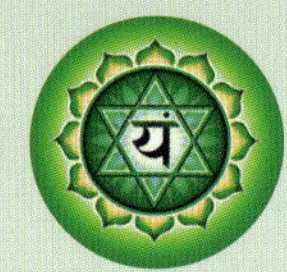

... durch Körperübungen

Übungen für das vierte Chakra machen den Brustkorb geschmeidig und flexibel, dehnen und öffnen den oberen Rücken. Im Bereich des vierten Chakras liegt nicht nur das Herz, sondern auch die Lunge. Wenn wir über eine lange Zeit nur flach atmen, verliert unser Brustkorb an Flexibilität, »rostet« ein und unser Herz ist darin eingesperrt wie in einem Käfig. Durch Atemübungen lassen wir die Ausweitung unseres Brustkorbs zu, geben wir Raum für unser Herz.

»Das Leben willkommen heißen« – Die Arme öffnen

- Stehe aufrecht mit den Füßen hüftbreit auseinander. Spüre den Kontakt zum Boden und atme ruhig und tief durch die Nase ein und aus.
- Berühre mit den Fingerspitzen auf dem Brustbein den Akupressurpunkt Konzeptionsgefäß 17 (siehe Seite 90) und fühle in den Punkt hinein.
- Mit dem nächsten tiefen Atemzug breite die Arme wie große Flügel zu den Seiten hin aus, so dass du weit und offen dastehst. Strecke und spreize die Finger, die Schultern bleiben entspannt. Beuge dich dabei sanft nach hinten. Wenn du einen sicheren Stand hast, kannst du dich hoch auf deine Zehenspitzen stellen, als wolltest du dich wie ein Vogel in die Lüfte erheben.
- Mit dem Ausatmen kehren deine Fingerspitzen zur Brust zurück, deine Fußsohlen setzen wieder ganz auf dem Boden auf.
- Wiederhole diese Sequenz mindestens 5–10 Mal oder so oft du magst. Entspanne anschließend den ganzen Körper.

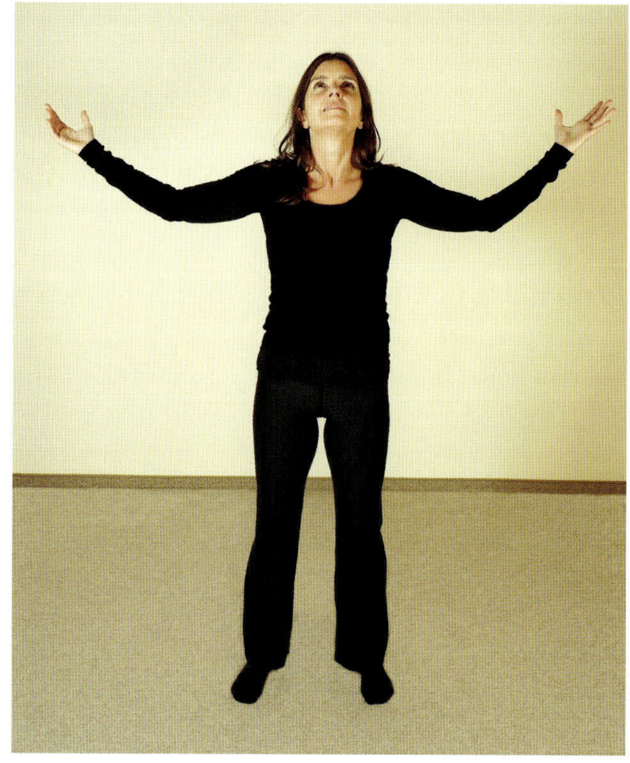

Wirkung: Diese Übung weitet den Brustkorb, öffnet und dehnt den oberen Rücken, besonders den Herzbereich zwischen den Schulterblättern, und vertieft die Atmung. Sie verstärkt das »Ja« zum Leben und wirkt dadurch wie eine große Kraftquelle.

Die Thymusdrüse klopfen

- Stehe oder sitze aufrecht.
- Klopfe mit den Fingerspitzen oder einer losen Faust die obere Hälfte des Brustbeins. Achte auf eine gleichmäßige, fließende Atmung.
- Du kannst dabei den Laut AAA machen.

Wirkung: Die Thymusdrüse ist dem Herzchakra zugeordnet. Sie liegt hinter dem Brustbein, dort,

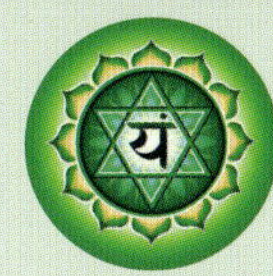

wo wir hindeuten, wenn wir »Ich« sagen. Der Name der Drüse stammt von dem griechischen Wort *thymos* für Leben oder Lebenskraft. Das Aktivieren der Thymusdrüse stärkt die Widerstandskraft. Es schützt aber nicht nur auf der körperlichen Ebene, sondern unterstützt auch das innere Gleichgewicht und hilft uns, mit emotionalen Verletzungen umzugehen. Das Klopfen macht lebendig und wach und verleiht Selbstvertrauen. Die Thymusdrüse schrumpft bei Krankheit oder Stress; bei Freude, Liebe und Zuversicht dehnt sie sich aus.

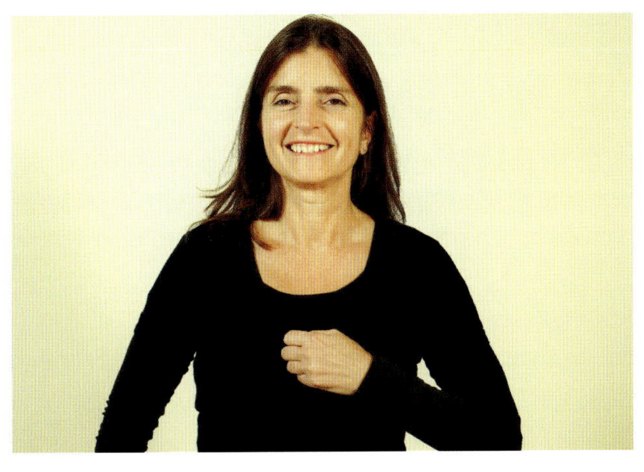

»Reissackklopfen« – Die Zone des »Gebrochenen Herzens«

- Fülle einen etwa 80 cm langen und 12 cm breiten Stoffschlauch mit ein bis zwei Handvoll Reis (je nach Bedarf) und gib 1–2 Teelöffel getrocknete Kräuter dazu. Hierzu eignen sich **Melisse**, die das seelische Gleichgewicht fördert und wohltuend auf das Herz wirkt, und **Johanniskraut**, das durch seine erhellende Wirkung das Dunkle vertreiben kann. Du kannst auch eine Prise getrockneter **Orangenblüten** hinzufügen, die das Herz beruhigen und gleichzeitig heiter stimmen. Dann knote

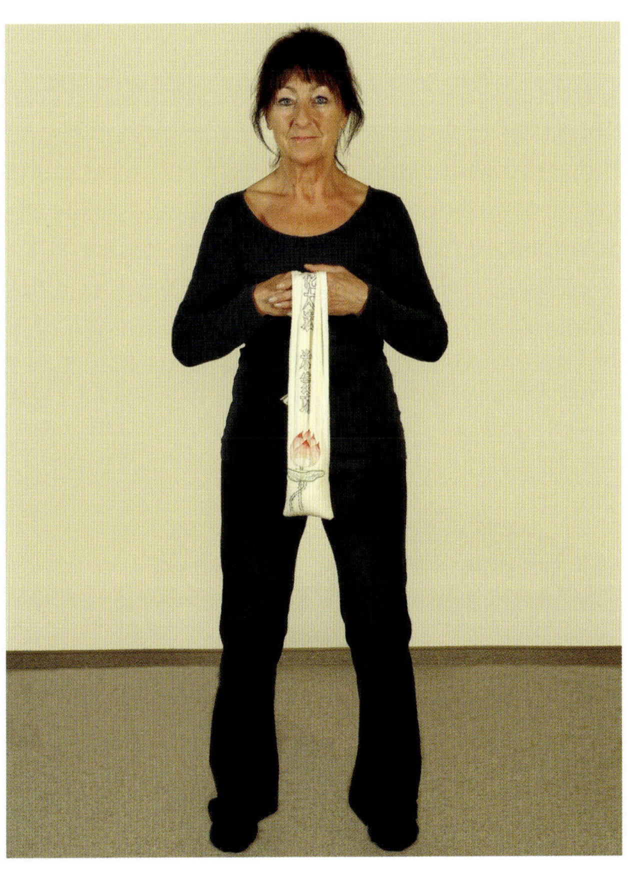

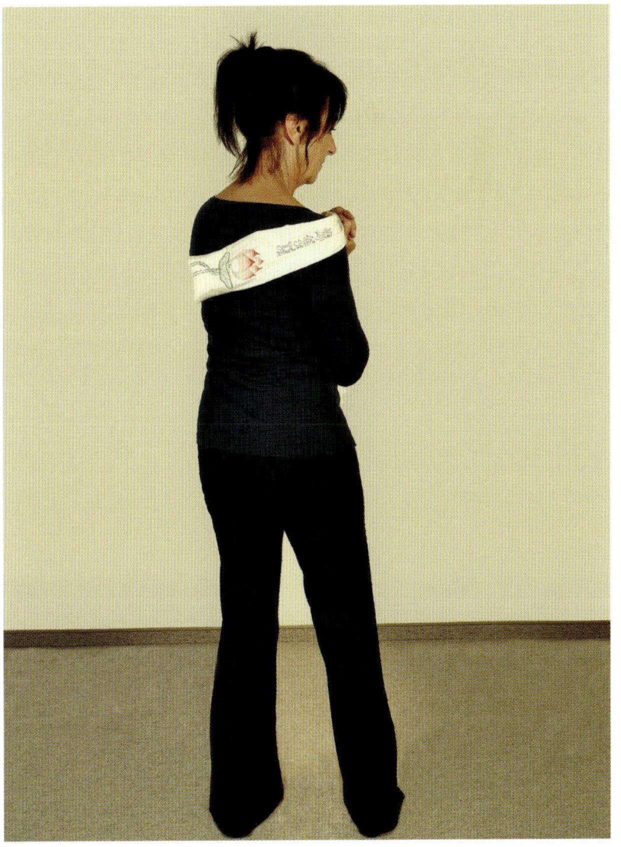

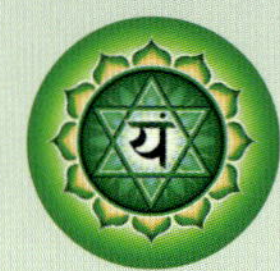

den Reissack am oberen Ende zu.

- Stehe aufrecht und lasse deinen Körper entspannt und locker aus den Hüften heraus um die eigene Achse schwingen. Der Reissack, den du vor der Brust mit beiden Händen hältst, bewegt sich dadurch um deinen Körper herum und klopft auf deinen Rücken. Lasse ihn zunächst die ganze Rückseite hinauf und hinunter wandern.
- Dann schwinge den Reissack mit dieser pendelnden Bewegung einige Minuten lang auf den oberen Rücken, sowohl direkt auf die Wirbelsäule als auch rechts und links davon auf den Bereich zwischen Schulterblättern und Wirbelsäule und auch auf die Schulterblätter selbst.

Wirkung: Der obere Rücken, die Schultern und die Schulterblätter sind oft angespannt und hart. Hier ist eine Region, die im normalen Leben wenig bewegt wird und als erstes altert. Zwischen den Schulterblättern liegt die Zone des »Gebrochenen Herzens«, die verhärtet, wenn wir uns vor unseren Gefühlen verschließen und sie uns stattdessen auf den Rücken packen. Bei seelischen Wunden und Verletzungen kann es hier zu starken Verspannungen und Schmerzen kommen. Sie wird auch »undankbare Zone« genannt. In diesem Bereich beginnt man sich zu krümmen und zu sperren, wenn man keine Dankbarkeit für die Geschenke und Herausforderungen des Lebens empfindet.

Wir haben nur wenige Möglichkeiten, selbst unseren oberen Rücken zu massieren. Mit dem schwingenden Reissack können wir ihn auf spielerische Weise erreichen, ihn entspannen oder energetisieren. Das Reissackklopfen regt die Durchblutung an, lockert die Muskulatur und löst Verspannungen und Schlackenstoffe.

»Raum für das Herz« – Den Brustkorb weiten

- Setze dich auf den Boden. Etwa 5–10 cm hinter dir liegen ein dickes Kissen für deine Brustwirbelsäule und noch ein Kissen für deinen Kopf.
- Lege dich nun entspannt nach hinten, die Arme zu den Seiten geöffnet. Atme in dieser Position voll und tief und richte deine Aufmerksamkeit auf die Brust und den oberen Rücken. Wenn du in dieser Haltung keine Dehnung spürst, kannst du deine gefalteten Hände in den Nacken legen und die angewinkelten Arme nach außen fallen lassen.
- Verweile einige Minuten in dieser Position. Bringe dann langsam die Arme zusammen, rolle dich

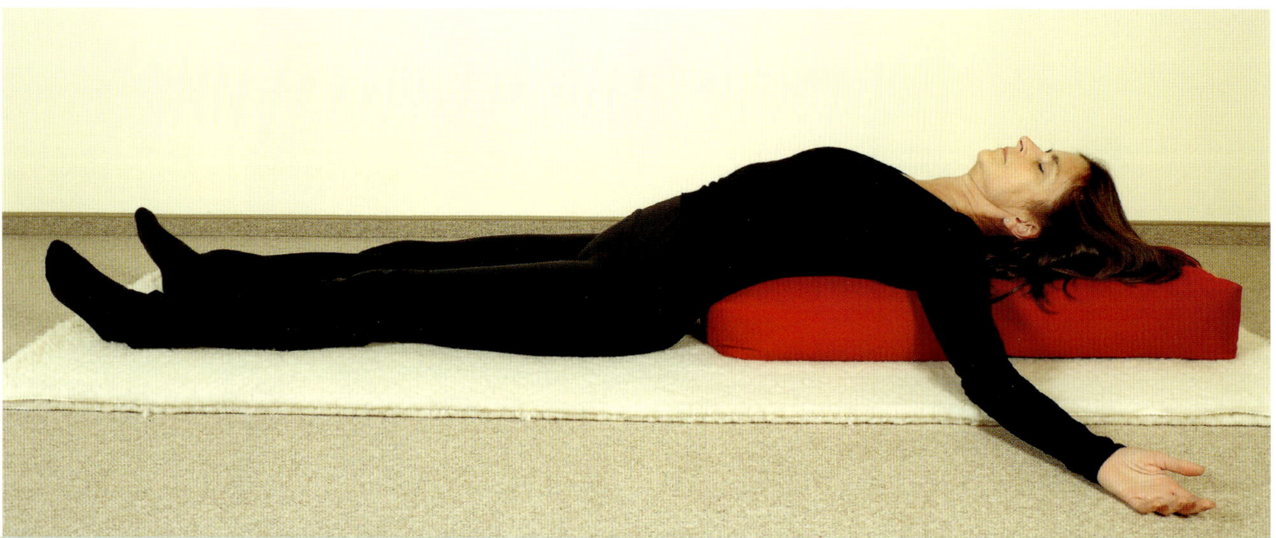

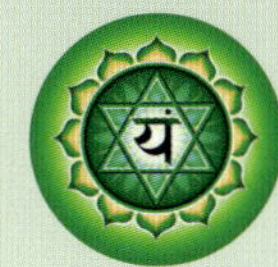

von den Kissen und entspanne, flach auf dem Rücken liegend.

- Eine Alternative zu dieser Übung ist eine Dehnung in einer Tür. Stelle dich vor einen Türrahmen, winkle die Arme rechtwinklig nach oben an und halte dich am Rahmen fest. Beuge nun deinen ganzen Körper nach vorne, so dass du eine Schräglage einnimmst, durch die deine Arme und dein Brustkorb weit geöffnet werden.
- Verweile 5–10 Atemzüge lang in dieser Position.

Wirkung: Diese Übung fühlt sich im ganzen Oberkörper befreiend an. Sie hält die Muskeln zwischen den Schulterblättern beweglich, gibt Raum in der Zwischenrippenmuskulatur und dem oberen Rücken.

... durch Berührung

Setze dich bequem hin und nimm behutsam Kontakt mit deinem Herzzentrum auf. Lege deine linke Hand auf die Höhe des Herzens in die Mitte deiner Brust. Schließe die Augen, um deine Aufmerksamkeit nach innen auf diesen Bereich zu lenken. Durch die sanfte, Raum gebende Berührung deiner Hand wird dein Spürbewusstsein aktiviert.

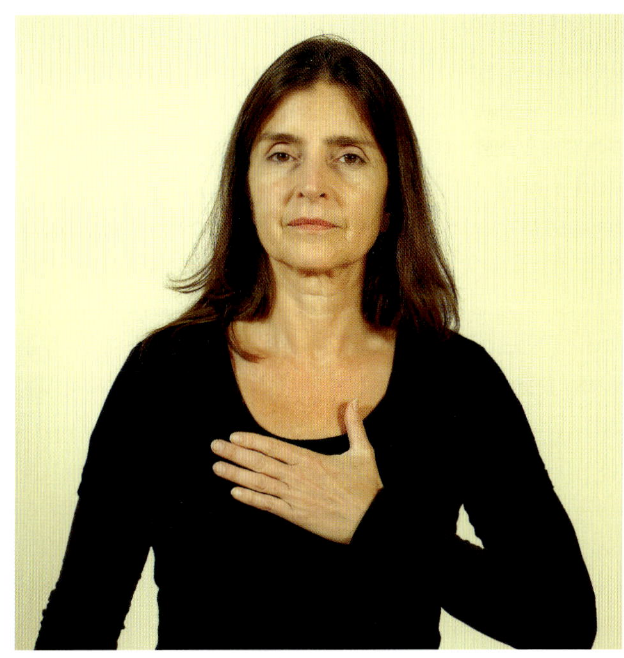

Wie fühlt es sich hier an?

- Fühlt es sich lebendig an oder so wie ein Raum, den du lange nicht betreten hast?
- Ist es eher warm oder kühl? Weit oder eng? Leicht oder schwer?
- Ist die Berührung deiner Hand angenehm?
- Verändert sich etwas, wenn du bewusst und tief in diesen Bereich atmest?
- Wie fühlt sich die Berührung von innen an?
- Nimmst du mit deinem inneren Auge hier eine Farbe wahr? Wenn ja – wie sieht diese Farbe aus? Klar und leuchtend oder verwaschen und trüb?

Nimm wahr, spüre hinein. Es geht nicht darum, etwas zu verändern. Du schickst einfach nur Bewusstsein durch deine Berührung. Wenn Anspannung da ist, nimm sie als eine natürliche Grenze an, bleibe offen und empfänglich für das, was geschieht.

Nach einer Weile stelle dir vor, dass sich unter der liebevollen Aufmerksamkeit deiner Hand dein Herzchakra aufhellt, lebendiger wird, zu strahlen beginnt und sich öffnet wie eine Blume, die erblüht.

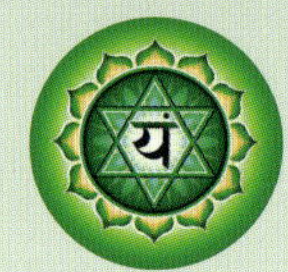

… durch Öffnungspunkte

Während du einen der hier beschriebenen Punkte hältst, kannst du dir grünes Licht vorstellen, das den Punkt durchflutet, und dazu den heilenden Laut A singen.

Konzeptionsgefäß 17 »Meer der Ruhe«

Lage: auf dem Brustbein zwischen den Brustspitzen in einer Vertiefung

Wirkung: Haupttor zum Herzchakra; öffnet das Energiezentrum des Herzens; besänftigt und beruhigt das Herz; weitet und befreit den Brustraum und baut Spannungen ab, die sich hier angesammelt haben; verstärkt die innere Freude und emotionale Vertrautheit; fördert die Bereitschaft, Nähe und Intimität zuzulassen

Selbstbehandlung: Halte Konzeptionsgefäß 17 mit der Fingerspitze des linken Mittelfingers und atme langsam und tief in dein Herz. Alternativ kannst du die Hände in der asiatischen Gebetshaltung vor der Mitte des Brustbeins zusammenlegen. Die Daumenballen berühren dabei den Punkt.

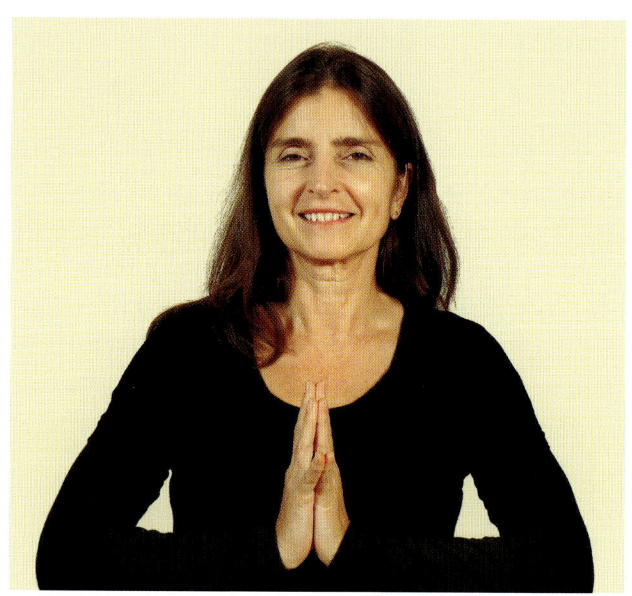

Magen 16 »Fenster der Brust«

Lage: auf dem Brustkorb, ein Zwischenrippenraum oberhalb der Brustspitze

Wirkung: macht die Gefühle des Herzens bewusst; fördert Selbstliebe; hilft sich zu öffnen; unterstützt den freien Fluss der Energie im Brustkorb und entspannt ihn

Selbstbehandlung: Halte Magen 16 auf beiden Seiten mit den Fingerspitzen der Zeige- oder Mittelfinger.

Nur sanft halten!

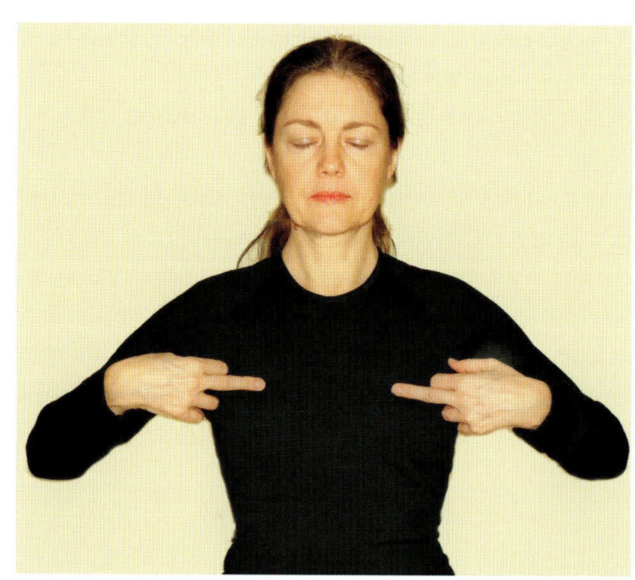

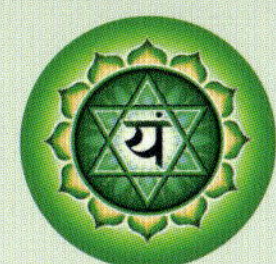

Dünndarm 11 »Himmlische Ahnen«

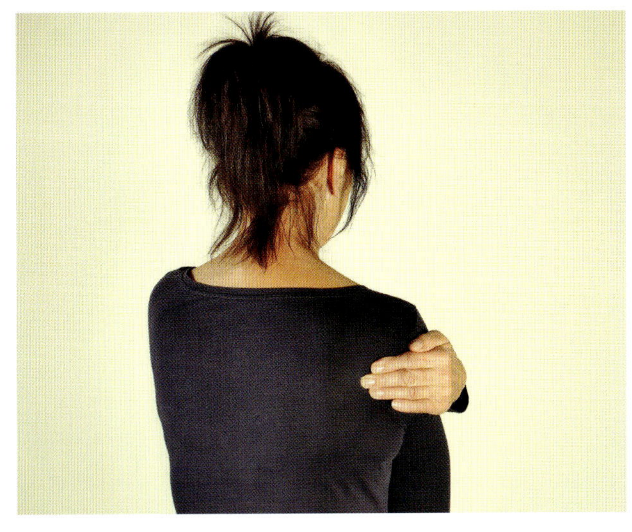

Lage: in der Mitte des Schulterblatts
Wirkung: entspannt die Rückseite des Herzens; macht alte Wunden des Herzens oder Liebeskummer bewusst und leitet so einen Heilungsprozess ein; kann mit der Essenz des Herzens – der Fähigkeit zu lieben – verbinden; öffnet die Brust
Selbstbehandlung: Greife mit einer Hand um die Schulter und halte Dünndarm 11 mit den Fingerspitzen. Alternativ: Lege dich auf den Rücken, bringe einen Tennisball unter ein Schulterblatt und strecke den Arm zur Seite hin aus. Dünndarm 11 wird jetzt durch dein Körpergewicht stimuliert. Atme tief und konzentriere dich dabei auf den Punkt.

Blase 43 »Punkt des Gebrochenen Herzens«

Lage: an der Innenkante des Schulterblatts in Höhe seines oberen Drittels
Wirkung: entspannt die Rückseite des Herzens und beruhigt das Herz; gibt uns Zugang zu unserem Herzen und lässt uns seine Verletzungen spüren; löst sanft die Mauer, die sich um das Herz gelegt hat
Selbstbehandlung: Behandle Blase 43 wie bei Dünndarm 11 beschrieben mit dem Tennisball. Alternativ kannst du Blase 43 und Dünndarm 11 auch gezielt durch das Reissackklopfen (siehe Seite 87) stimulieren.

Perikard 1 »Himmlischer Teich«

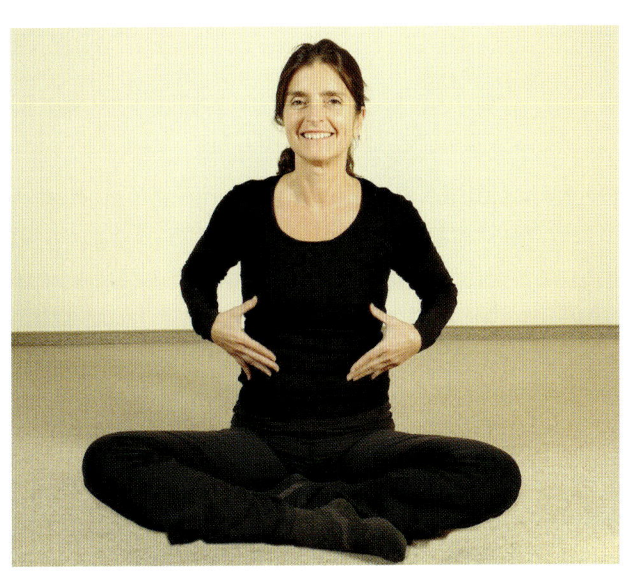

Lage: einen Daumenbreit außerhalb der Brustspitze
Wirkung: macht die Wunden des Herzens bewusst; löst sanft die Brustpanzerung, die durch ein gebrochenes Herz entstanden ist; öffnet das Herz; fördert Freundschaft, Intimität und Nähe ; Fenster-zum-Himmel-Punkt: fördert die Kommunikation zwischen Körper und Geist
Selbstbehandlung: Halte Perikard 1 auf beiden Seiten mit den Fingerspitzen der Zeige- oder Mittelfinger oder mit den Daumen.
Nur sanft halten!

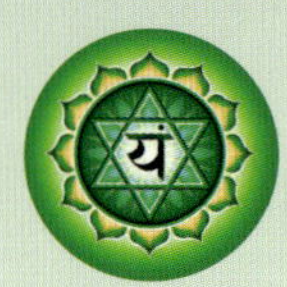

… mit Geschichten und Weisheiten

»Wie viele Gelegenheiten hast du versäumt?«

Der chassidische Mystiker Joshu pflegte immer zu sagen: »Gott wird mich später einmal nicht fragen, wie viel ich falsch gemacht habe, denn er ist voller Liebe und zählt die Fehler nicht! Aber vielleicht wird er mich fragen: ›Joshu, wie viele Gelegenheiten dich von Herzen zu freuen, hast du versäumt? Ich habe dir die Gelegenheiten gegeben. Hast du sie auch genutzt?‹«

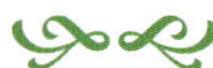

Der Erleuchtete und die Kuh – Wenn Liebe fließt

Der Mystiker Ramana Maharshi saß jeden Morgen mit seinen Schülern in Stille. Und immer kam eine Kuh dazu, die draußen stand und ihren Kopf zum Fenster herein streckte. Sie blieb so lange, bis die Meditation vorüber war. So vergingen Wochen und Monate – und die Kuh war immer pünktlich.

Als sie eines Morgens fehlte, sagte der Meister die Morgenmeditation ab. Er wusste, dass nur eine Krankheit oder der Tod die Kuh davon abgehalten hätte zu kommen. Daher wollte er sie suchen gehen. Die Kuh gehörte einem Holzfäller, der in der Nähe des Ashrams wohnte. Als er den Meister kommen sah, lief er auf ihn zu und sagte: »Die Kuh ist sehr krank, und ich fürchte, sie wird sterben. Doch sie schaut immer wieder zu deiner Gebetshalle hin, als würde sie auf jemanden warten.«

Ramana ging in den Stall und sah, dass die Kuh Tränen in den Augen hatte. Er kniete sich zu ihr und streichelte sie sanft. Da legte sie ihren Kopf auf seinen Schoß und starb friedlich und voller Glückseligkeit.

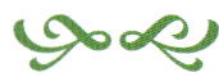

Die perfekte Beziehung

Der Weise und Narr Mullah Nasrudin saß einmal in einem Teehaus, als ein guter Freund dazu kam und ihm sogleich erzählte, dass er bald heiraten werde. Nasrudin nahm einen Schluck Tee, lehnte sich zurück und sagt: »Auch ich wollte einmal heiraten. Dafür machte ich mich auf die Suche nach einer perfekten Frau. Sie sollte schön und anmutig sein, freundlich und liebevoll, intelligent und zugleich spirituell. Auf der Suche nach ihr reiste ich von Ort zu Ort und von Stadt zu Stadt. Ich traf zwar Frauen, die schön waren, aber nicht klug, freundlich aber nicht spirituell. Ich suchte weiter, bis ich eines Tages eine einzigartige Frau fand, die all diese Qualitäten in sich vereinte. Es war die perfekte Frau!«

Sein Freund, der aufmerksam zugehört hatte, fragte aufgeregt: »Und – hast du sie geheiratet?«

Nasrudin lächelte und schüttelte den Kopf: »Nein, leider nicht. Dummerweise war sie auf der Suche nach einem perfekten Ehemann!«

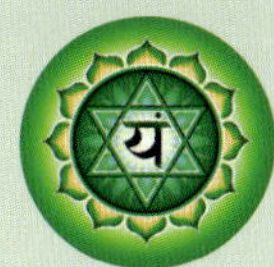

Das Wunderbare in jedem erkennen

Dies ist die wahre Geschichte einer Lehrerin, die ihrer Schulklasse eine besondere Aufgabe stellte. Sie gab jedem der 30 Kinder ein Blatt, auf dem die Namen aller Kinder der Klasse standen. Nun sollten die Kinder neben jeden Namen etwas schreiben, was sie an diesem Kind besonders mochten oder bewunderten. Es war eine stille Arbeit und die Schüler waren so konzentriert bei der Sache wie lange nicht. Als alle damit fertig waren, sammelte die Lehrerin die Blätter wieder ein. Kurz vor Weihnachten, als die Kinder diese Stunde schon längst vergessen hatten, gab sie jedem Kind ein Blatt. Darauf hatte sie all die wunderbaren Eigenschaften zusammengetragen, die die anderen Kinder in ihm sahen und aufgeschrieben hatten. Die Kinder waren tief berührt, als sie lasen, wie viel Gutes die anderen in ihnen erkannt hatten.

Ein paar Jahre später, als die Kinder die Schule schon verlassen hatten, erhielt die Lehrerin eine Einladung zur einer Beerdigung. Eines ihrer Schulkinder war im Golfkrieg gefallen. Sie ging hin und traf dort viele der Mitschüler des Verstorbenen wieder. Nachdem einige von ihnen einen Nachruf gesprochen hatten, trat die Mutter vor. Sie hielt einen zerknitterten, anscheinend vielfach gelesenen Zettel in der Hand, den man in der Brusttasche ihres Sohnes nach seinem Tod gefunden hatte. Es war das Blatt, auf dem die Lehrerin all die guten Eigenschaften zusammengestellt hatte, die seine Mitschüler für ihn aufgeschrieben hatten. Da erzählten auch andere, dass sie diesen Zettel immer bei sich trugen, ihn eingerahmt hatten oder bei ihrer Hochzeit verlesen ließen. Als die Lehrerin das hörte, traten ihr Tränen in die Augen. Die Schüler hatten durch diese einfache Übung Wertschätzung, Anerkennung und Liebe erfahren.

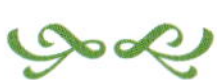

Transformation

Jack Kornfield erzählt die Geschichte einer Mutter, deren Sohn von einem Teenager erschossen wurde. Sie wohnte der Gerichtsverhandlung bei und sagte nach der Verurteilung zu dem Mörder: »Ich werde dich umbringen!«

Nachdem ein halbes Jahr vergangen war, begann sie, den Jungen im Gefängnis zu besuchen. Er hatte vorher auf der Straße gelebt und bekam sonst von niemandem Besuch. Jedesmal wenn sie kam, brachte sie ihm Essen, etwas Geld oder kleine Geschenke mit. Als nach drei Jahren Haft seine Entlassung anstand, bot sie ihm an, in dem leer stehenden Zimmer ihres Sohnes zu leben. Sie unterstützte ihn bei der Suche nach einer Arbeit.

Nach ein paar Monaten bat sie ihn um ein Gespräch und kam sogleich zur Sache: »Erinnerst du dich an die Worte, die ich dir im Gerichtssaal gesagt habe?«

Der Junge nickte ernst.

»Und so ist es geschehen,« fuhr sie fort. »Den Jungen, der meinen Sohn ermordet hat, gibt es nicht mehr. Ich habe ihm verziehen und dadurch wurde er verwandelt. Nun biete ich dir an, dich zu adoptieren.« So wurde sie für ihn zu der Mutter, die er nie hatte.

Der Blaue Strahl

ehrliche, klare Kommunikation

schöpferischer Selbstausdruck

Sprachfähigkeit

authentisch sein

Sprachbewusstsein

Kreativität

Inspiration

Mut zur eigenen Meinung

Musikalität

der Wahrheit Ausdruck verleihen

Vertrauen in das Unbekannte

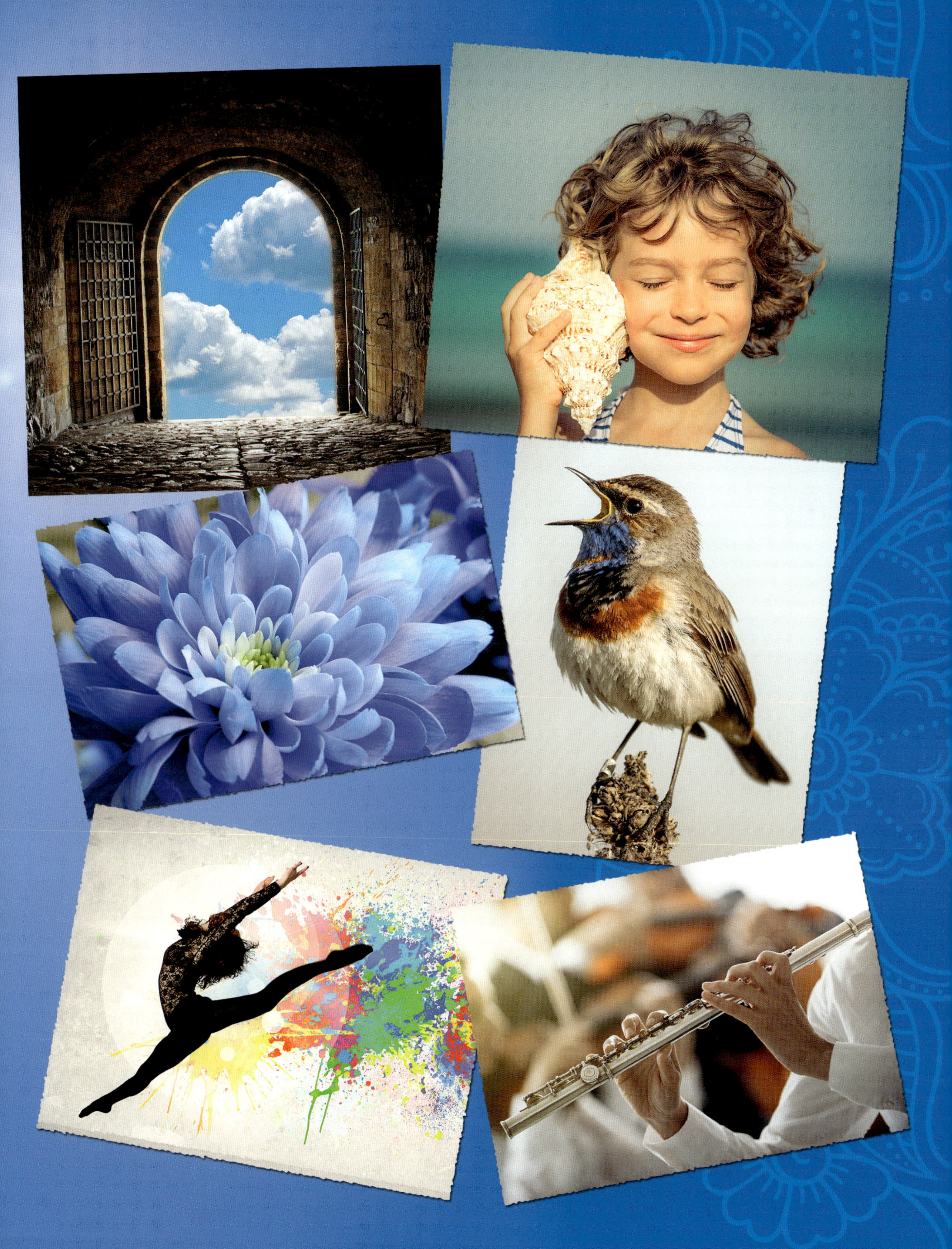

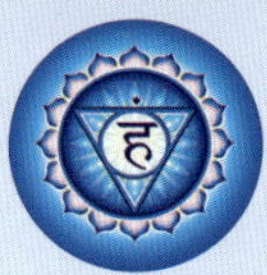

Das fünfte Chakra Hals- oder Kehlchakra

Das fünfte Chakra trägt den Sanskritnamen *Vishuddha*, das bedeutet »reinigen«. Eine Reinigung im Sinne von Läuterung lässt innere Klarheit entstehen.

Lage und zugeordnete Körperbereiche

Das Halschakra öffnet sich nach vorne in den Kehlkopf mit den Stimmbändern, die die Lautbildung ermöglichen. Sein Wirkungsbereich erstreckt sich von den Schlüsselbeinen bis zum Unterkiefer und umfasst Hals, Nacken, Schultern, Luft- und Speiseröhre. Als Drüse ist die schmetterlingsförmige Schilddrüse zugeordnet.

Bedeutung und Lebensthemen

Die wichtigsten Themen des fünften Chakras sind Kommunikation und Ausdruck, wodurch andere erfahren können, was in uns vorgeht. Über dieses Chakra bringen wir unser Innenleben, unsere Wahrnehmung, unsere Einsichten und Ideen nach außen. Es ermöglicht uns, uns offen und aufrichtig mitzuteilen und auch unsere Gefühle in Worte zu fassen.

Wenn unser fünftes Chakra erblüht, möchten wir der Wahrheit Ausdruck verleihen. Dazu müssen wir uns erst einmal auf die Suche nach Wahrheit begeben und das bisher Geglaubte infrage stellen. Die Überzeugungen und vorgefertigten Meinungen, die wir von unseren Eltern, Lehrern oder der Gesellschaft übernommen haben, betrachten wir mit einem inneren Abstand. So bekommen wir die nötige Klarheit, durch die wir unsere angenommenen Glaubenssätze auf ihren Wahrheitsgehalt hin überprüfen können. Unwahrheiten und fremde Denkmuster werfen wir dann ab wie eine Schlange ihre alte Haut.

Auf diese Weise erlangen wir innere Freiheit, Unabhängigkeit und Selbstbestimmung und unser Horizont öffnet sich für neue Möglichkeiten und Ideen. Nur wenn wir uns auf den Weg ins Unbekannte machen, können wir unsere eigene Wahrheit finden, unsere »innere Stimme« hören und ihr vertrauen.

Das Halschakra schenkt uns den Mut, zur eigenen Meinung zu stehen und freiheraus zu sagen, was wir denken und fühlen. Ohne etwas zu verbergen oder zu beschönigen, bleiben wir uns selbst treu, auch wenn wir dabei großem gesellschaftlichem Druck ausgesetzt sind. Ein Beispiel dafür ist der griechische Philosoph und Weise Sokrates, der die Suche nach Wahrheit über alles andere gestellt hat und eher bereit war, sein Leben als die Wahrheit

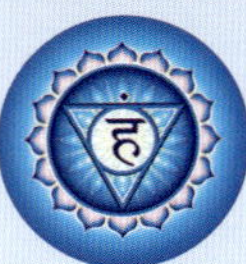

zu opfern. Er lehrte seine Schüler, sich von ihren alten Konditionierungen zu befreien, um dann ihrem eigenen Potenzial entsprechend wachsen zu können.

Je ehrlicher und aufrichtiger unser Selbstausdruck ist, desto harmonischer wird unser Miteinander. Ein klärendes Gespräch kann befreiend sein und Frieden schenken. Mit einem geöffneten Halschakra bringen wir zum Ausdruck, was in uns ist – nicht nur über die Sprache, sondern auch über Lachen und Weinen und durch Kreativität: über Gesang und Musik, Theater oder Tanz, Erzählkunst, Dichtung, Malen und Gestalten.

Das zugeordnete Element Äther ist eine formlose, nicht greifbare, unsichtbare Substanz, die alles durchdringt. Über dieses Element können Schwingungen entstehen und sich ausbreiten. Es gilt als Träger des Klangs. Äther ist der Raum, in dem sich alles entfalten kann. Auch das zugehörige Tier ist nicht greifbar: Es ist ein weißer, fliegender Elefant. Dieses heilige Tier steht für unsere innere Weisheit, die uns leitet und beschützt.

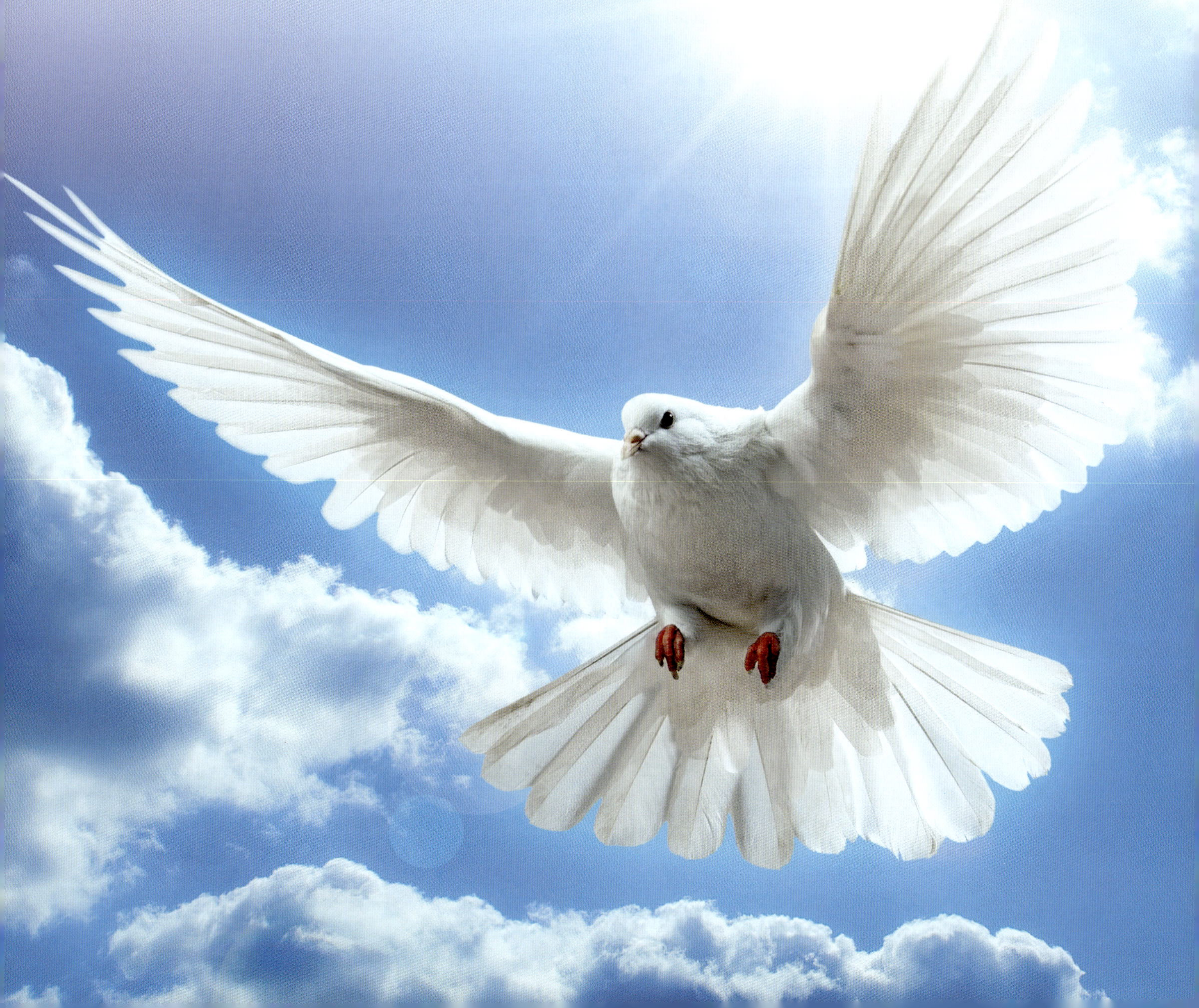

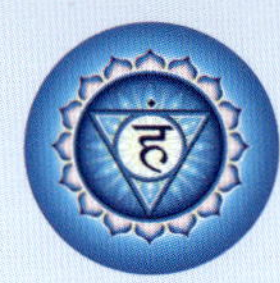

Das Halschakra unerlöst

Wenn uns in unserer Kindheit, vor allem als wir die Sprache entdeckt haben, niemand wirklich zugehört hat, vermochte unser Halschakra nicht zu erblühen. Vielleicht wurden wir in unserem Redefluss »abgewürgt«, zum Schweigen gebracht, abgelehnt, ausgelacht oder verspottet, nachdem wir unsere Meinung, unsere Wünsche und Bedürfnisse ausgesprochen hatten. So kann das Gefühl entstanden sein: »Es ist gefährlich, mich mitzuteilen.« Als Folge davon halten wir vielleicht lieber den Mund, oder es fällt uns schwer, die richtigen Worte zu finden, um Gedanken und Gefühle auszudrücken. Sie bleiben dann als Geheimnis in unserer inneren Welt eingeschlossen.

Mit einem unerlösten Halschakra sind wir möglicherweise schüchtern und gehemmt, voller Scheu, uns darzustellen und uns so zu zeigen, wie wir sind. Wir verleugnen unsere »Wahrheit«, lächeln, wenn uns nicht danach zumute ist, oder verbergen unsere Tränen. Unsere Stimme kann schwach oder gepresst sein, oder wir haben einen Kloß im Hals, wenn wir uns äußern wollen, entwickeln Sprachstörungen oder reden einfach nur Belangloses.

Eine mangelhafte oder unklare Kommunikation ist die Wurzel von unglaublich vielen zwischenmenschlichen Problemen und Verletzungen. Unausgesprochenes, das in der Luft liegt, vergiftet die Atmosphäre. Wenn es unserer Sprache an Klarheit und »Reinheit« fehlt, kommt es zu Missverständnissen, Unwahrheiten und Lügen.

Möglicherweise haben wir keinen Zugang zu unserer inneren Wahrheit, sondern halten stattdessen an alten Glaubenssätzen fest, die wir seit unserer Kindheit mit uns herumtragen. Die Auswirkungen dieser Altlasten sind häufig sehr schmerzlich und tief greifend: »Ich bin dumm«, »Ich bin nicht liebenswert« ... Meist glauben wir bis ins hohe Erwachsenenalter, was uns als Kind »eingeimpft« wurde.

Glaubenssätze lassen nur bestimmte Gefühle zu, andere werden verleugnet. Wir funktionieren gemäß unserer erstarrten und begrenzenden mentalen Konzepte und reagieren auf die Herausforderungen des Lebens mit festgelegten Antworten. Gefangen in unseren altbekannten Strukturen, fürchten wir uns davor, Risiken einzugehen. Damit beschränken wir unsere Kreativität, uns fehlt die Inspiration und wir imitieren andere.

Stehen wir nicht zu uns selbst und unserer Wahrheit, können wir Probleme mit vermeintlichen »Autoritäten« bekommen. Öffentliche Auftritte oder Prüfungen scheinen zu schwer überwindbaren Herausforderungen zu werden. Selbst wenn das nötige Wissen durchaus vorhanden ist, haben wir Schwierigkeiten, uns verständlich zu machen, oder wir tragen den fest verankerten Glaubenssatz mit uns herum: »Ich schaffe es ja doch nicht«.

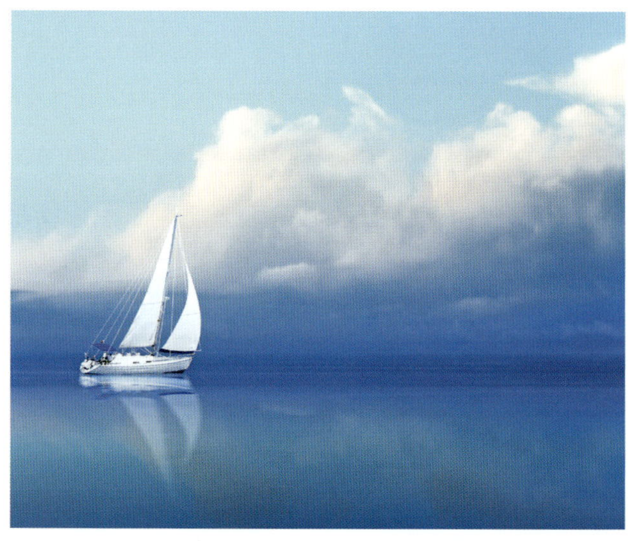

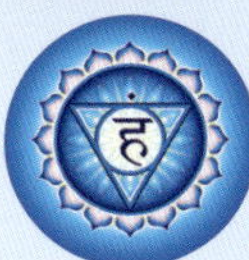

Das Halschakra erwecken und heilen

Die bewusste Beschäftigung mit diesem Energiezentrum unterstützt uns dabei, uns der Welt zu offenbaren. Sie hilft uns, uns auszudrücken und die richtigen Worte zu finden, um uns mitzuteilen. Wir lernen, auf die leise Stimme im Inneren zu lauschen, wodurch alte Glaubenssätze ihre Macht über unser Leben verlieren. Wir hinterfragen die verschiedenen Rollen, in die wir tagtäglich automatisch hineinschlüpfen.

... mit der himmelblauen Farbe

Das helle Blau stillt unsere Sehnsucht nach himmlischer Weite und stimmt uns friedlich. Es gibt einen kühlen Kopf, öffnet und klärt den Geist und lässt unser Bewusstsein sich ausdehnen. Die blaue Farbe öffnet uns für spirituelle Inspiration und lädt dazu ein, dem göttlichen Willen zu vertrauen.

... in der Natur

Der blaue Himmel, der sich unbeeinflusst von den Wolken in die Unendlichkeit ausdehnt, und auch seine Spiegelung in einem klaren, stillen Gewässer, einem See oder dem Meer, schenkt uns Frieden und das Gefühl von Freiheit.

- Lege dich an einem wolkenlosen Tag ins Gras und versinke in das weite Blau über dir. Derselbe Himmel ist in dir, derselbe unendliche Raum. Du stehst genau an der Schwelle zwischen dem äußeren und dem inneren Himmel. Du kannst dich in beide Richtungen auflösen – voller Hingabe und Dankbarkeit in den äußeren Himmel oder in die Stille und grenzenlose Weite des inneren Himmels.

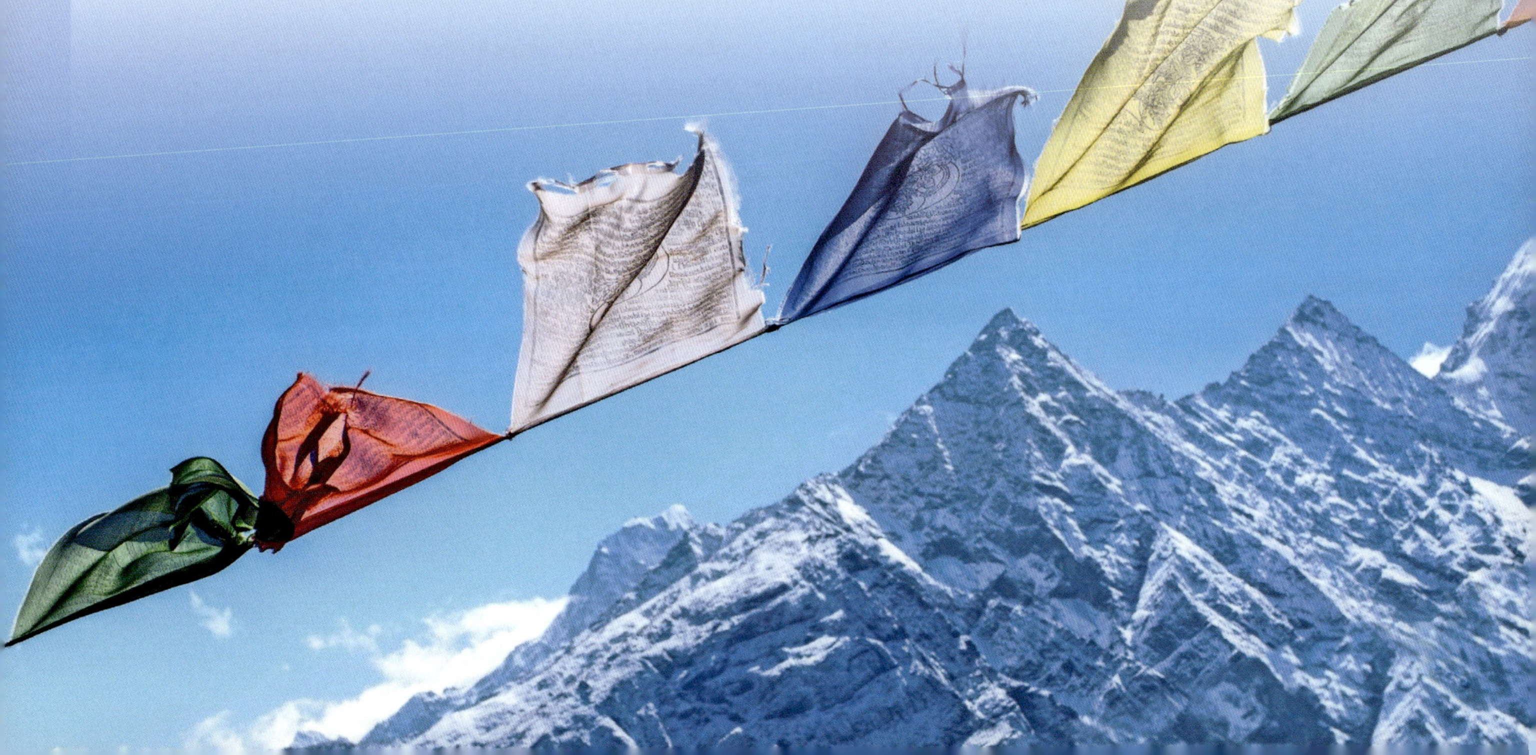

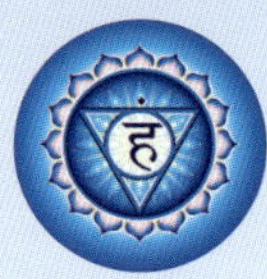

... mit Düften und Pomandern

Eukalyptus reinigt uns von begrenzenden Gedanken und Gefühlen und ist daher hilfreich, wann immer wir uns eingeschränkt fühlen. Sein frischer, klarer Duft lässt uns in die Weite atmen, ausdehnen und ein Gefühl der Freiheit erfahren.

Der leichte, frische, kräuterartige Duft von **Lavendel** wirkt reinigend und klärend. Er kühlt den Kopf, wenn die Gedanken sich im Kreis drehen, und hilft uns loszulassen. Lavendel befreit von Schüchternheit und Hemmungen im Selbstausdruck, wenn wir unser kreatives Potenzial ängstlich zurückhalten.

Der frische, würzige Duft der **Myrthe** schenkt uns Reinheit und innere Klarheit und gibt uns mit einem tiefen Atemzug den Freiraum zur Selbstentfaltung.

Salbei hat einen starken Bezug zu Hals und Rachen. Er befreit die Atemwege und wirkt entkrampfend auf das Kehlchakra. Seine würzig-krautige Essenz wirkt reinigend und erfrischend auf den Geist.

Der **saphirblaue Pomander** gibt Inspiration, fördert das Vertrauen auf die innere Führung, schützt die Kommunikation und hilft uns dabei, uns klar auszudrücken. Er unterstützt uns bei Schwierigkeiten mit Autoritätspersonen, erleichtert auch das Sprechen in der Öffentlichkeit, vor Gruppen und beim Lehren. Die süß und waldig duftende saphirblaue Essenz schafft eine ruhige, friedliche und entspannte Atmosphäre.

Der **türkise Pomander** hilft, sich und seine Ideen kreativ darzustellen und bringt spielerische Leichtigkeit hervor. Seine süße, frische, leicht würzige Note fördert die Verbindung zwischen dem Herzen und dem Hals, unterstützt den Kontakt zu unseren Gefühlen und ermöglicht es, sie auszudrücken.

... mit Musik, heilendem Laut und Mantra

Die Sinnesfunktion des fünften Chakras, das Hören, schenkt uns die Fähigkeit, in den äußeren und inneren Raum hineinzulauschen und öffnet uns für die Welt der Klänge und Melodien. Ganz besonders Musik, die in Kirchen oder großen Orchesterhallen gespielt wird, wo der Klang sich ungehindert entfalten kann, regt dieses Energiezentrum an. Das gilt auch für **Obertonmusik**, **Mantren** und **spirituelle Lieder**.

Heilender Laut: EEE, wie in dem Wort »Meer«
Dieser Vokal schwingt oben im Hals. Er befreit die Kehle und erzeugt Weite.

Mantra: HAM oder HANG
Sitze aufrecht, atme tief ein und singe mit dem Ausatmen das Mantra. Spüre, wie sich seine Schwingung in Hals und Nacken ausbreitet. In der anschließenden Stille stelle dir blaues Licht vor, das dein Halschakra durchflutet.

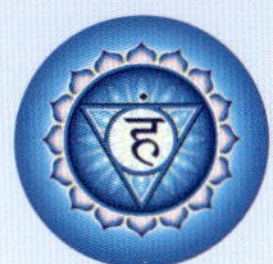

… in der Meditation

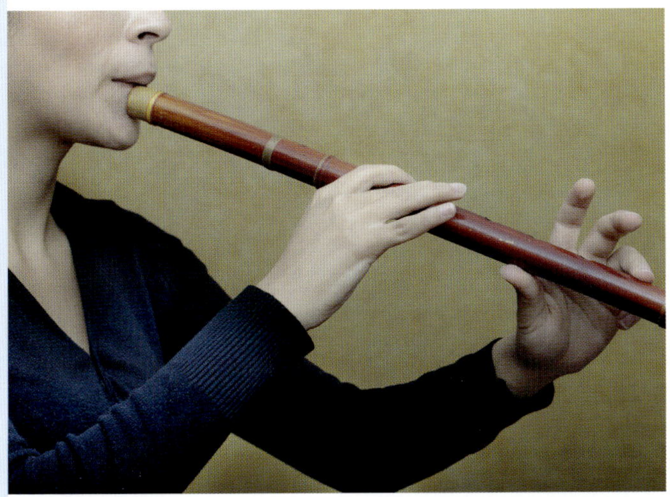

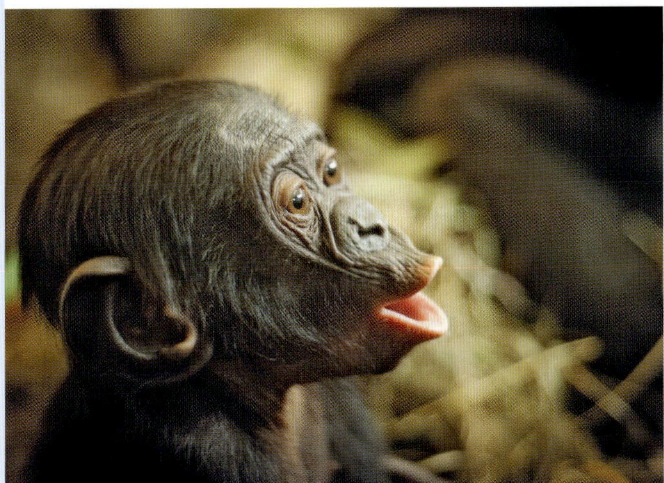

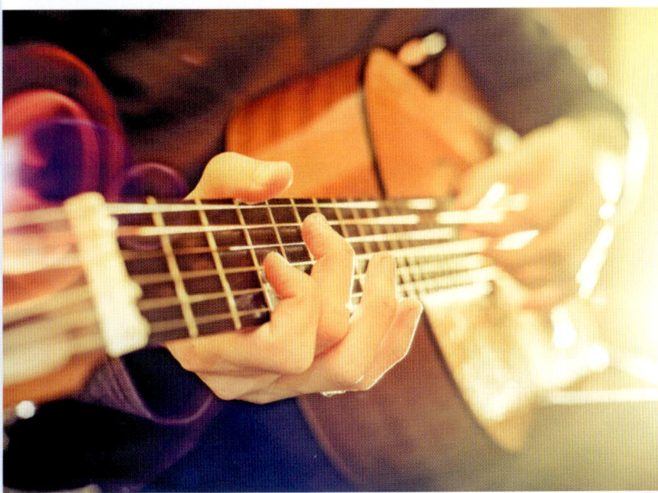

Hörmeditation – Lauschen: Hören ist eine Sinnesfunktion, aber Zuhören ist eine Kunst. Dies können wir erlernen und verfeinern, um dann wahrhaft zu verstehen. In einer Hörmeditation lauschen wir den Klängen der Natur oder der Musik.

- Schließe die Augen, so dass du dich ganz auf diese eine Sinneswahrnehmung konzentrieren kannst. Nimm die Geräusche in deiner Umgebung wahr, die Laute der Natur – Vogelgezwitscher, das Summen von Insekten, das Trommeln von herunterprasselnden Regentropfen – oder das Brummen eines vorbeifahrenden Autos. Sitze dabei ganz still, es gibt nichts zu tun.
- Normalerweise blenden wir diese Geräuschkulisse, die uns immerzu umgibt, aus, oder wir reflektieren sofort darüber. In einem inneren Dialog wird das Gehörte kommentiert, bewertet, es gefällt uns oder auch nicht.
- In dieser Meditation lädst du es in dich ein. Du wirst zum Lauschen, hörst nicht nur mit deinen Ohren, sondern mit deinem ganzen Wesen. Die Klänge lässt du tief in dich eindringen, erlaubst ihnen, in dir zu schwingen und folgst ihnen wie auf einem Pfad nach innen. Dieses bewusste Lauschen schenkt dir tiefen Frieden.
- Auch Musik eignet sich für eine Hörmeditation, aber nicht die einlullenden, zum Träumen anregenden Melodien, die oft als »Meditationsmusik« verkauft werden. Für eine Hörmeditation braucht es ein Klangerlebnis, das dich entspannt und zugleich aufmerksam zuhören lässt. Es ist eine wunderbare Erfahrung, wenn Musik dich einhüllt, überwältigt und überflutet und du dabei präsent bist.

Nadabrahma-Meditation: Bei dieser Meditation von Osho sitzt du entspannt und aufrecht mit geschlossenen Augen und summst – so laut, dass sich die entstehende Vibration in deinem ganzen Körper wie in einem hohlen Bambusrohr ausbreitet. Das anhaltende Summen öffnet die Kehle und führt in die Stille. Es folgt die zweite Phase der Meditation, bei der du mit deinen Händen langsame Bewegungen machst, Gesten des Gebens und des Nehmens. In der letzten Phase sitzt du in Stille.

Brabbelmeditation:

- Schließe die Augen und richte deine Aufmerksamkeit für eine Weile auf deinen Atem. Dann fange an, irgendwelche unsinnigen Laute hervorzubringen. Benutze keine Wörter oder Sprache, die du kennst. Brabbel einfach drauf los und lass dich überraschen, was alles aus dir heraus will. Wenn dir danach ist, werde laut, verwende auch scharfe Kehl- und Zischlaute und spiele verrückt – aber sei dabei bewusst.
- Lass keine Pause zu. Wenn keine Töne mehr kommen wollen, dann stoße ungereimte Laute aus: bla, bla, bla ... Bleibe mindestens 15 Minuten lang aktiv.
- Anschließend sitze ganz still und entspannt da. Tue nichts mehr. Lass alles, wie es ist, und bleibe gegenwärtig.

Der Verstand denkt in Worten. Das sinnfreie Gebrabbel hilft dir, diese Gewohnheit des inneren Monologs zu durchbrechen. Du kannst – ohne die Gedanken zu unterdrücken – alles in dieser Fantasiesprache hinauswerfen. Das befreit die aufgestaute Energie zurückgehaltener Worte.

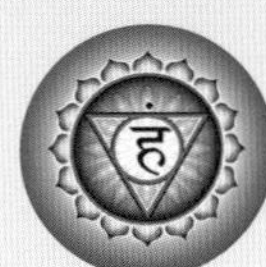

... und sonst noch

Singen und **Tönen** – allein oder im Chor – reinigt die Stimme und stärkt das Halschakra. Durch das **meditative Singen** von Mantren und spirituellen Liedern erfahren wir Hingabe und Andacht, die größten Geschenke des fünften Chakras. Manchmal müssen wir uns jedoch erst einmal unseren Glaubenssatz: »Ich kann nicht singen!« bewusst machen, der uns vom Singen abhält. Hier werden wir ebenfalls feststellen, dass diese Behauptung nicht wahr ist. Dafür ist auch **Gesangstherapie** hilfreich. Sie lässt uns unsere Stimme wieder entdecken und hilft uns, einen ungezwungenen Ausdruck zu finden.

Der inneren Stimme lauschen: Aus dem meist unaufhörlichen Strom von Gedanken in unserem Kopf können wir wichtige Botschaften herausfiltern. Dazu müssen wir ganz genau hinhören, immer wieder in Stille darauf horchen, *wer* zu uns spricht. Ist es unsere wahre, innere Stimme, die uns den Weg weist, oder kauen wir nur angenommene Gedanken wieder? Unsere eigene, innere Stimme erkennen wir daran, dass wir Vertrauen und Ruhe finden, wenn wir auf sie hören.

Die Kunst des Offenbarens: Bewusstes, ehrliches Aussprechen braucht eine große Portion Mut. Das Ziel ist nicht etwa, die Zustimmung des Gegenübers zu bekommen, sondern uns selbst authentisch zum Ausdruck zu bringen und dem anderen unser wahres Selbst zu zeigen. Wenn wir dabei einen Kloß im Hals haben, können wir ihn in einem inneren Dialog fragen: »Wie lautet deine Botschaft? Was möchtest du mir sagen?«

Für andere, die eher extrovertiert veranlagt sind und ständig vor sich hinplappern – häufig nur Belangloses –, ist es hingegen wichtig, mehr Aufmerksamkeit in ihre Sprache zu bringen. Um ihrem »Sprechdurchfall« entgegen zu wirken, sollten sie eine Weile eine »Sprech-Diät« einhalten, bei der sie bewusst auf Klatsch und Tratsch und überflüssige Bemerkungen verzichten.

In der **Logopädie** werden Sprach- und Stimmstörungen oder Schwierigkeiten, in der Öffentlichkeit zu sprechen, behandelt. Zugleich wird dadurch die Fähigkeit gefördert, sich verständlich zu machen.

Mit dem **Führen eines Tagebuchs** üben wir, Gedanken und Gefühle in Worte zu fassen. Wir lernen über uns zu reflektieren und gewinnen dadurch Klarheit.

Neurolinguistisches Programmieren (NLP) und **Hypnose** sind kraftvolle Werkzeuge, mit denen wir uns von alten, verkrusteten Glaubenssätzen befreien können.

In **»The Work«**, entwickelt von Byron Katie, werden Gedanken und Meinungen anhand von vier Fragen und ihrer Umkehrung erforscht. Die Umkehrung macht es uns unmöglich, an einem Glaubenssatz festzuhalten. Die Fragen lauten:

1. Ist es wahr?
2. Kannst du dir sicher sein, dass es wahr ist?
3. Wie fühlst und verhältst du dich, wenn du diesen Gedanken denkst?
4. Wer wärst du ohne diesen Gedanken?

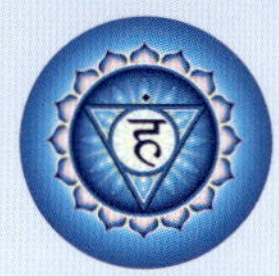

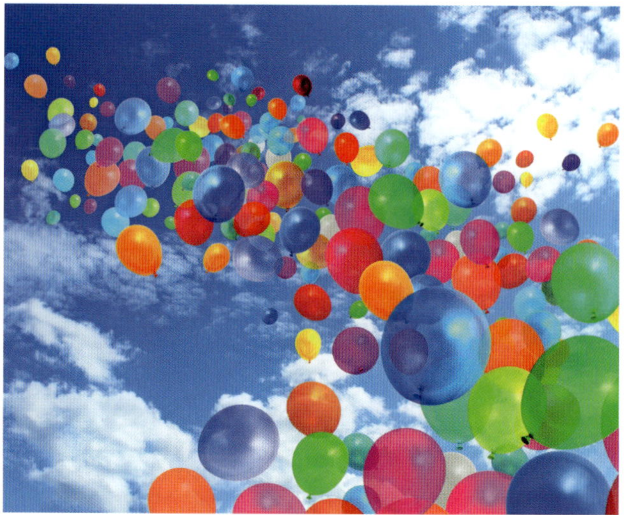

Kreativität ist eine Form des Ausdrucks. Kreativität bedeutet Neues entdecken und sich einlassen auf eine Reise ins Unbekannte. So kann etwas entstehen, das nicht geplant oder beabsichtigt war und das vielleicht auch eine Botschaft oder Aussagekraft für uns enthält. Das erschließt sich für uns oft erst nach der Fertigstellung des Geschaffenen. So wird der schöpferische Selbstverwirklichungsprozess zur Meditation, zu einer Reise zu unserem Wesenskern. In diesem Sinne ist Kreativität von einer höheren Quelle inspiriert. Das kann geschehen beim Ausdrucksmalen, Bildhauen, kreativen Schreiben, Tanzen oder Musizieren. Osho sagte dazu: »Kreativität ist nur möglich, wenn kein Ich da ist, wenn du entspannt und völlig ruhig bist, wenn du wirklich nichts tun willst. Plötzlich überwältigt dich eine unbekannte Kraft und nimmt von dir Besitz.«

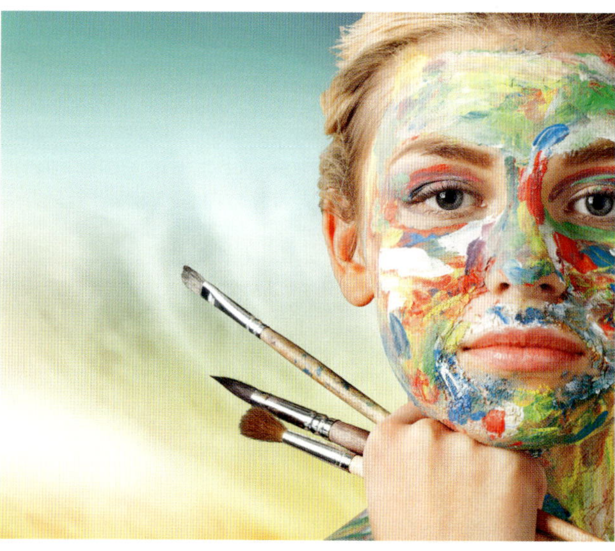

Sehr oft wird Kreativität nur Künstlern zugeschrieben. Weil wir keine besonderen »Werke« hervorbringen oder keine spezielle Art von Kunst beherrschen, meinen wir, nicht kreativ zu sein. Wahre Kreativität ist jedoch nicht so sehr auf das Ergebnis ausgerichtet, sondern ist die Freude am Erschaffen von etwas Neuem.

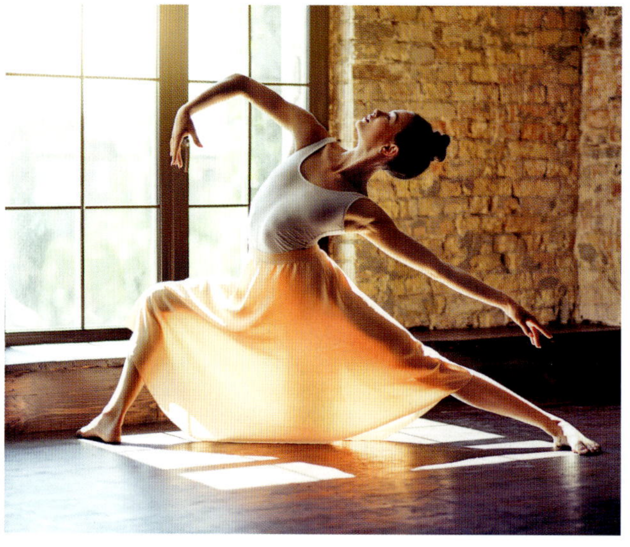

Du kannst auch Kreativität in dein Leben bringen, indem du mit alten Gewohnheiten brichst und immer wieder etwas ausprobierst, was du noch nicht kennst. Was zur lustlosen Alltagsroutine geworden ist, kannst du mit einfachen Ideen verwandeln: Statt gelangweilt im Auto zur Arbeit zu fahren, nimm das Fahrrad, schlafe in einer lauen Sommernacht draußen im Freien oder wähle beim Restaurantbesuch auf der Speisekarte ein unbekanntes Gericht. Mit natürlicher Spontaneität kannst du dem alten Trott ein Schnippchen schlagen und bekommst dadurch neue Impulse, dich schöpferisch auszudrücken.

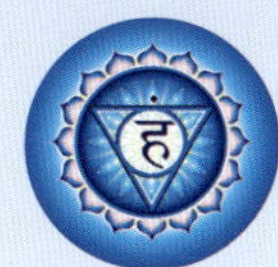

... durch Körperübungen

Die folgenden Übungen für das fünfte Chakra öffnen und entspannen den Bereich von den Schultern über den Hals und den Nacken bis zum Unterkiefer und zum Mund.

»Die Himmelspassage öffnen« – Den Nacken dehnen

- Sitze im Fersensitz oder auf einem Stuhl. Stelle dir eine goldene Locke vor, die deinen Nacken aufrecht und deinen Kopf gerade sein lässt. Achte darauf, dass sich deine Schultern bei den Übungen nicht mitbewegen und dein Gesicht entspannt bleibt.
- Lote nun behutsam die Grenzen der Beweglichkeit deiner Halswirbelsäule aus. Lass dir Zeit und spüre in die Dehnungen hinein. Atme voll und tief, und beobachte, wie sich dein Brustkorb hebt, ausdehnt und wieder senkt.
- Von der Ausgangsposition aus senke mit dem Einatmen den Kopf sanft nach vorne, bis du eine Dehnung der Nackenmuskeln spürst. Ziehe dein Kinn zum Brustbein und lasse dadurch deinen Nacken lang werden. Verweile hier einige Atemzüge lang und richte dann den Kopf mit einem Ausatmen wieder auf.
- Mit dem nächsten Einatmen lasse den Kopf wie in Zeitlupe nach hinten sinken, als wolltest du an die Decke schauen. Entspanne den Unterkiefer und öffne leicht den Mund. Verweile und bringe den Kopf mit dem Ausatmen wieder zurück nach oben.
- Dann neige beim Einatmen den Kopf mit dem linken Ohr in Richtung Schulter, verweile und richte ihn mit einem Ausatmen wieder auf.
- Wiederhole die Dehnung auf der anderen Seite.
- Drehe den Kopf mit dem Einatmen langsam zur linken Seite, als wolltest du dir über die Schulter schauen. Bleibe einige Atemzüge lang in dieser Position, ohne dich dabei anzustrengen. Spüre die Dehnung an der Seite deines Halses.

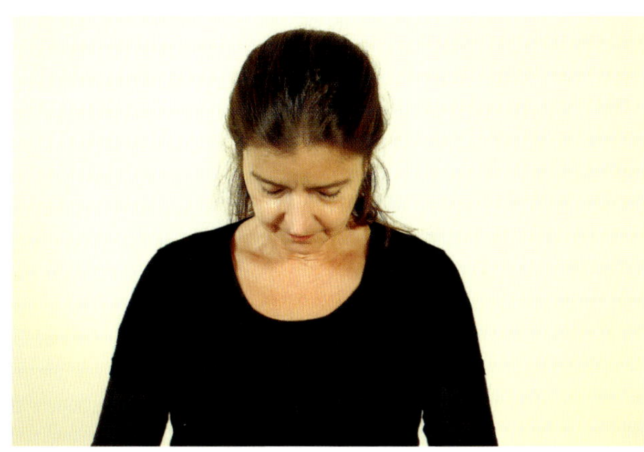

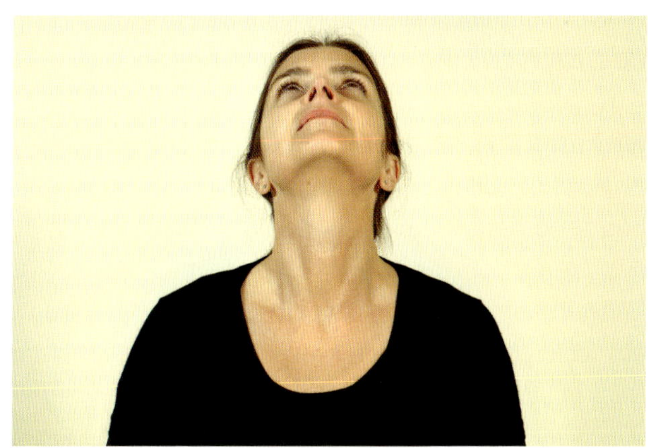

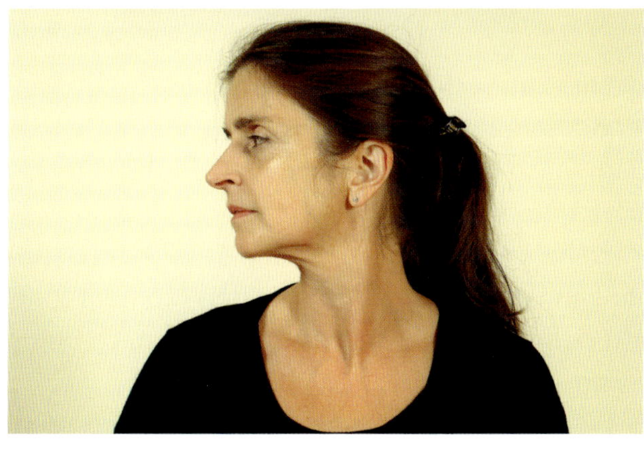

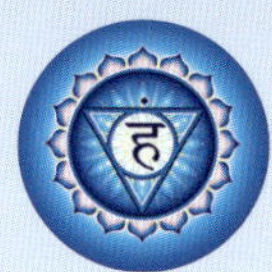

- Bringe den Kopf mit einem Ausatmen zurück zur Mitte, bleibe dort einen Moment und drehe ihn dann mit dem Einatmen zur rechten Seite.
- Mit dem Ausatmen bringe den Kopf zurück in die Ausgangsposition und schließe für einen Moment die Augen.

Wirkung: Durch die gleichmäßige Bewegung in alle Richtungen wird die Halsmuskulatur durchblutet und gestärkt. Die ganze Halsregion wird flexibler und Nacken und Schultern können sich entspannen. Das gibt ein Gefühl von geistiger Frische. **Nicht bei Problemen mit der Halswirbelsäule üben!**

»Mit den Ohren paddeln« – Den Nacken lockern

- Bleibe in der oben beschriebenen Sitzhaltung. Stelle dir vor, du hättest kleine Paddel in der Größe eines Eierlöffels in den Ohren und würdest – während du mit deinem Kopf eine Acht beschreibst – über einen ruhigen See paddeln.
- Nach einer Weile paddle in die entgegengesetzte Richtung.
- Dann male mit deiner Nase eine Blume in die Luft.
- Anschließend kreise den Kopf behutsam und locker, zuerst rechts und dann links herum.

Wirkung: Das »Paddeln« fördert die Durchblutung im Kopf und das freie Spiel der Wirbel. Es wirkt vorbeugend gegen ein Schwindelgefühl, das mit kleinen Verschiebungen der Halswirbel zusammenhängen kann. Oft entsteht durch diese Bewegung ein knirschendes oder knackendes Geräusch im Nacken. Wenn du diese Nackendehnungen regelmäßig praktizierst, wird das Knirschen allmählich weniger werden.

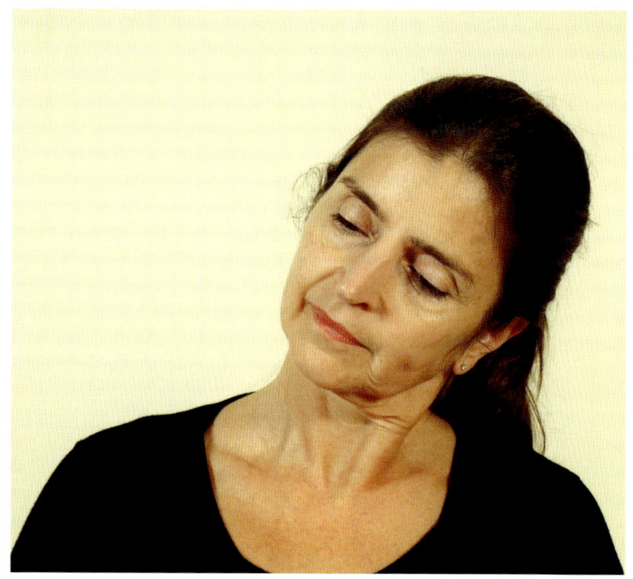

Nicht bei Problemen mit der Halswirbelsäule üben!

Die Schultern entspannen

- Stehe aufrecht oder sitze auf einem Stuhl. Kreise die Schultern zunächst eine Weile nach vorne, dann nach hinten. Die Arme hängen dabei locker nach unten.
- Ziehe mit dem Einatmen die Schultern so weit du kannst nach oben. Halte einen Moment inne. Mit dem Ausatmen lass die Schultern nach unten fallen.
- Wenn du das einige Atemzüge lang gemacht hast, werde allmählich schneller, die Bewegung der Schultern bleibt weiterhin synchron mit deinem Atem. Dann halte den Atem mit angezogenen Schultern für etwa zehn Sekunden an und lasse sie anschließend mit einem kräftigen Ausatmen fallen.
- Nun entspanne dich. Wenn du ein Kribbeln im Körper spürst, ist das ein Zeichen, dass sich Spannungen gelöst haben.

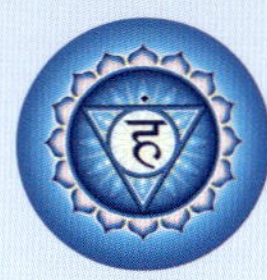

Wirkung: Die Übung fördert den Energiefluss von den Schultern in die Arme und nimmt den Druck von den Schultern, auf denen oft zu viel Verantwortung lastet. Angespannte oder nach oben gezogene Schultern führen zu einer Enge in der Brust, vermindern den Energiefluss zwischen Rumpf und Kopf und verhindern dadurch eine Entfaltung sowohl des Hals- als auch des Herzchakras. Diese Übungen geben diesen Kraftzentren wieder Raum sich zu öffnen. Sie weiten den Brustkorb, vertiefen die Atmung und vergrößern das Atemvolumen.

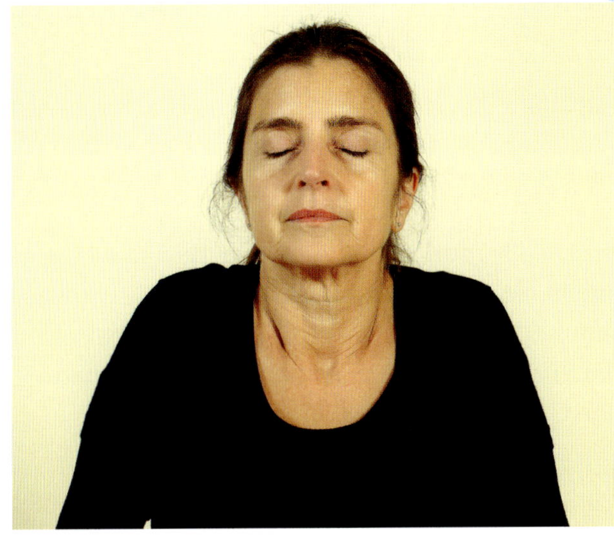

Es nützt nichts, die Schultern mit reiner Willenskraft loszulassen. Sobald unsere Aufmerksamkeit nachlässt, werden sie automatisch wieder nach oben gehoben und von Neuem blockiert sein. Bei Verspannungen ist es daher besser, in dieselbe Richtung zu wirken und die Anspannung noch zu verstärken, statt gegen sie anzukämpfen. Die Entspannung kommt dann von alleine.

Grimassen schneiden

- Schneide die verrücktesten Grimassen, so als würdest du für eine Monsterrolle im Theater üben. Probiere alles Mögliche aus, als wolltest du dich der Welt zeigen, wie sie dich noch nie gesehen hat.
- Du kannst dabei Laute machen, fauchen oder knurren.
- Nun spanne alle Muskeln des Gesichts und des Halses so fest wie möglich an, erstarre für einen Moment und dann lasse los, schließe die Augen und spüre die Entspannung.

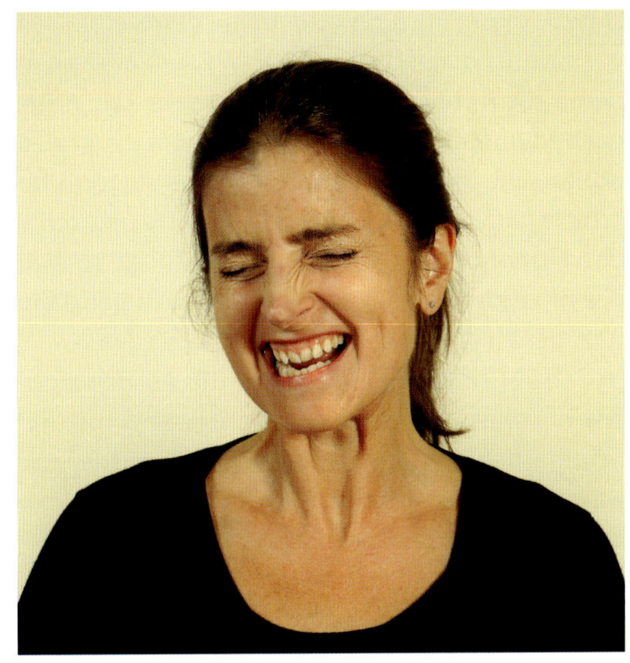

Wirkung: Das Grimassen schneiden fördert die Durchblutung, belebt die Gesichtshaut, aktiviert und lockert die Muskulatur und löst Verspannungen in den Kiefergelenken, die sich auch in nächtlichem Zähneknirschen zeigen können. Es baut Stress ab und befreit den Kopf von unnötigem Ballast.

Oft ist uns die Anspannung in unserem Gesicht gar nicht bewusst, denn anders als steife Muskeln, wie beispielsweise im Rücken, sind die Verspannungen hier oft nicht schmerzhaft. Wir nehmen den Unterschied erst nach der Übung wahr: So fühlt es sich an, wenn wir alle Masken abgelegt haben!

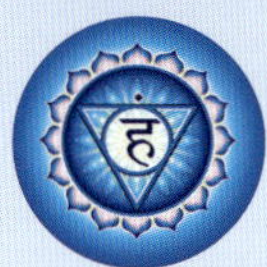

Die Zunge rausstrecken

- Sitze aufrecht und entspannt.
- Strecke die Zunge heraus, bewege sie in alle Richtungen und mache dabei die Laute AAA, ÄÄÄ oder EEE.
- Schließe nun die Augen und den Mund und kneife für einen Moment das ganze Gesicht zusammen und spanne auch den Hals an. Übertreibe dabei aber nicht, sondern beachte deine natürliche Grenze.
- Dann lasse alle Anspannung los.
- Wiederhole diese Übungssequenz mindestens neunmal.

Wirkung: Das Rausstrecken der Zunge fördert den freien Fluss der Energie durch die Kehle, durchblutet die Schilddrüse und bringt Beweglichkeit in die oft starr gewordene Muskulatur des Gesichts und des Halses.

Der Löwe

- Sitze im Fersensitz oder auf einem Stuhl. Im Fersensitz nimm dir bei Bedarf ein Kissen unter die Fußrücken oder das Gesäß.
- Lege deine Hände auf den Oberschenkeln ab, schließe die Augen und richte deine Aufmerksamkeit auf dein Halschakra. Verweile ein paar Atemzüge in dieser Position, entspanne den Kiefer.
- Atme tief durch die Nase ein. Mit dem Ausatmen neige dich etwas nach vorne, strecke die Arme nach vorne aus und spreize die Finger. Lege den Kopf leicht in den Nacken, öffne die Augen und schiele nach oben in Richtung Augenbrauen, reiße den Mund weit auf und strecke die Zunge so weit wie möglich heraus. Mache dazu einen tiefen, lang gezogenen Laut, wie das Brüllen eines Löwen.
- Gehe anschließend zurück in die Ausgangsposition, schließe Mund und Augen, lasse Arme und Schultern hängen, entspanne und atme einige Male ganz normal.
- Wiederhole dies noch zweimal oder öfter.

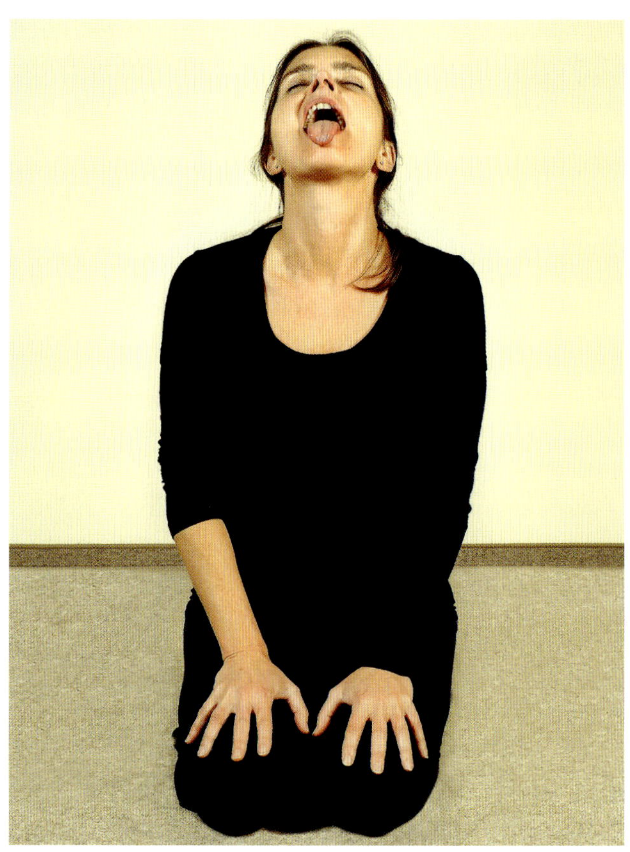

Wirkung: Die Übung reinigt und stärkt das Halschakra, stimuliert und lockert die Kiefermuskeln und entspannt Nacken und Schultern. Sie verbessert die Stimme und das Ausdrucksvermögen und wirkt befreiend. Der Löwe ist eine Übung aus dem Yoga und wirkt anregend auf viele Energiezentren, insbesondere auch auf das Stirnchakra.

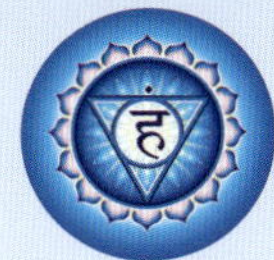

… durch Berührung

Sitze aufrecht und lege deine lockeren Hände behutsam auf deinen Hals. Die Handgelenke liegen aneinander, die Finger umschließen ohne Druck den Hals und weisen nach hinten. Indem sich deine Handgelenke berühren, geben sie deinen Händen Stabilität, während diese flächig den Hals umfassen. Alternativ kannst du auch nur mit einer Hand den Hals berühren. Nacken und Schultern bleiben dabei entspannt.

Schließe die Augen und richte deine Aufmerksamkeit auf dein Halschakra. Durch die sanfte, raumgebende Berührung deiner Hand bzw. deiner Hände wird dein Spürbewusstsein aktiviert.

Was nimmst du hier wahr?

- Fühlt sich dieser Bereich lebendig an oder so wie ein Raum, den du lange nicht betreten hast?
- Ist es hier eng oder weit? Fühlt es sich »zugeschnürt« oder »abgewürgt« an?
- Fühlt sich dieser Bereich wach oder müde an?
- Ist es eher warm oder kühl? Leicht oder schwer?
- Ist die Berührung deiner Hand/deiner Hände angenehm?
- Wie fühlt sich die Berührung von innen an?
- Nimmst du mit deinem inneren Auge hier eine Farbe wahr? Wenn ja, wie ist diese Farbe? Klar und leuchtend oder verwaschen und trüb?

Nimm einfach wahr, spüre hinein. Es geht nicht darum, etwas zu verändern. Du schickst einfach nur Bewusstsein durch deine Berührung, bleibst offen und empfänglich für das, was geschieht.

Nach einer Weile stelle dir vor, dass sich dein Halschakra unter der liebevollen Aufmerksamkeit deiner Hände aufhellt, lebendiger wird, zu strahlen beginnt und sich öffnet wie eine Blume, die erblüht.

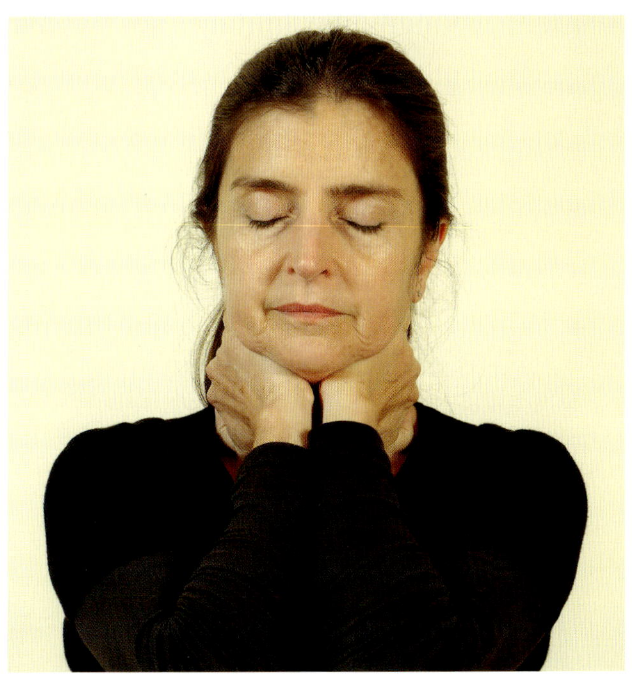

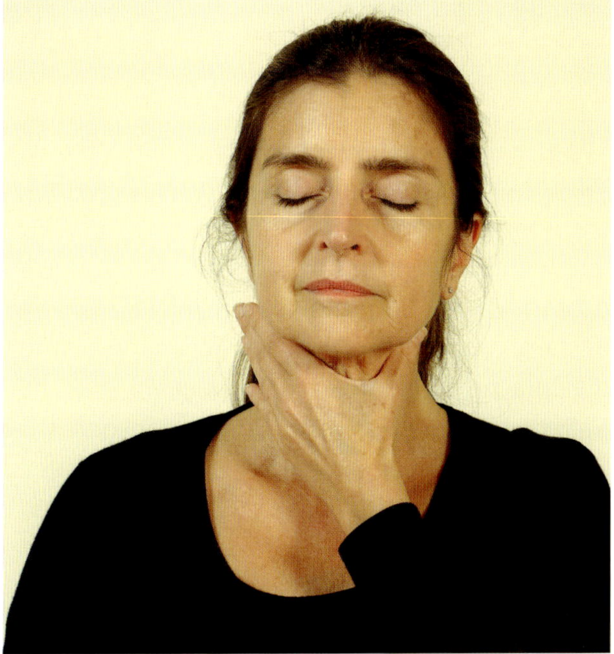

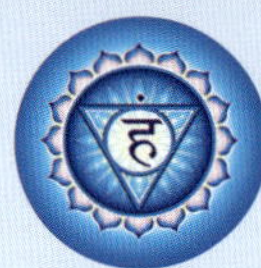

… durch Öffnungspunkte

Während du einen der hier beschriebenen Punkte hältst, kannst du dir vorstellen, dass ihn blaues Licht durchflutet, und dazu den heilenden Laut E singen.

Lenkergefäß 14 »Großer Wirbel«

Lage: unterhalb des Dornfortsatzes des siebten Halswirbels, der deutlich hervorragt

Wirkung: Tor zum Kehlchakra; regt das Kehlzentrum an; fördert die Bereitschaft, sich mitzuteilen; unterstützt den Selbstausdruck; verbessert den Energiefluss zwischen Kopf und Körper

Selbstbehandlung: Halte Lenkergefäß 14 mit dem Mittel- oder Zeigefinger. Bei starken Verspannungen um den untersten Halswirbel herum (»Witwenbuckel«) reibe zunächst den ganzen Bereich kräftig mit den Fingerspitzen.

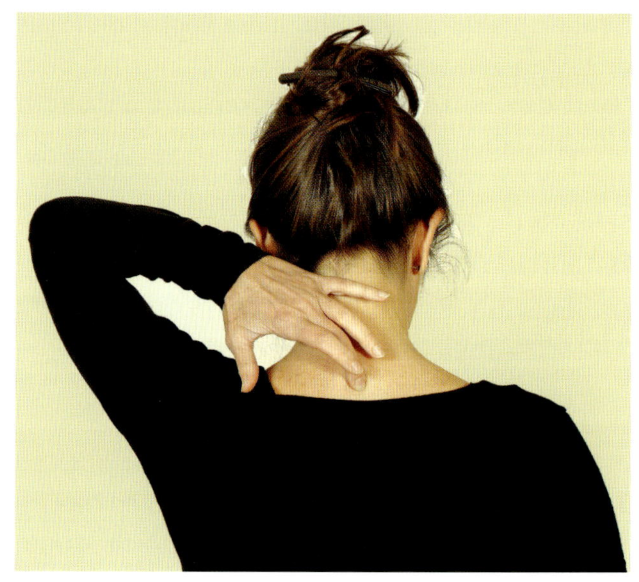

Konzeptionsgefäß 22 »Himmlischer Kamin«

Lage: in der Vertiefung oberhalb des Brustbeins

Wirkung: Fenster-zum-Himmel-Punkt: unterstützt die Kommunikation zwischen Körper und Geist; regt das Kehlzentrum an; fördert den kreativen Ausdruck; gibt den Impuls, uns mitzuteilen und das, was uns bewegt, auszusprechen; unterstützt die Sprache und den Selbstausdruck

Selbstbehandlung: Halte Konzeptionsgefäß 22 mit der Fingerspitze des Mittel- oder Zeigefingers.

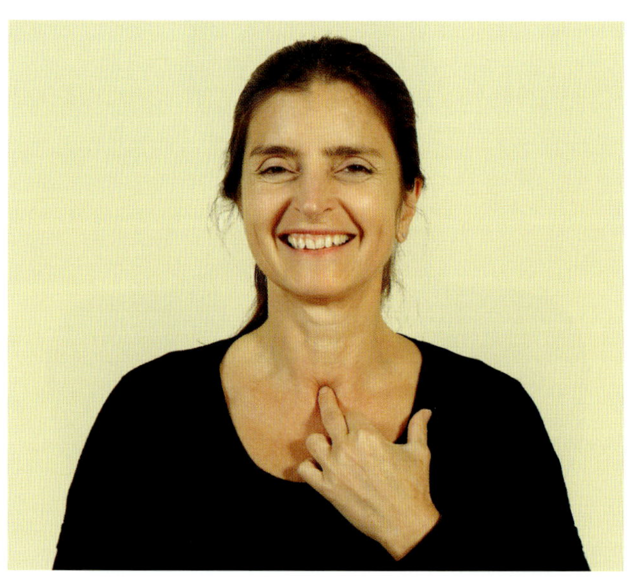

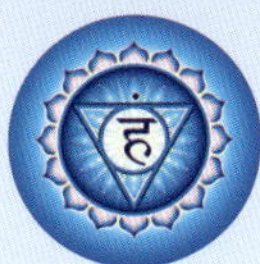

Konzeptionsgefäß 23 »Reine Quelle«

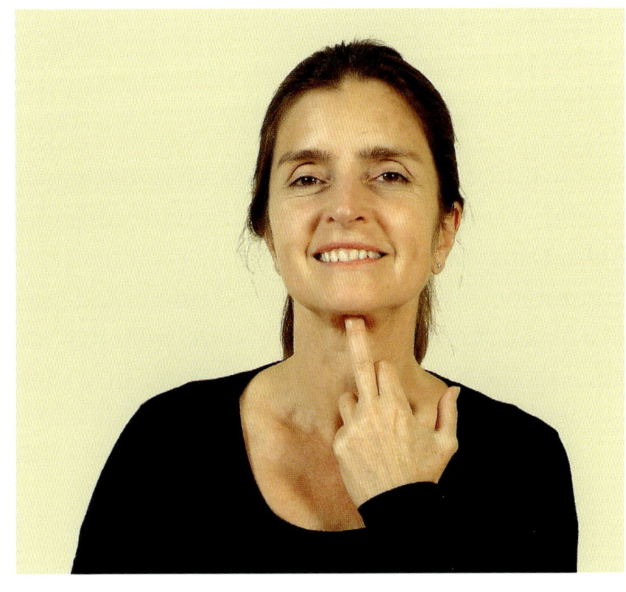

Lage: in einer Vertiefung über dem Adamsapfel
Wirkung: auch »Quelle der Ehrlichkeit« genannt; Tor zum Kehlchakra; fördert den Ausdruck von Gedanken und Gefühlen durch die Sprache
Selbstbehandlung: Halte Konzeptionsgefäß 23 mit der Fingerspitze des Mittel- oder Zeigefingers.

Blase 10 »Himmlische Säule«

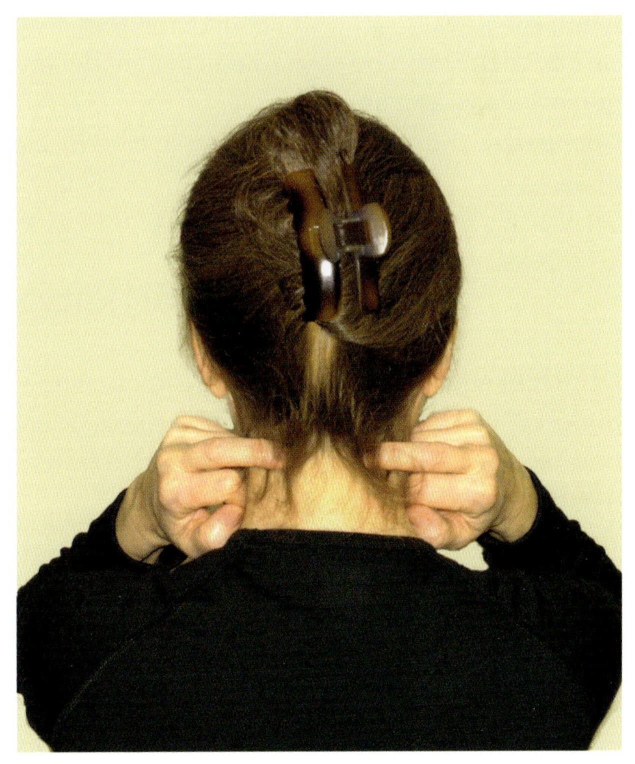

Lage: am Nackenhaaransatz am Außenrand des Trapezmuskels, zwei Fingerbreit seitlich der Mittellinie, ein Fingerbreit unterhalb des Schädelrandes
Wirkung: fördert als »Fenster zum Himmel« das Gleichgewicht zwischen Körper und Geist; verbindet Verstand und Gefühl; unterstützt den Energiefluss durch die enge Passage im Nacken und verbessert dadurch die Durchblutung des Gehirns; fördert die Konzentrationsfähigkeit; löst Verspannungen im Nackenbereich und hilft tief zu entspannen
Selbstbehandlung: Gehe mit den Fingerspitzen der Zeige- oder Mittelfinger mit festem Druck auf den Bereich von Blase 10 neben den starken Muskelsträngen im Nacken. Du kannst dabei den Kopf mit dem Einatmen leicht nach hinten in den Nacken, mit dem Ausatmen nach vorne bewegen. Im Bereich von Blase 10 ist häufig eine Verhärtung tastbar, in der sich die Energie staut.

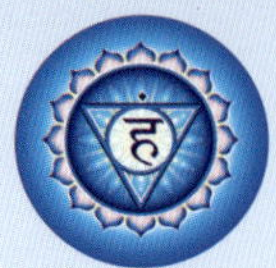

… mit Geschichten und Weisheiten

Glaubenssätze

Wenn Bruder Michael sich abends zur Andacht niederließ, kam jedes Mal eine Katze und störte die Stille. Daher ordnete er an, die Katze während des Gottesdienstes anzubinden. Nach dem Tod von Bruder Michael band man die Katze weiterhin an. Und als die Katze gestorben war, fand man eine neue und band sie während des Gottesdienstes an. Jahrhunderte später wurden von klugen Theologen Abhandlungen über die liturgische Bedeutung des Festbildens von Katzen während des Gottesdienstes verfasst. Das Problem ist noch immer nicht gelöst.

Nach Marco Aldinger

Jenseits von Glaubenssätzen

Zwei Mönche kamen auf ihrer Reise an das Ufer eines reißenden Flusses. Hier stand eine junge und schöne Frau, die sich vor der Strömung fürchtete und den Fluss nicht alleine überqueren wollte. Da nahm einer der Mönche sie auf die Schultern, trug sie über den Fluss und setzte sie sicher auf der anderen Seite wieder ab.

Der andere Mönch sah dabei missbilligend zu, und als die beiden ihre Reise fortsetzten, stellte er erbost fest: »Du hast die heiligen Gelübde gebrochen! Hast du vergessen, dass es nicht gestattet ist, eine Frau zu berühren?«

Da antwortete sein Ordensbruder ruhig: »Lieber Bruder, ich habe die Frau am Ufer des Flusses abgesetzt. Trägst du sie immer noch?«

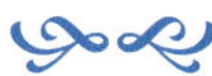

Wahrheit oder Konzept?

Der Rabbi erhielt eines Tages eine religiöse Eingebung. Er ließ sich vor dem Altar auf die Knie fallen, hob die Arme nach oben und rief: »Ich bin niemand!«

Tief beeindruckt von dieser Demut, folgte der Kantor dem Beispiel des Rabbis, kniete sich neben ihn und rief die gleichen Worte.

Von dem religiösen Eifer angesteckt kam nun auch der Synagogendiener hinzu, und auch er rief: »Ich bin niemand!«

Das war dem Rabbi zuviel. Er neigte sich zum Kantor und flüsterte ihm ins Ohr: »Nun sieh mal, wer da denkt, er sei niemand!«

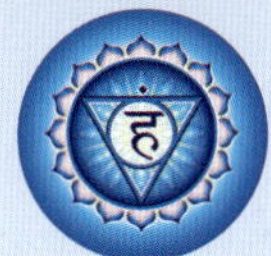

Die Wahrheit sagen

Der Weise des Dorfes bekam Besuch von einer alten Frau. Sie klopfte aufgeregt an die Tür und trat dann rasch ein mit den Worten: »Ich muss dir etwas ganz Wichtiges erzählen!« Sie holte tief Luft und wollte schon mit ihrer Ausführung beginnen.
Der Weise, der gerade den Reis für seine Mahlzeit wusch, unterbrach sie mit den Worten: »Liebe Frau, hast du deine Worte schon mit den drei Sieben geprüft?« Die Frau schüttelte den Kopf und sah ihn fragend an.
Er wandte sich ihr ganz zu und sagte: »Das erste Sieb ist das Sieb der Wahrheit. Hast du geprüft, ob deine Geschichte wahr ist?«
Die Frau stutzte einen Moment und antwortete: »Nun ja ... ich habe sie von jemandem gehört ...«
Da unterbrach sie der Weise und sprach weiter: »Das zweite Sieb ist das Sieb der Güte. Ist es für dich und andere gut, was du berichten möchtest?«
Die Frau blickte betreten zu Boden und gab zu: »Nein, das ist es nicht.«
Der Weise fuhr fort: »Das dritte Sieb ist das Sieb der Notwendigkeit. Ist es wirklich wichtig, dass du mir die Geschichte erzählst?«
Die Frau schüttelte den Kopf. Da sprach der weise Mann: »Wenn das, was du mir zu sagen hast, weder wahr, noch gut, noch wichtig ist, schweige lieber und belaste weder dich, noch mich, noch andere damit.«
Von diesen Worten tief berührt, bedankte sich die Frau und verabschiedete sich.

Einfache Worte sind die besten

Moses traf einmal einen einfachen Mann, der tief versunken ein Gebet sprach. Moses lauschte den Worten und war zunächst befremdet und schließlich empört. Die Worte des Mannes waren: »Lieber Gott, lass mich dir näher kommen, und ich werde für dich sorgen. Ich werde für dich einen leckeren Kichererbseneintopf kochen, dein Haus sauber halten, dich baden, wenn du schmutzig bist, und deine Haare nach Läusen absuchen.«
Nun hatte Moses genug gehört. Er unterbrach die Andacht des Mannes und sagte barsch: »Hör auf mit dem Quatsch! Gott ist über all das erhaben, er muss weder essen, noch sich baden, und natürlich hat er keine Läuse! Woher hast du nur dieses unsinnige Gebet?«
Der Mann blickte auf und antwortete: »Ich habe es mir selber beigebracht. All das würde mir eine Freude bereiten, und das würde ich gerne mit Gott teilen. Aber wenn das Unsinn ist, bringe mir doch bitte das richtige Beten bei.«
Das tat Moses und der Mann dankte ihm herzlich dafür. Mit dem Gefühl, eine gute Tat volbracht zu haben, ging Moses seines Weges. Lächelnd blickte er zum Himmel, um von Gott eine Anerkennung zu erhalten. Aber Gott blickte ihn zornig an und sprach: »Ich habe dich zu den Menschen geschickt, damit du sie mir näher bringst – und du lehrst leere Worthülsen, die du ›Gebet‹ nennst! Der Mann hatte diese Worte aus dem Herzen gesprochen, es war seine Wahrheit. Worte, die mit einem liebenden Herzen in Wahrheit gesprochen werden, können niemals falsch sein!«

Der Königsblaue Strahl

geistige Klarheit

Intuition

Auflösung der Dualität

Selbst-Erkenntnis

Weisheit

höheres Bewusstsein

Geistesfrieden

Fantasie

Konzentrationsfähigkeit

Wirklichkeit jenseits des Verstandes

übersinnliche Wahrnehmung

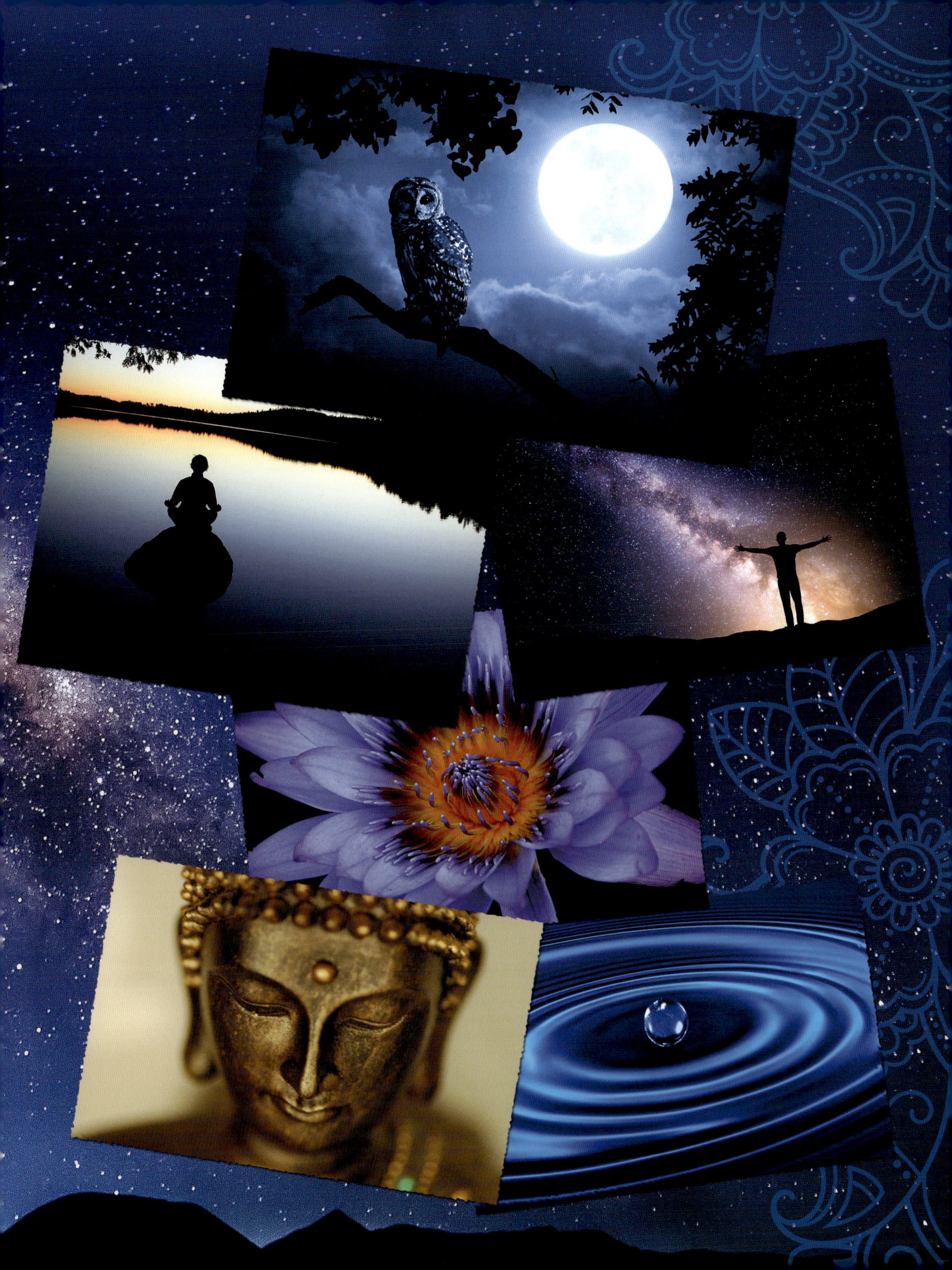

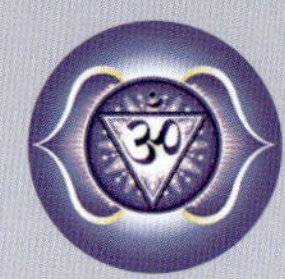

Das sechste Chakra Stirnchakra oder Drittes Auge

Das sechste Chakra trägt den Sanskritnamen *Ajna*. Die Übersetzung »wahrnehmen« oder »erkennen« deutet darauf hin, dass hier unser Bewusstsein zuhause ist.

Lage und zugeordnete Körperbereiche

Das Stirnchakra liegt in der Mitte des Kopfes und öffnet sich in das Dritte Auge, das etwas oberhalb der Nasenwurzel im Raum zwischen den Augenbrauen liegt. Sein Einfluss reicht von den Sinnesorganen Augen und Ohren zu Teilen des Gehirns. Die zugeordnete Drüse ist die Hypophyse, die als zentrales Steuerorgan wie ein Dirigent den Hormonhaushalt des Körpers reguliert.

Bedeutung und Lebensthemen

Das Stirnchakra ermöglicht den Blick nach innen und lässt uns die Wahrheit hinter den äußeren Erscheinungen erkennen. Es ist unser geistiges Zentrum und öffnet uns für eine ganz neue Dimension.

Das Erkennen der Wirklichkeit, jenseits der Grenzen des Verstandes, können wir uns so vorstellen: Unser normales Dasein ist wie die Reise in einem kleinen Raumschiff. Dieser begrenzte Raum ist unser ganzes Leben. Die Außenwelt nehmen wir nur durch ein kleines Fenster wahr. Dann entdecken wir einen Ausstieg, öffnen ihn, schweben hinaus und erleben zum ersten Mal das ganze Ausmaß der Wirklichkeit. Wie von einem diffusen Schleier befreit, der eine klare Wahrnehmung verhindert hat, erfahren wir nun die unendliche Ausdehnung des Universums und damit die unfassbare Weite unseres Bewusstseins. Vielleicht hast du so etwas schon einmal in einer Meditation erlebt: das Gefühl, schwerelos zu sein oder dich in einer anderen Dimension zu bewegen. Das ist ein ehrfürchtiger Moment, der dir das Mysterium des Lebens nahe bringt.

Der königsblaue Strahl führt uns auf die Suche nach einer Antwort auf die essenziellen Fragen des Daseins: »Wer bin ich?« und »Was ist meine Lebensaufgabe?«. Dafür legen wir unsere Anhaftungen, Vorurteile und Identifikationen ab, wie Kleidungsstücke, die wir nicht mehr brauchen. Zurück bleibt ein Zustand, den die griechischen Weisen als *Agnosia* – »Nichtwissen« – bezeichnet haben. Hiermit ist gemeint, dass wir die Wahrheit oder Gott nur erfahren, wenn wir unser »geborgtes« Wissen loslassen. Von der Riesenlast unserer Konditionierungen befreit, können wir offen und voller Staunen und Ehrfurcht dem Leben zuwenden.

Das sechste Chakra ist das lenkende Zentrum, das über die verschiedenen Aspekte unseres Selbst regiert. Jedes der ersten fünf Chakren hat eine

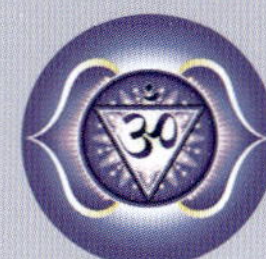

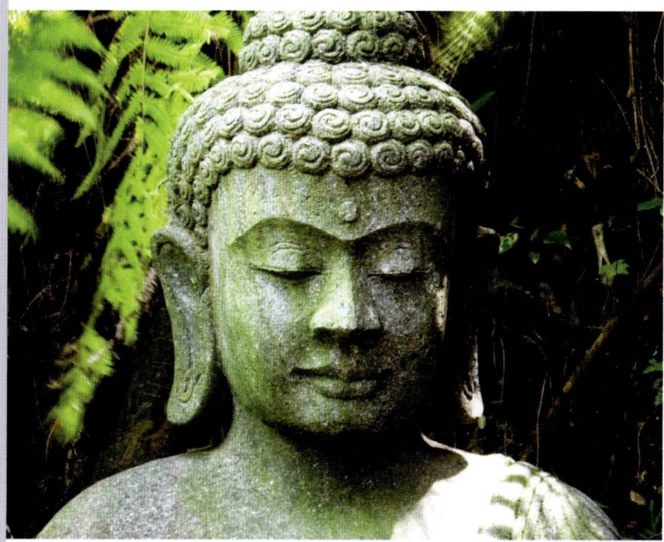

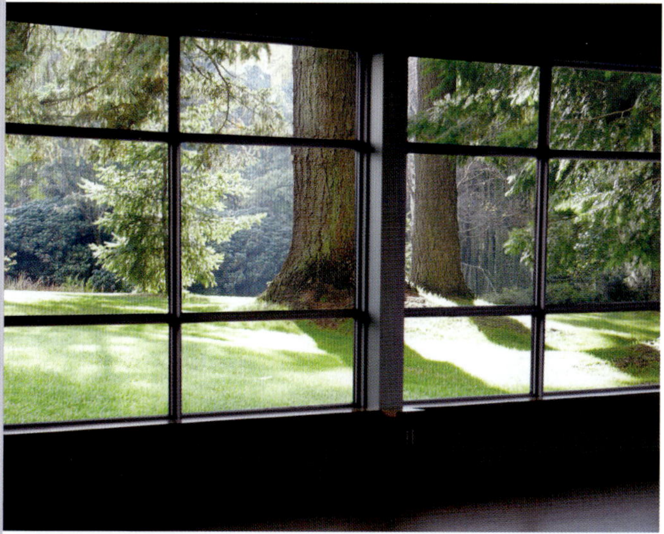

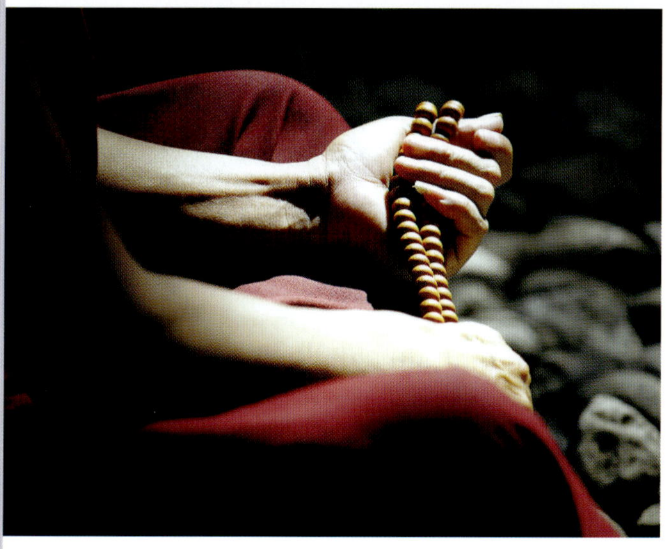

eigene Weltsicht, jedes ist mit eigenen Gedanken und Gefühlen verbunden. Als übergeordnete Instanz bringt das sechste Chakra Ordnung in diese oft widersprüchlichen Teile. Hier erkennen wir, was in diesem mentalen Durcheinander für uns wirklich von Bedeutung ist.

Wenn dieses Chakra erblüht, entstehen geistige Klarheit und Achtsamkeit. Der »Lärm« in unserem Kopf kommt zur Ruhe und wir erleben Stille und Geistesfrieden. Unsere Sensitivität verfeinert sich. Wir lernen, mit offenen Sinnen zu sehen, zu hören und zu fühlen und mit unserem »sechsten Sinn« Schwingungen und Unausgesprochenes wahrzunehmen. Eine Empfänglichkeit für Übersinnliches kann sich entwickeln, durch die wir innere Eingebungen erhalten. Wir vertrauen unserer Intuition und überlassen uns der Führung unseres Höheren Selbst. Manchmal erscheinen vor unserem geistigen Auge klare Bilder, die uns den Weg weisen.

In vielen alten Kulturen und bei Naturvölkern wurde inneren Bildern, ob nun im Traum, in der Fantasie oder in einer Vision entstanden, eine große Bedeutung beigemessen, und die darin enthaltenen Botschaften erkannt und wertgeschätzt. Oft entwickelte sich dadurch die Fähigkeit, etwas zu erahnen, bevor es geschah.

Kinder haben noch eine unmittelbare Verbindung zu dieser Welt jenseits der greifbaren Wirklichkeit. Sie fühlen sich eins mit anderen Menschen, Tieren und Blumen und haben einen Zugang zu Feen, Elfen und zum unbegrenzten Reich der Fantasie. Wenn sie heranwachsen, werden sie oft nicht ernst genommen, auf grobe Weise belächelt und vom »kalten Verstand« heruntergemacht. Ganz besonders Kinder, die »hypersensibel« sind, oder die sogenannten »Indigo-Kinder«, die eine außergewöhnliche Auffassungsgabe, Sensitivität und Intuition besitzen, brauchen viel Verständnis und

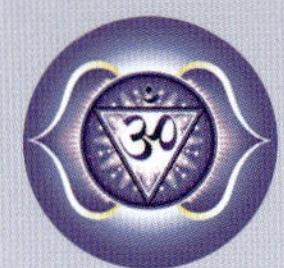

Führung, damit sie sich nicht zum eigenen Schutz in ihre geistigen Welten zurückziehen und nur noch verträumt durchs Leben gehen.

Allem, was je geschaffen wurde, liegt eine Idee, ein Gedanke zugrunde. Wenn das sechste Chakra harmonisch schwingt, erkennen wir die Macht des Geistes. Wir entwickeln die Fähigkeit, allein durch unsere Vorstellungskraft unsere subjektive Realität zu beeinflussen. Welche Macht dahinter steht, ist in dem Film »What the Bleeb do we (k)now!? – Ich weiß, dass ich nichts weiß!« anschaulich dargestellt.

Im sechsten Chakra treffen die drei Hauptkanäle Shushumna, Ida und Pingala wieder zusammen, die aus dem Wurzelchakra aufgestiegen sind. Die innere weibliche und die innere männliche Seite verschmelzen miteinander, die Dualität löst sich auf.

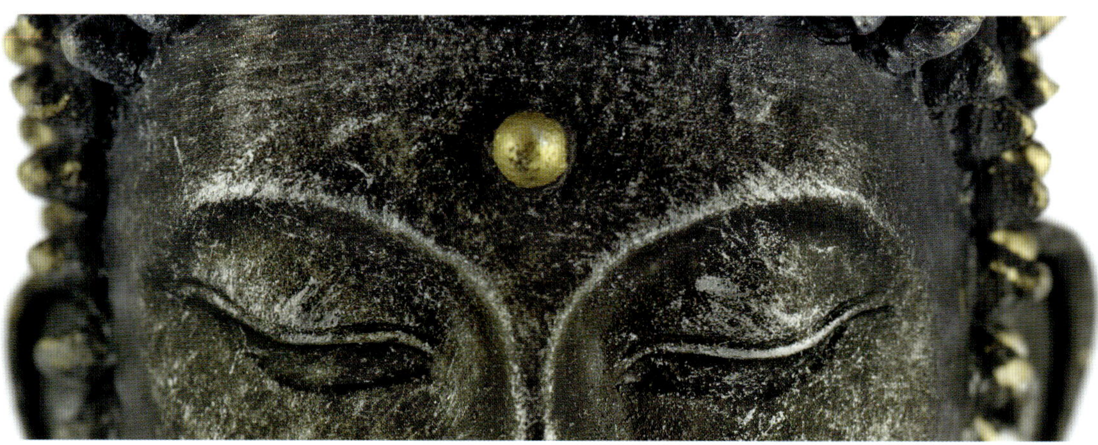

Das Stirnchakra unerlöst

Bei einem verschlossenen Tor zum sechsten Chakra fehlt es uns an Klarheit und Einsicht. Beschränkt auf eine begrenzte Wirklichkeit, ist uns der Zugang zu geistigen Sphären und zur Spiritualität verwehrt. Wir wissen nicht, wer wir sind und was der Sinn und Zweck unseres Daseins ist. Daraus entsteht in uns ein quälendes Gefühl der Bedeutungslosigkeit oder der Leere. Wenn wir diese Leere nicht zu einer Suche nach unserem wahren Selbst nutzen, ist sie schwer zu ertragen. Daher füllen wir sie meist schnell mit etwas aus, mit dem wir uns identifizieren können: mit unserem Fußballverein, unserem Land, unserer Religion, unserem Besitz, unseren Gedanken und Gefühlen, vor allem aber mit den Masken, die wir uns aufgesetzt haben, oder mit den Rollen, die wir unbewusst spielen. Wir wissen zwar nicht, wer wir sind, aber aus all diesen Illusionen basteln wir uns eine Identität, ein trügerisches Selbstbild. Solange wir diese verzerrte Wahrnehmung von uns selbst nicht loslassen, werden wir nicht frei sein.

Vielleicht definieren wir uns hauptsächlich über den Intellekt, das rationale Denken, und werden dadurch kopflastig. Möglicherweise bilden wir uns sogar noch etwas auf unsere vermeintliche Klugheit ein, sind hochmütig und arrogant. Aber auch mit großer Intelligenz und einem messerscharfen Verstand, mit dem wir das Leben und seine Erscheinungen bis ins Detail analysieren können, fehlt uns oft das Verständnis von größeren Zusammenhängen. Das intuitive Erfassen der Ganzheit des Lebens bleibt aus. Dadurch erkennen wir unsere Bestimmung nicht und unserem Leben fehlt es an Richtung, Orientierung und Sinn.

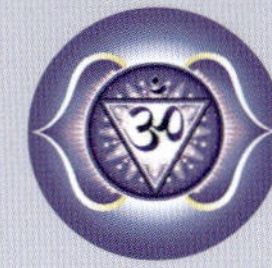

Bei einem schwach entwickelten Stirnchakra entsteht ein geistig-mentales Durcheinander, bei dem sich unsere Aufmerksamkeit im Strom der Gedanken verliert, von jeder unwichtigen inneren Stimme abgelenkt. Den ewig schnatternden Verstand – eine Gedankenflut bei gleichzeitig schwach entwickeltem Bewusstsein – nennt man in Indien »Monkey Mind«: Die Gedanken springen ziellos wie ein Äffchen von Baum zu Baum. Wir sind zerstreut, unkonzentriert und vergesslich, unser Geist ist unruhig wie eine Kerzenflamme in einer Türöffnung. Osho sagte dazu: »Auf dem Bildschirm deines Geistes wimmelt es von Gedanken, aber du bist nicht einer von ihnen.«

Bei einem unerlösten sechsten Chakra kann es auch zu einer »Realitätsflucht« kommen, einem traumähnlichen Zustand, bei dem das Leben nur in der eigenen Gedankenwelt stattfindet. Ganz in unserem Kopf gefangen, sind wir von unseren Gefühlen und Empfindungen abgetrennt. Dieser Verlust unserer Verbindung zur realen Welt führt zu Einsamkeit.

Wenn wir eine starke vorausahnende Begabung haben, gleichzeitig aber unsere unteren Chakren nicht gut entwickelt sind, werden unsere inneren Eingebungen im wirklichen Leben nicht überprüft und die tiefen Einblicke vermischen sich allzu leicht mit wirklichkeitsfremder Phantasterei. Neben bedeutsamen Eingebungen erscheinen zusammenhanglose Bilder, die wir nicht einordnen können. Dann ist es ungeheuer wichtig, immer wieder in das reale Leben zurückzufinden und die Inspiration aus diesen schwer fassbaren Bereichen des Lebens in den Alltag zu integrieren.

Auch wenn wir unbewusst sind und unser Geist unklar ist, geschieht die Manifestation unserer Wirklichkeit durch unsere Gedanken, jedoch meist nicht in der Form, die wir uns erträumen. Sie entsteht durch die Identifikation mit unseren unerlösten Gedanken und Emotionen.

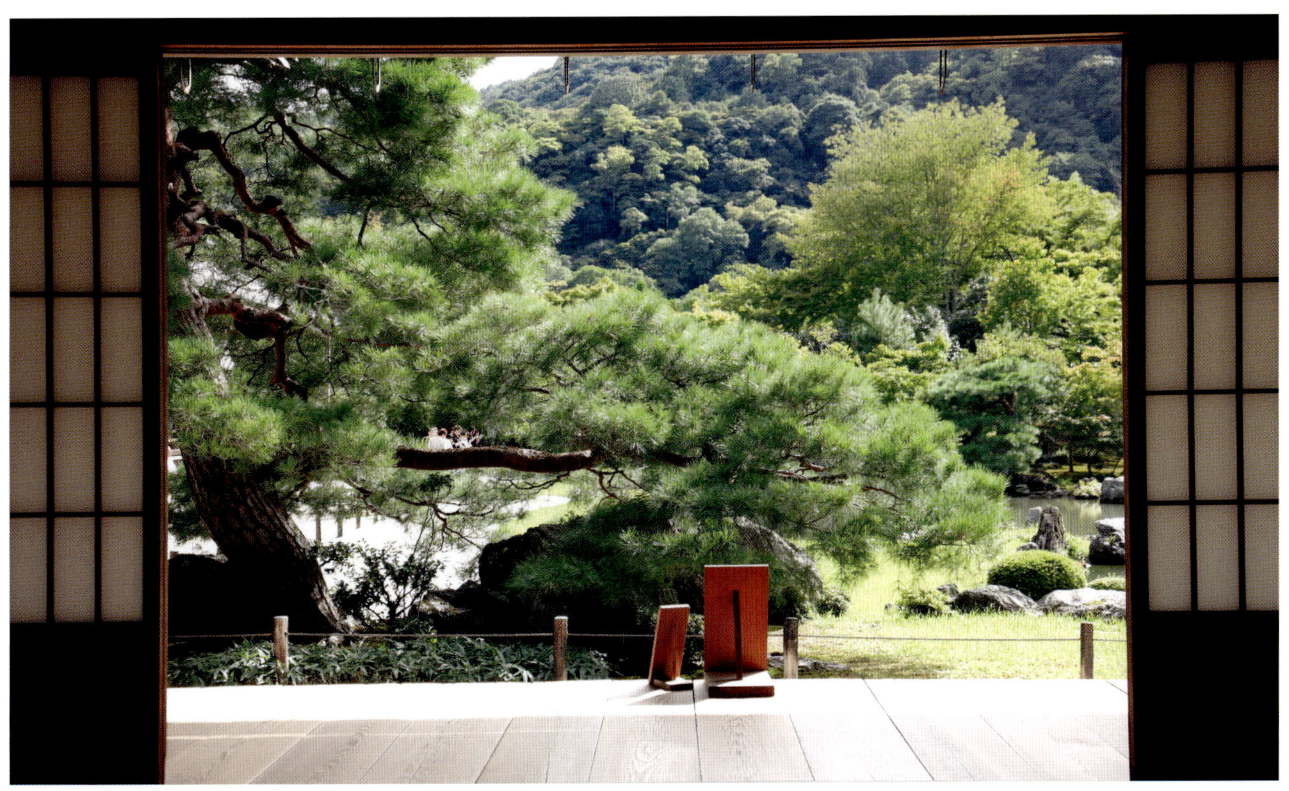

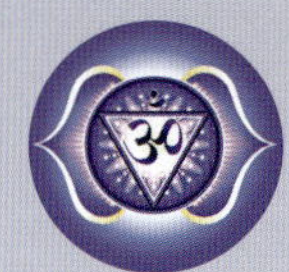

Das Stirnchakra erwecken und heilen

Die bewusste Beschäftigung mit diesem Energiezentrum erhellt das Bewusstsein, fördert unsere Wahrnehmungsfähigkeit, stärkt Konzentration und Ausrichtung und bringt Licht und Sinnhaftigkeit in unser Leben.

... mit der königsblauen Farbe

Königsblau oder Indigo, die kühlste und reinste Farbe, beruhigt und klärt den Geist und gibt Zugang zu einem höheren Bewusstsein. Sie schenkt uns Stille, Einkehr, Vertrauen und tiefes Verstehen. Als Farbe der geistigen Entwicklung stillt sie unsere Sehnsucht nach einer immateriellen Welt und lässt uns eine höhere Ordnung erkennen. Indigo erfüllt uns mit tiefem Frieden und fördert Weisheit.

... in der Natur

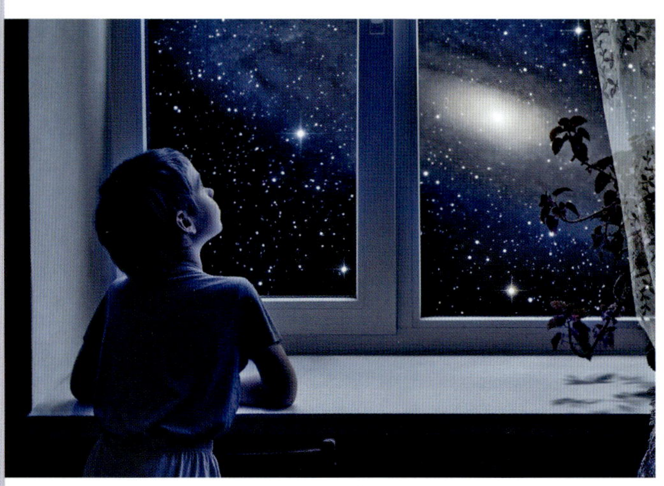

- In einer stillen, wolkenlosen Nacht, fernab von Straßenbeleuchtung und ablenkenden Geräuschen, schaue auf das tiefblaue Himmelszelt, in dem die Sterne blinken.
- Fühle die Klarheit der Nacht. Die Dunkelheit umhüllt dich wie ein samtener Mantel und gibt dir Schutz und das Gefühl, von etwas Größerem getragen zu sein. Das Sternenmeer lässt dich die unendliche Größe des Universums erahnen. Dieselbe Weite und Unendlichkeit ist auch in dir, in deinem Bewusstsein. Hier in dieser Stille kannst du eine tiefe Verbundenheit spüren.

... mit Düften und Pomandern

Pfefferminze: Diese erfrischende Essenz macht wach und munter. Sie beruhigt hitzige Emotionen, hilft einen kühlen Kopf zu bewahren und Vernunft walten zu lassen. Wie ein frisches Lüftchen pustet sie durch die Windungen des Gehirns und bläst festgefahrene Vorstellungen und müde Gedanken fort. Wenn sich der Kopf dumpf und überlastet anfühlt, klärt Minzöl den Geist und fördert auch das Wachsein in der Meditation.

- Bei geistiger Müdigkeit oder leichten Kopfschmerzen verreibe einen Tropfen Minzöl auf den Schläfen oder dem schmerzenden Nacken.

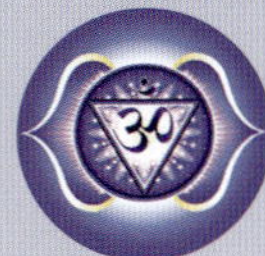

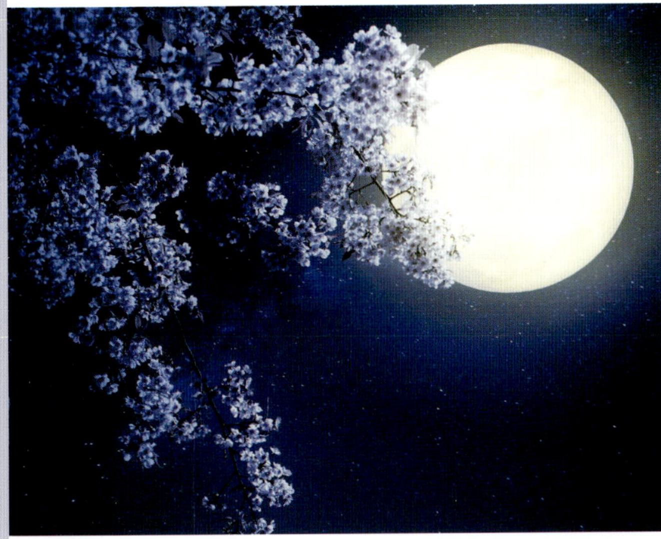

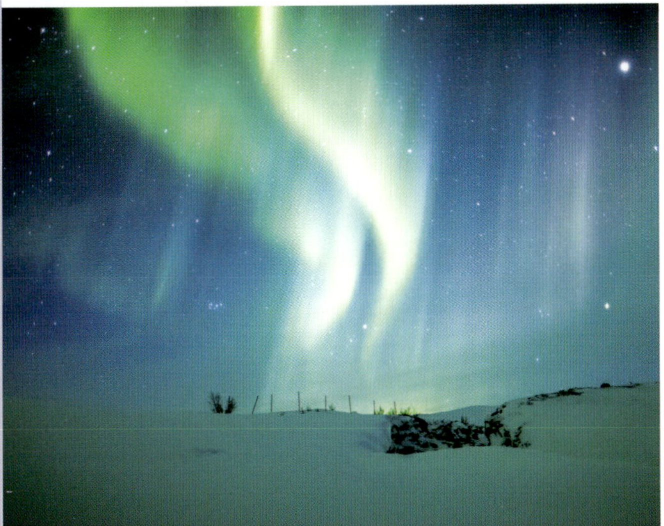

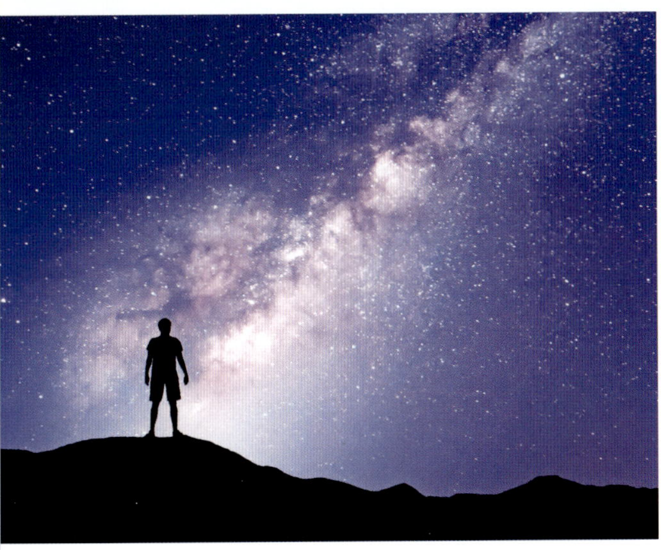

Lorbeer stärkt die Konzentrationsfähigkeit und unterstützt das Gedächtnis. Sein klarer, würziger, reiner Duft regt das schöpferische Denken und das innere Sehen an.

Ysop fördert Weisheit, Wachheit und Inspiration. Der würzige, holzige und süße Duft bringt Ordnung in verwirrte Gedankengänge, so dass wir uns besser konzentrieren können. Ysop schenkt geistige Klarheit und bereitet den Weg für Sammlung und Meditation.

Die unvergleichliche, kostbare Essenz der **Iris** verströmt einen strahlenden, veilchenartigen Duft. Die »Göttin des Regenbogens« beflügelt den Geist und öffnet das Tor zur unerschöpflichen Welt der Fantasie. Sie lässt die Weite des Himmels erahnen und erschließt einen Zugang zu Spiritualität und Transformation. In alten Schriften heißt es, dass die Räucherung mit einer Iriswurzel den Kontakt zu unseren spirituellen Helfern, den Engeln, fördert.

Der königsblaue Pomander verfeinert die Wahrnehmung über die Sinne, verbessert die Vorstellungskraft, schärft die Intuition und stärkt die visionären Fähigkeiten. Er hilft bei der Überwindung von Einsamkeit und Isolation. Diese tiefblaue Essenz kann uns einen inneren Abstand zum Alltäglichen vermitteln, unsere Perspektive erweitern, das Verständnis für die kosmischen Zusammenhänge fördern und tiefen Frieden schenken. Der Duft ist süß und waldig.

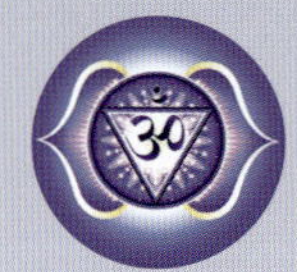

... mit Musik, heilendem Laut und Mantra

Für das sechste Chakra eignet sich Musik, die den Geist beruhigt, wie **Harfen-** und **Tamburaklänge**, die Musik der indischen **Bansuriflöte** oder der japanischen **Shakuhachiflöte**. Auch feierliche geistliche Musik wie Werke von **Johann Sebastian Bach** laden zur Einkehr und zum Meditieren ein. **Sphärenmusik** schenkt uns das Gefühl von unendlicher Weite. Wenn wir die Töne von **Gongs** und **Klangschalen** mit unserer Aufmerksamkeit begleiten, während sie laut erschallen, dann immer leiser werden und schließlich ausklingen, führen sie auch uns in die Stille.

Heilender Laut: III
Die hohe Schwingung des Vokals I bewirkt eine nach oben gerichtete Bewegung. Sie ist im Kopf spürbar und versetzt uns in höhere Sphären. Während du den Laut singst, richte deine Aufmerksamkeit auf dein Drittes Auge.

Mantra: OM oder AUM
Dem Stirnchakra ist das heilige Mantra OM zugeordnet, das die Einheit allen Seins symbolisiert. Mit dem Rezitieren des Mantras treten wir in Resonanz mit der Schwingung des Universums und ein Gefühl tiefer Ruhe und Verbundenheit kann sich einstellen. OM ist das »Ja« zum Leben. In dieser mystischen Silbe verbinden sich die drei Grundtöne A-U-M. Diese drei Klänge stehen für die Schöpfung – das Werden –, die Erhaltung – das Sein – und die Auflösung – das Vergehen des Universums. Indem du diese drei Buchstaben miteinander verbindest, ein offenes A, ein U mit geschürzten Lippen und ein sanftes, beruhigendes M, ertönt ein lang gezogenes OM.

... durch Meditation

Sitzen in Stille: Diese älteste Form der Meditation erlaubt dir, einen inneren Abstand zu deinen Gedanken, Gefühlen und Körperempfindungen zu gewinnen. Still sitzen und nichts tun ist jedoch eine der schwierigsten Übungen, sie wird oft zur Qual. Auf einmal juckt die Nase, eine Fliege stört, die Beine schlafen ein, ... Alles nur Entschuldigungen, damit du dich bewegen kannst! Und es ist leichter gesagt als getan, dich dabei nicht in Gedanken zu verlieren! Aber wenn du es regelmäßig praktizierst, wirst du während der Meditation nicht mehr müde werden, tagträumen oder auch unruhig werden, sondern präsent und aufmerksam bleiben.

- Sitze aufrecht, halte den Kopf gerade und ziehe das Kinn leicht nach hinten, so dass deine Halswirbelsäule gestreckt wird. Die Augen sind sanft geschlossen, die Schultern locker. Entspanne dich so gut es geht in dieser Haltung.
- Atme langsam und ruhig, möglichst durch die Nase, und sitze so reglos wie du kannst.
- Nimm wahr, was in diesem Moment geschieht. Tauche ein in das Hier und Jetzt und sei aufmerksam auf all die Phänomene, die kommen und gehen: deinen Atem, ein Kribbeln, Unruhe, innere Selbstgespräche, Erinnerungen, Geräusche ...

Je weiter du in der Meditation fortschreitest und je tiefer du dich dabei fallen lässt, umso mehr wirst du erleben, wie der Körper dir folgt, anstatt dich zu beherrschen. Wenn die körperliche Unruhe oder Schwere, Druck oder Spannung weniger werden,

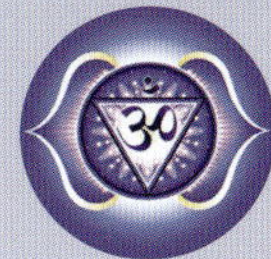

wird die innere Erfahrung, das innere Sein größer und stärker. Die Meditation vertieft sich. Du lernst mehr und mehr, dich von dem Strom deiner Gedanken und Stimmungen zu lösen. Ein ruhiger Geist entfaltet sich, wenn du deinen Denkinhalten keine Aufmerksamkeit schenkst.

Im **ZaZen** sitzt du in Stille vor einer schmucklosen Wand, die etwa eine Armlänge von dir entfernt ist. Deine Augen sind halb geöffnet, so dass dein Blick weich auf der Wand ruhen kann, ohne dabei etwas zu fixieren. Lege eine Hand in die andere. Richte deine ganze Aufmerksamkeit auf nichts Besonderes, sondern bleibe so rezeptiv und wach wie möglich und widme deine Achtsamkeit deiner Körperhaltung, der Atmung und dem Beobachten der auf- und abtauchenden Sinneseindrücke. Lass dich nicht vom Fluss der Gedanken fortspülen, bleibe wachsam und kehre immer wieder in den Zustand reinen Beobachtens zurück.

Zen-Koan: Im Zen gibt der Meister seinem Schüler eine kurze Frage oder Anekdote, ein Koan, um die unruhige Energie seiner Gedanken zu sammeln. Es ist unmöglich, das Koan mit Hilfe des Verstandes zu lösen, und dagegen wehrt sich der Verstand natürlich. So kann der Quantensprung vom Verstand zum Nicht-Verstand, zum Zustand wacher Gedankenlosigkeit, geschehen. Der chinesische Zen-Meister Hui-Neng sagte dazu: »Wenn du über das nachdenkst, was nicht gedacht werden kann, wird langsam, ganz allmählich das Denken unmöglich. Eines Tages brechen dann alle deine Denkgebäude in sich zusammen. Plötzlich bist du in einem Zustand von Nicht-Denken. Das ist Meditation.«

»Wer bin ich?« ist das bekannteste Zen-Koan und die zentrale Frage eines jeden Meditierenden. Mit diesem Koan begibst du dich direkt nach innen auf die Suche nach deinem Wesenskern. Er rüttelt an deinen festen Gedankenmustern. Dein Kopf wird dir Antworten geben, aber glaube sie nicht, denn sie sind nicht echt. Sie kommen aus all den Konditionierungen, Glaubenssätzen und gesellschaftlichen Gepflogenheiten, die du dir zu eigen gemacht hast: »Ich bin gut ... ich bin schlecht ... ich bin richtig ... ich bin falsch ...« Höre nicht auf zu fragen. Lass diese Frage wie einen Pfeil immer tiefer dringen. Deine Identifikationen fallen von dir ab wie im Herbst die Blätter von den Bäumen. Zuerst wird die Frage nur deinen Kopf beschäftigen. Doch mit der Zeit wird sie in dein Innerstes vordringen. Ein Augenblick wird kommen, wo dein ganzes Wesen danach dürstet und es zur einzigen Frage wird: »Wer bin ich?«

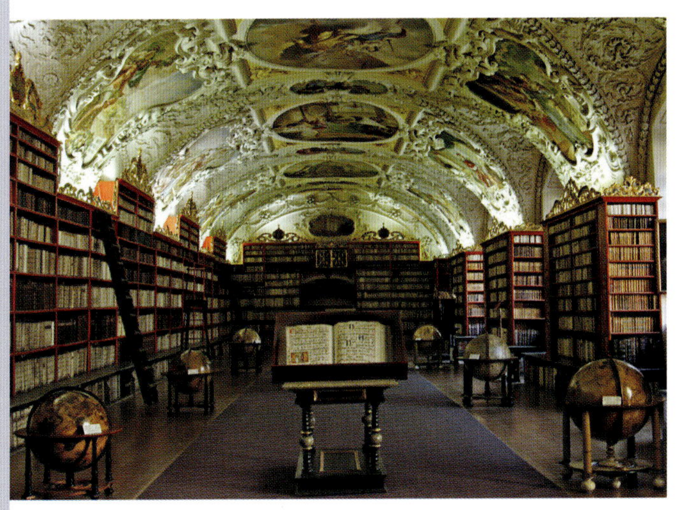

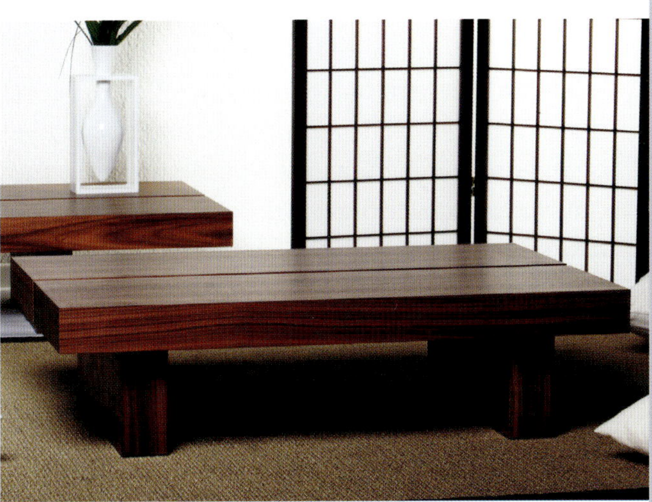

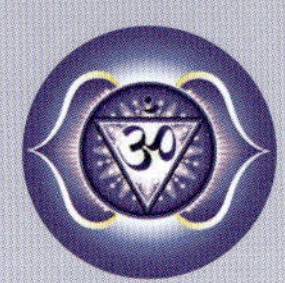

Spiegelmeditation: Setze dich für eine halbe Stunde oder länger vor einen großen Spiegel, stelle eine Kerze daneben und schaue dir in die Augen. Blinzle so wenig wie möglich, auch wenn deine Augen dabei zu tränen beginnen. Wenn du diese Meditation regelmäßig praktizierst, wirst du auf ein seltsames Phänomen stoßen: Dein Gesicht wird sich immer wieder verändern, es wird dir manchmal völlig unbekannt vorkommen. All diese verschiedenen Gesichter sind deine Masken. Irgendwann wirst du zu dem Punkt kommen, wo du gar kein Gesicht mehr im Spiegel siehst. Du starrst ins Leere. Alles Unechte, alle Täuschungen sind von dir abgefallen und du wirst dich als das sehen, was du bist – reines Bewusstsein.

Dunkelheitsmeditation: Diese Meditation findet in einem vollständig abgedunkelten und geräuschisolierten Raum statt. Hier bist du mit vollkommener Dunkelheit und Stille konfrontiert. Es gibt nichts, was deine Aufmerksamkeit ablenkt – keine Lichtquelle, keine Geräusche, keine Musik. Um nicht einzuschlafen, halte deine Augen während der Meditation geöffnet. Diese Meditation kann dazu führen, dass du dein eigenes, inneres Licht entdeckst.

... und sonst noch

Spiritueller Lehrer: Ein Meister oder Guru (»Vertreiber der geistigen Dunkelheit«) ist eine Ermutigung auf unserer Suche nach Erkenntnis. Er ist »nach Hause« gekommen und kann seinen Schülern, die noch im Dunkeln tappen, Licht bringen, so dass auch sie ihren Weg finden. Auch die Beschäftigung mit **heiligen Schriften** oder den **Biografien von Mystikern** und spirituellen Lehrern kann eine Hilfe sein.

Traumdeutung: Du kannst den kurzen Moment am Morgen, wenn du dich noch an deine Träume erinnerst, nutzen, um sie dir noch einmal ganz bewusst zu machen. Das geht am besten, wenn du den Traum »am Schwanz packst« und das Traumgeschehen von hinten nach vorne, vom Ende zum Anfang, zurückverfolgst. Tue das, bevor du die Augen öffnest und ehe du dich streckst und reckst, um ganz wach zu werden. Schenke dieser anderen Ebene der Wirklichkeit deine Aufmerksamkeit. Das hilft dir, diese unbewussten Eindrücke zu ordnen und die nebulösen Botschaften, die darin enthalten sind, zu entschlüsseln.

»Inseln der Ruhe«: Achtsamkeitstage oder ein **Meditationsretreat**, wo alles Tun verlangsamt wird und mit größter Bewusstheit geschieht, sind sehr hilfreich, um den Geist zu beruhigen und heilsame Stille zu erfahren. Bei diesem spirituellen Rückzug zu dir selbst wendest du deine Aufmerksamkeit nach innen. Um dich ganz auf diese Erfahrung einzulassen, ist es wichtig, weitgehend auf gewohnte »Süchte« wie Kaffee, Süßigkeiten, Alkohol und Tabak sowie »Ablenkungen« wie Mobiltelefon, Computer oder Fernsehen zu verzichten. Das gilt auch für **stille Fastenseminare**, bei denen nicht nur dem Essen entsagt, sondern auch das Sprechen und jegliche Zerstreuung vermieden wird.

STOPP! Was immer du gerade tust – halte abrupt inne, erstarre mitten in der Bewegung, und sei einfach nur da. Besonders wenn du merkst, dass du die Dinge mechanisch und ohne bewusste Beteiligung, sozusagen auf »Autopilot« verrichtest, sage innerlich Stopp. Osho äußerte sich dazu wie folgt: »Du wirst ins Zentrum geworfen und plötzlich hört alles auf – nicht nur der Körper. Wenn dein Körper

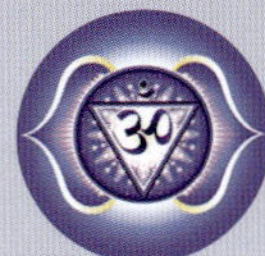

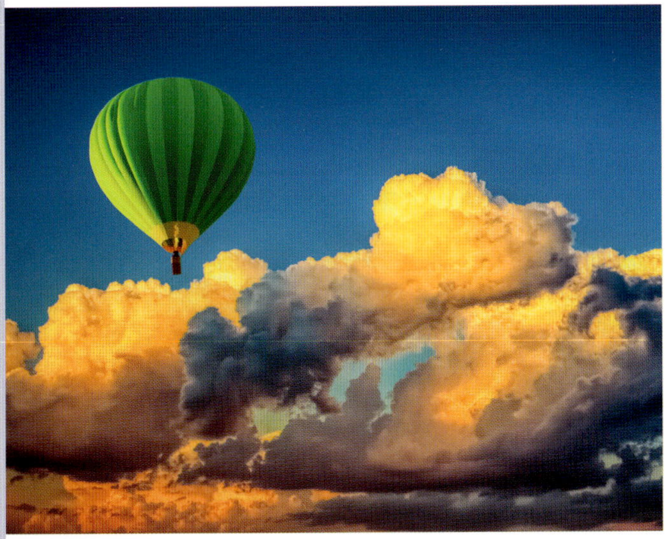

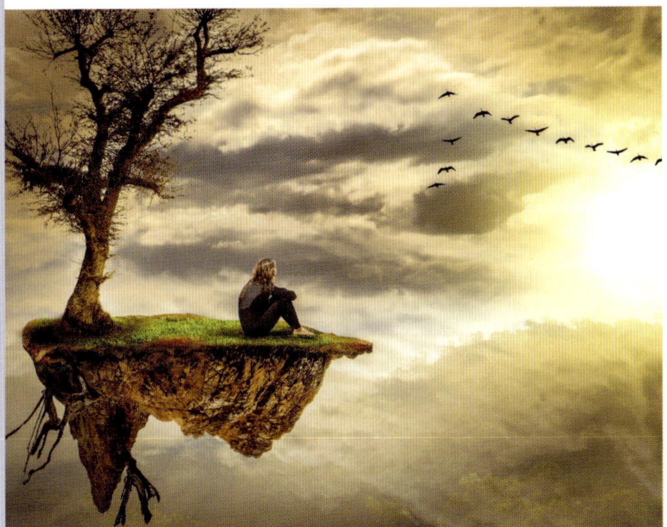

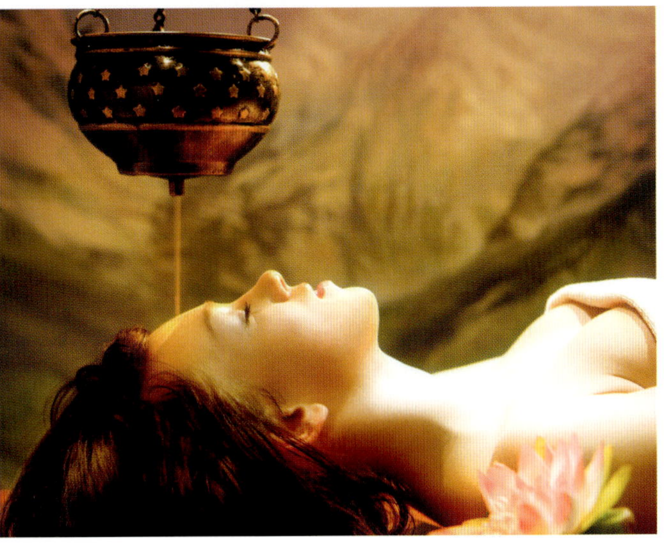

total innehält, steht auch dein Denken still. Wenn ich Stopp! sage, heißt das, total anzuhalten – wirklich total. Nichts rührt sich, so, als wäre alle Zeit stehen geblieben. Es gibt keine Bewegung mehr – du bist einfach nur da!«

»Shirodhara«: Beim ayurvedischen Stirnguss wird warmes Öl in einem kontinuierlichen Strahl über die Stirn gegossen. Diese äußerst feine Massage der Stirn führt zu einem wunderbar entspannten Gemütszustand innerer Ruhe. Sie klärt den Geist, und löst Anspannung und Stress.

Visualisierung: Beim Visualisieren lassen wir vor unserem inneren Auge Bilder entstehen. Sie säen einen Samen im Geist, der Früchte tragen kann. Im tibetischen Buddhismus werden auf diese Weise Schutzgeister herbeigerufen. Affirmationen hingegen, bei denen wir gebetsmühlenartig etwas wiederholen wie beispielsweise »Ich bin schlank ... Ich bin schlank ... Ich bin schlank« kreieren oft Stress, denn sie sind eine Kampfansage an die eigene Realität, die mit diesem »positiven Gedanken« meist nicht übereinstimmt.

In der **Erickson-Hypnose** (nach Milton H. Erickson) wird dem Unterbewusstsein in tief entspannter Trance eine heilsame Geschichte erzählt. Falsche, verkrustete Selbstbilder können dadurch aufgelöst werden.

In vielen Formen der Körperarbeit, wie im **Shiatsu**, erleben wir Momente entspannter Wachheit, in denen unser Körper zur Ruhe kommt, der Geist aber wach und präsent ist. Die in der **Craniosakralen Therapie** als »Still-Point« (nach Dr. Andrew Taylor Still) bezeichnete Technik kann in einen Zustand von tiefer meditativer Stille führen.

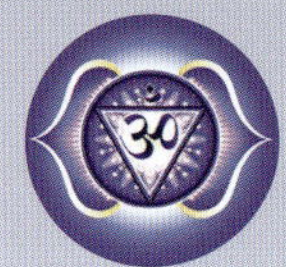

... durch Körperübungen

Übungen für das sechste Chakra helfen, die Stirn, die Augen und das ganze Gesicht zu entspannen, und gleichen die rechte und linke Gehirnhälfte, die weibliche und die männliche Seite aus.

Augenentspannung

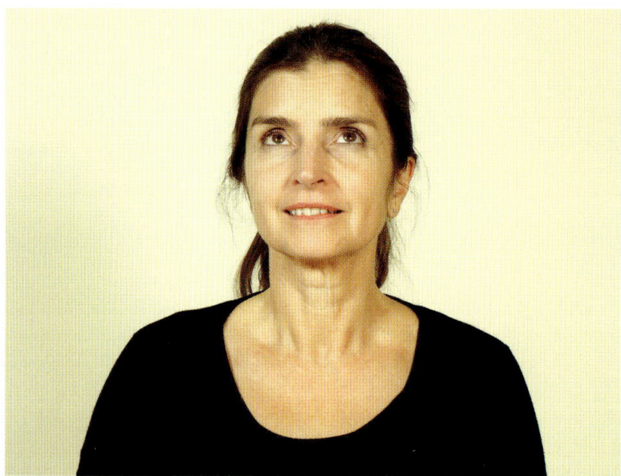

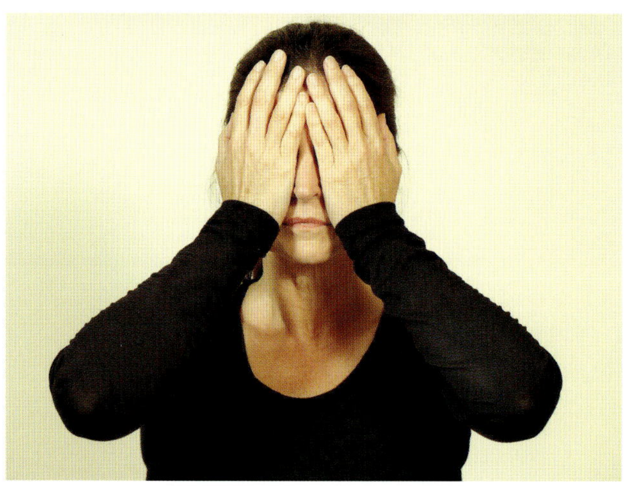

- Sitze mit entspanntem Nacken aufrecht am Boden oder auf einem Stuhl und schaue geradeaus. Verweile in jeder der folgenden Sequenzen für drei bis fünf Atemzüge und komme dann mit einem Ausatmen zurück in die Ausgangsposition.
- Ziehe so fest du kannst die Augenbrauen nach oben und lege die Stirn in Falten. Halte die Anspannung und dann lasse los.
- Ohne den Kopf dabei zu bewegen, schaue so weit wie möglich nach links.
- Wiederhole dies zur rechten Seite.
- Richte deinen Blick nach oben zwischen die Augenbrauen.
- Schaue nun nach unten und schiele dabei auf deine Nasenspitze.
- Schließe die Augen für eine Weile.
- Dann öffne sie wieder und beschreibe mit ihnen langsam einen großen Kreis. Die Bewegung sollte möglichst rund sein. Die Stellen, die die Augen überspringen wollen, zeigen dir an, wo deine Augenmuskeln verspannt sind.
- Nach mehreren Kreisen schaue für einen Moment geradeaus und schließe die Augen.
- Reibe die Hände aneinander, bis sie voller Energie sind, und lege sie sanft auf die geschlossenen Augen. Spüre die Wärme, die sich auf die Augen überträgt und richte deine Aufmerksamkeit dabei auf dein Stirnchakra.

Wirkung: Die verschiedenen Muskeln, die unsere Augen bewegen, sind in unserer visuell überfrachteten Zeit sehr stark beansprucht. Wenn wir über lange Zeit fokussiert in eine Richtung starren, wie auf den Computerbildschirm oder das Smartphone, werden manche Muskeln einseitig überlastet, andere sind unterfordert und schlaff. Diese Übungsreihe wärmt die Augen und lädt sie mit Energie auf. Die Augenmuskeln werden sowohl trainiert als auch entspannt, die Gefäße werden erweitert und die geistige Konzentration und Wachheit erhöht.

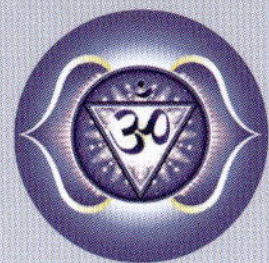

Augenkompresse

Wenn deine Augen überlastet, trocken und müde sind, mache dir eine Augenkompresse. Übergieße zwei Beutel Kamillen- oder Schwarztee (verwende auf jeden Fall Biotee!) mit heißem Wasser, lasse sie eine Weile ziehen und soweit abkühlen, dass du sie mit den Fingern berühren kannst. Drücke sie leicht aus, lege dich bequem hin und lege die Teebeutel als Kompressen für mindestens fünf Minuten auf die geschlossenen Augenlider. Entferne vorher Kontaktlinsen und Makeup.

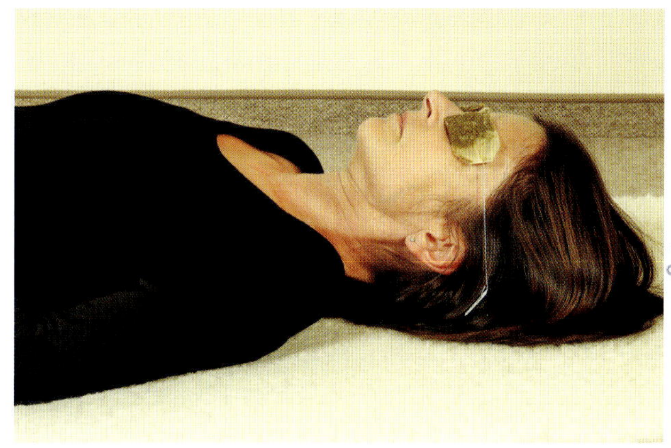

Wirkung: Eine Augenkompresse befeuchtet und erfrischt, löst den Druck, der auf den Augen lastet, und macht klare, strahlende Augen. Kamillentee entspannt die Augen, die im schwarzen Tee enthaltenen Gerbstoffe wirken zusammenziehend und lindern so Schwellungen um die Augen herum.

»Stellung des Kindes« – Den Kopf ablegen

Erfahrene Yogis praktizieren den Kopf- oder Schulterstand zur Aktivierung des sechsten Chakras. Die Stellung des Kindes ist eine einfache Alternative. Auch hier liegt unser Kopf tiefer als der Körper.

- Sitze aufrecht im Fersensitz, die Arme hängen seitlich nach unten. Falls diese Haltung für dich unbequem ist, lege ein kleines Kissen unter deine Fußrücken oder zwischen Füße und Gesäß.
- Schließe die Augen und nimm ein paar tiefe Atemzüge. Wenn du das nächste Mal ausatmest, lasse den Oberkörper sanft nach vorne sinken, bis er auf den Oberschenkeln zum Liegen kommt und deine Stirn den Boden berührt. Dein Rücken ist rund, die Arme liegen entspannt neben dem Körper am Boden. Alternativ kannst du sie auch nach oben ablegen. Wenn du die Knie etwas öffnest, damit dein Bauch genügend Platz findet, lege die Zehenspitzen übereinander.
- Verweile für ein paar Minuten in dieser Position mit der Vorstellung, den Kopf und damit alle belastenden Gedanken an den Boden abzugeben. Nimm bewusst die Entspannung wahr.

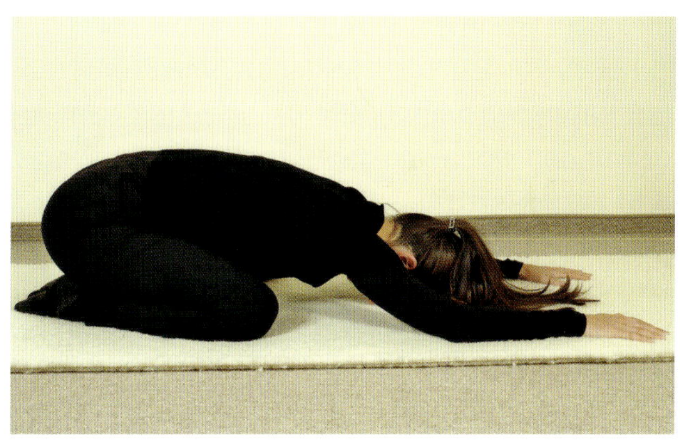

- Dann richte dich langsam Wirbel für Wirbel wieder auf, als wolltest du dich aufrollen, zuerst im unteren Rücken, dann im oberen Rücken und den Kopf ganz zum Schluss.
- Anschließend lege dich auf den Rücken und entspanne.

Wirkung: Diese Haltung aus dem Yoga ist verbunden mit Hingabe und Dankbarkeit. Sie kehrt die Sinne nach innen, lässt uns eine tiefe Ruhe erfahren und die Weite im Stirnchakra erahnen.

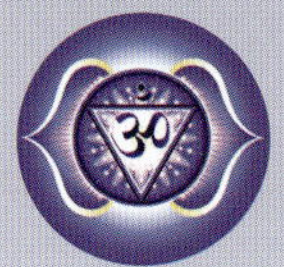

Wechselatmung

Bei dieser Atemübung aus dem Yoga (»Pranayama«) atmest du im Wechsel durch eine Nasenöffnung aus und ein, während du die andere verschließt. So atmest du mit einem Atemzug links aus und ein, mit dem nächsten Atemzug rechts aus und ein.

- Sitze entspannt und aufrecht im Schneider- oder Fersensitz oder auf einem Stuhl und lege dann die Hände auf den Oberschenkeln ab. Richte deine Aufmerksamkeit auf deinen Atem. Nimm einfach nur wahr, verändere nichts.
- Winkle nun den rechten Arm an (als Linkshänder nimm den linken Arm). Strecke Daumen, kleinen Finger und Ringfinger, während Zeige- und Mittelfinger gebeugt sind. Nach einem vollständigen Ausatmen beuge den Kopf leicht vor, bringe die Hand zur Nase, verschließe mit dem Daumen die rechte Nasenöffnung und atme links ein.
- Für die Ausatmung löse den Daumen vom rechten Nasenloch, verschließe das linke mit den Fingerkuppen von Ringfinger und kleinem Finger und atme rechts aus. Atme dort erneut ein und verschließe diese Seite wieder, öffne die linke Seite und atme hier aus. Dies ist nun eine vollständige Runde der Wechselatmung.
- Übe diese Atmung noch mindestens achtmal und richte dabei deine Aufmerksamkeit auf den Luftstrom durch die jeweilige Nasenöffnung. Ruhe nach der Übung noch eine Weile im Sitzen oder im Liegen.
- Bleibe während der ganzen Zeit entspannt, erzwinge nichts und versuche auch nicht, besonders tief zu atmen.
- Meist ist eine Nasenöffnung durchlässiger als die andere. Wenn aber eine Seite ganz verschlossen ist, Atemnot oder eine Anspannung der Schultern auftritt, breche die Übung ab und versuche es ein anderes Mal wieder.

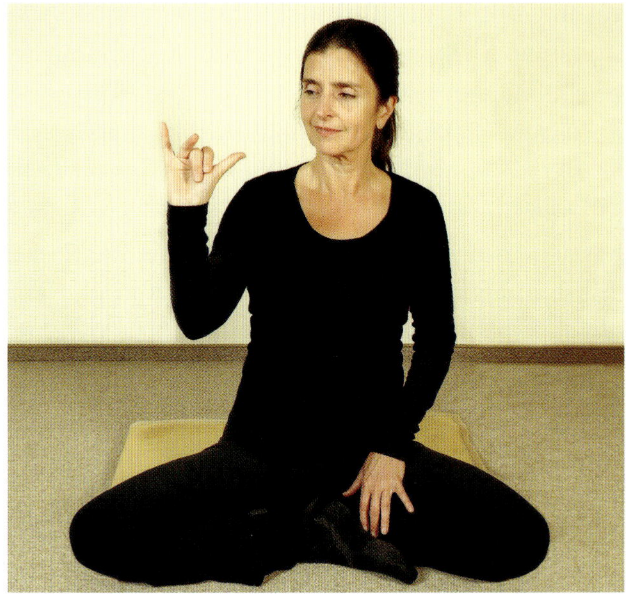

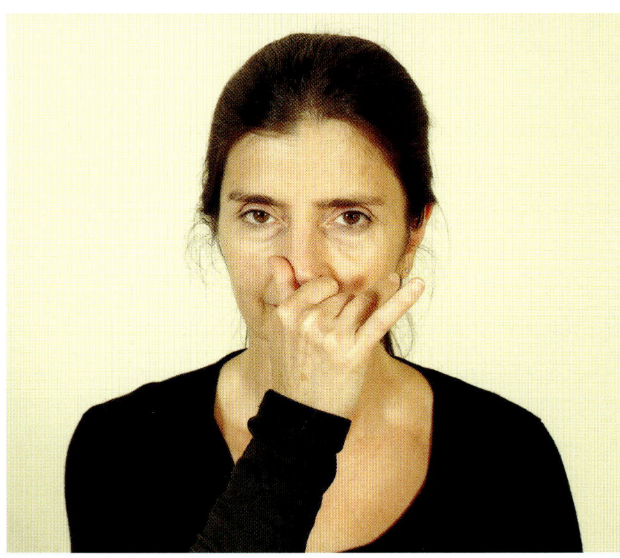

Wirkung: Die Wechselatmung wirkt ausgleichend und harmonisierend. Sie synchronisiert die beiden Gehirnhälften, verbessert die Wahrnehmung, wirkt der Zerstreuung entgegen und fördert Sammlung, Klarheit und Konzentrationsfähigkeit. Sie beruhigt die Nerven, lässt dich sowohl körperlich als auch geistig zur Ruhe kommen und schenkt inneren Frieden.

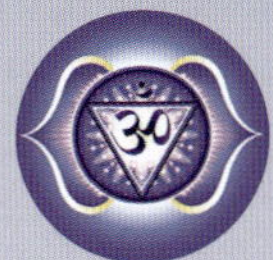

»Einen Fisch fangen« – Ausgleich zwischen rechts und links

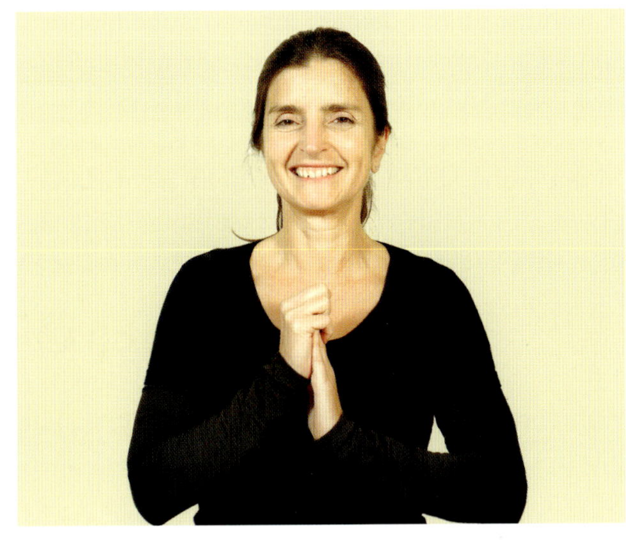

- Stehe oder sitze aufrecht und lege die Hände in Höhe der Brust wie zu dem indischen Namasté-Gruß zusammen, so weit von deinem Körper entfernt, dass du die Hände sehen kannst, ohne den Kopf zu senken.
- Schiebe nun die linke Hand so weit nach oben, dass sie die Fingerspitzen der rechten Hand umfassen kann. Dann bringe die Hände zurück in die Ausgangsposition und wiederhole dies mit der rechten Hand.
- Führe diese gleitende Bewegung im Wechsel durch und werde dabei schneller. Die Hände bleiben dabei die ganze Zeit in Kontakt, die Schultern sind entspannt.
- Werde nach etwa einer Minute wieder langsamer und verweile noch einen Moment in der Ausgangsposition.

Wirkung: Die einfache Übung wirkt ausgleichend, harmonisierend und stärkt die Konzentrations- und Leistungsfähigkeit des Gehirns. Sie bringt die beiden Gehirnhälften wieder mehr ins Gleichgewicht. Bei der Arbeit am Schreibtisch beanspruchen wir besonders die linke Gehirnhälfte, die für das logische Denken, Rationalität, das Speichern von Fakten und Analysieren zuständig ist. Diese einseitige Belastung strengt an und macht müde. Die rechte Gehirnhälfte hingegen kennt Kreativität, Fantasie, Intuition und das Gefühl der Zeitlosigkeit und wird häufig vernachlässigt.

... durch Berührung

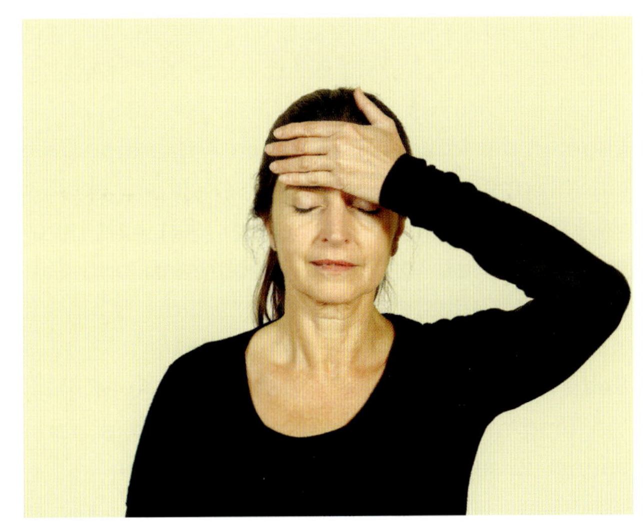

Setzte dich aufrecht hin oder lege dich auf den Rücken und stelle die Füße auf. Lege deine linke Hand auf die Stirn. Nacken und Schultern bleiben dabei entspannt. Schließe die Augen, und richte die Aufmerksamkeit auf dein Stirnchakra. Die sanfte, Raum gebende Berührung deiner Hand weckt dein Spürbewusstsein.

Was nimmst du hier wahr?

- Fühlt sich dieser Bereich lebendig an oder so wie ein Raum, den du lange nicht betreten hast?
- Fühlt es sich hier wach oder müde an?
- Ist es eher warm oder kühl? Leicht oder schwer?

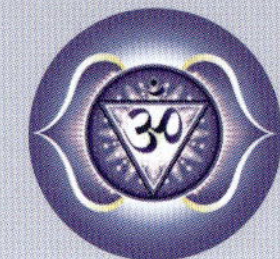

- Ist die Berührung deiner Hand angenehm?
- Wie fühlt sich die Berührung von innen an?
- Nimmst du mit deinem inneren Auge hier eine Farbe wahr? Wenn ja, wie sieht diese Farbe aus? Klar und leuchtend oder verwaschen und trüb?

Nimm wahr, spüre hinein. Es geht nicht darum, etwas zu verändern. Du schickst einfach nur Bewusstsein durch deine Berührung, bleibst offen und empfänglich für das, was geschieht.

Nach einer Weile stelle dir vor, dass sich unter der liebevollen Aufmerksamkeit deiner Hand dein Stirnchakra aufhellt, lebendiger wird, zu strahlen beginnt und sich öffnet wie eine Blume, die erblüht.

… durch Öffnungspunkte

Während du einen der hier beschriebenen Punkte hältst, kannst du dir königsblaues Licht vorstellen, das den Punkt durchflutet, und dazu den heilenden Laut I intonieren.

Lenkergefäß 16 »Jadetor«

Lage: an der Schädelbasis am Übergang vom Kopf zum Hals in einer großen Vertiefung in der Mitte des Hinterkopfes
Wirkung: Tor zum Dritten Auge; fördert und klärt die Sinneswahrnehmung; kann zu einer neuen Sichtweise führen; erhellt das Bewusstsein; fördert eine tiefe Entspannung; unterstützt die Verbindung von Gefühl und Verstand
Selbstbehandlung: Im Sitzen oder Liegen halte Lenkergefäß 16 mit dem Zeige- und Mittelfinger.

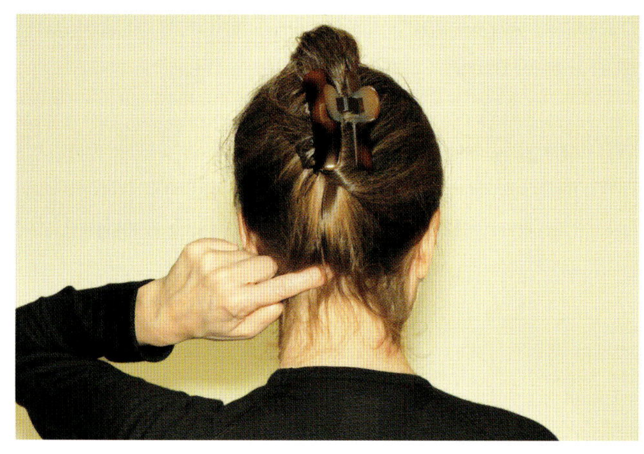

Yin Tang »Siegeshalle«

Lage: in der Mitte zwischen den Augenbrauen in einer Vertiefung
Wirkung: Tor zum Dritten Auge; klärt und beruhigt den Geist; fördert Wahrnehmung und Einsicht; unterstützt das innere Sehen, die Fähigkeit zu visualisieren und Ideen zu entwickeln
Selbstbehandlung: Im Sitzen oder Liegen halte Yin Tang mit dem Mittelfinger. Die andere Hand kannst du auf deine Brust legen.

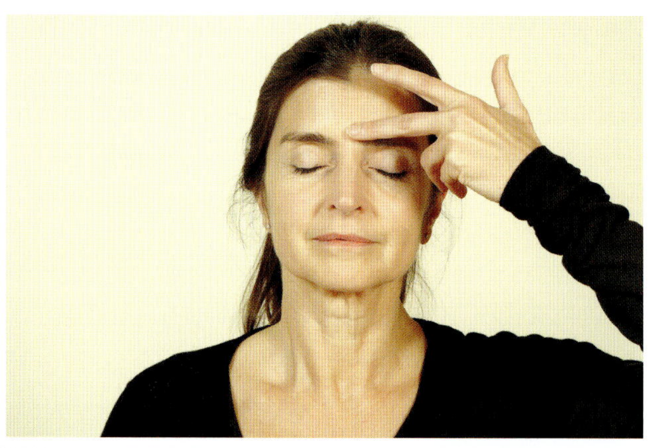

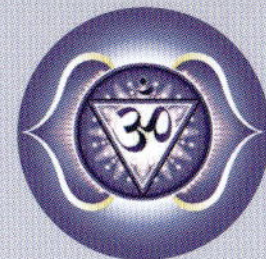

Gallenblase 14 »Helles Yang«

Lage: auf der Stirn, ein Daumenbreit oberhalb der Mitte der Augenbrauen
Wirkung: entspannt den Kopf; klärt den Geist; fördert positive Gedanken; stärkt die geistige Sehkraft und das Visualisierungsvermögen
Selbstbehandlung: Im Sitzen oder Liegen halte Gallenblase 14 auf beiden Seiten mit den Mittelfingern.

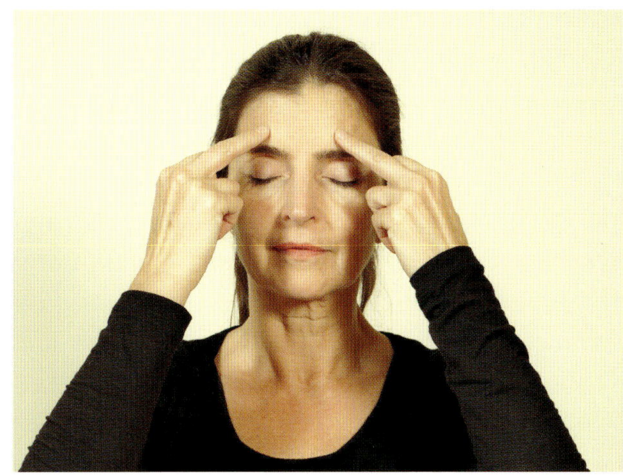

Gallenblase 20 »Tor des Bewusstseins«

Lage: am unteren Schädelrand in einer Vertiefung zwischen den Ansätzen des Trapez- und des Kopfwendermuskels
Wirkung: Fenster-zum-Himmel-Punkt: fördert die Kommunikation zwischen Kopf und Körper; klärt den Geist; unterstützt eine bewusste Wahrnehmung; lässt tief entspannen
Selbstbehandlung: Im Sitzen oder Liegen halte Gallenblase 20 auf beiden Seiten mit den Zeige- und Mittelfingern.
Alternativ: Besorge dir zwei weiche Tennisbälle, stecke sie in einen Strumpf, so dass sie nebeneinander liegen, und verknote ihn, damit die Bälle nicht verrutschen. Lege dich auf eine bequeme, nicht zu nachgebende Unterlage und bringe die Tennisbälle in den Nackenbereich genau unter die Gruben zwischen den beiden Muskelansätzen, rechts und links unterhalb des Hinterhauptbeins. Finde eine Position, in der es sich angenehm anfühlt, und entspanne dich.

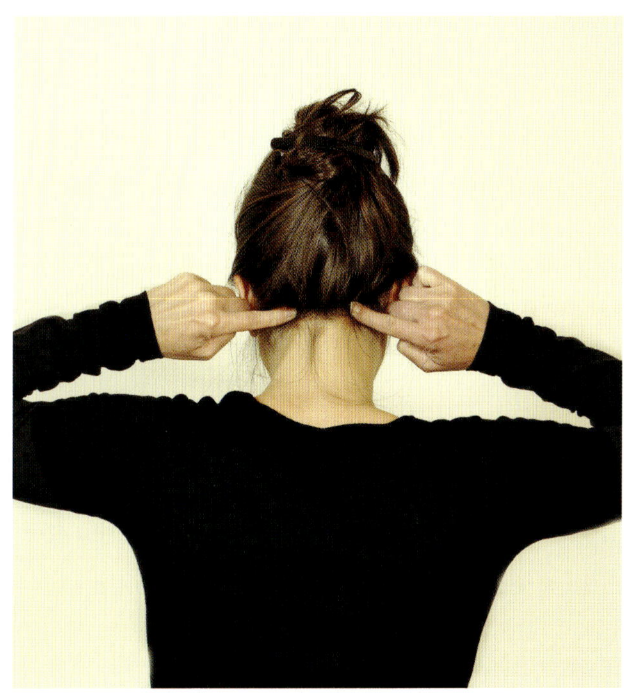

Diese Variante wende nicht bei einer Schädigung der Halswirbelsäule an!

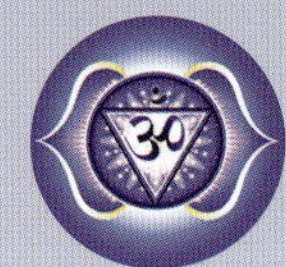

... mit Geschichten und Weisheiten

Jenseits von Identifikation

Als der Gouverneur von Kyoto den großen Zen-Meister Keishu zum ersten Mal besuchte, übergab er Keishus Schüler seine Visitenkarte. Darauf stand in großen Lettern: »Katigaki, Gouverneur von Kyoto«.

Keishu warf einen Blick auf die Karte und sagte zu seinem Schüler: »Mit dem Typen habe ich nichts zu tun. Sag ihm, er soll verschwinden!«

Da brachte der Schüler die Karte zurück und entschuldigte sich vielmals für diese schroffe Zurückweisung. Der Gouverneur aber verstand sofort. Mit den Worten »Das war mein Fehler!« holte er einen Stift hervor und strich die Worte »Gouverneur von Kyoto« auf seiner Karte durch. Nun gab er sie dem Schüler zurück und bat ihn, den Meister noch einmal zu fragen.

Als Keishu diesmal die Karte sah, rief er sofort: »Oh, Katigaki ist da! Den möchte ich unbedingt kennenlernen!«

Agnosia – Nicht-Wissen

Zen-Meister Nansen, der in einer entlegenen Hütte auf einem Berg lebte, bekam eines Tages Besuch von einem Gelehrten. Obwohl dieser von dem Aufstieg ganz außer Puste war, fragte er, gleich nachdem er die Hütte betreten hatte: »Was ist Wahrheit?«

Nansen antwortete nicht auf diese Frage, sondern sagte freundlich: »Die Wahrheit kann ein wenig warten. Du siehst müde aus, ich mache dir erst einmal eine Tasse Tee.«

Er bot seinem Gast einen Platz an, gab ihm eine Tasse und schenkte ihm anmutig ein. Der Gelehrte war zunächst erfreut über diese aufmerksame Geste, aber bald darauf bestürzt und schließlich entsetzt, als der Meister immer weiter goss, auch als die Tasse schon voll war, so dass der Tee über den Tassenrand auf den Boden floss. Dem Gelehrten wurde nun klar, dass dieser angebliche Weise ein Trottel war, der nicht einmal Tee einschenken konnte und nie und nimmer wusste, was Wahrheit ist.

Er rief empört: »Halt, du Narr! Siehst du nicht, dass meine Tasse voll ist?«

Nansen hielt inne und blickte ihm in die Augen: »Ja, deine Tasse ist voll. Voll von auswendig gelerntem fremdem Wissen und falschen Wahrheiten. Voll von dem Gedanken, ein großer Gelehrter zu sein! Wie soll ich irgendetwas in deine Tasse gießen? Es passt kein einziger Tropfen Wahrheit mehr hinein!«

Es trat ein kostbarer Moment der Stille ein, in dem das Gebäude an Gedanken und Meinungen in dem Gelehrten zusammenfiel. Zurück blieb eine offene Empfänglichkeit, mit der er ein aufrichtiger Schüler Nansens wurde.

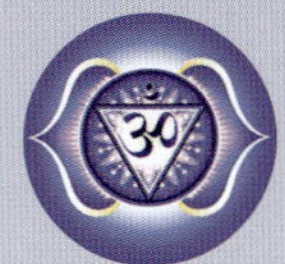

Die Macht der Gedanken

Es war einmal ein Mann, der zur Erfüllung seiner vielen Wünsche um die Welt zog. Rastlos wanderte er von Ort zu Ort, fand aber nicht, wonach er suchte. Schließlich legte er erschöpft eine Verschnaufpause ein, lehnte sich an einen großen Baum und fiel sogleich in einen tiefen Schlaf. Er ahnte nicht, dass dies ein magischer Wunschbaum war, der jedem, der sich unter seinem weiten Blätterdach ausruhte, all seine Träume erfüllte. Ein Gedanke genügte – und alles trat so ein, wie man sich es vorstellte!

Als der Mann erwachte, war er sehr hungrig und wünschte sich dringend etwas zu essen. Kaum hatte er sich das vorgestellt, erschien aus dem Nichts eine große Festtafel mit all seinen Lieblingsspeisen. Ohne sich darüber zu wundern, machte er sich über die Speisen her. Als sein Hunger gestillt war und er sich satt zurücklehnte, kam ihm eine neue Idee: »Ich hätte gerne eine Frau an meiner Seite, die mir all meine Wünsche von den Augen abliest!«

Sofort erschien eine wunderschöne Frau, die ihm ein Glas Wein servierte und die Füße massierte. Dann bereitete sie ihm mit weichem Moos ein bequemes Bett.

Als der Mann es sich darauf bequem machte, kam ihm plötzlich eine unangenehme Ahnung: »Das ist doch alles sehr sonderbar. Ich frage mich, ob da ein Dämon dahinter steckt!« Im gleichen Moment erschien vor ihm ein finsterer Dämon. Da dachte er noch: »Der Dämon will mich sicher auffressen«, und schon geschah es.

Das Einfache und das Göttliche – Achtsamkeit

Der Zen-Meister Ikkyu bekam einmal Besuch von einem Schüler, der kurz vor dem Ende seiner Lehrzeit stand. Draußen regnete es, daher hatte der Schüler einen Regenschirm dabei. Seine Schuhe und den Schirm stellte er draußen vor der Tür ab. Er trat ein und verbeugte sich vor dem Meister. Sogleich stellte dieser ihm eine Frage: »Auf welcher Seite deiner Schuhe hast du deinen Regenschirm abgestellt?«

Der Schüler war überrascht über so eine unwichtige Frage, aber er konnte sie nicht beantworten. Darauf sagte der Meister: »Geh und meditiere noch einmal sieben Jahre.«

»Sieben Jahre!« erwiderte der Schüler. »Es war doch nur ein kleiner Fehler!«

Ikkyu sagte: »Fehler sind weder klein noch groß. Du lebst einfach noch nicht meditativ.«

Hier sind Oshos Worte zu dieser Geschichte: »Sei achtsam, achtsam auf alles. Mach keinen Unterschied zwischen den Dingen, dass das eine trivial sei und das andere spirituell. Es hängt von dir ab. Sei aufmerksam, sei achtsam – und alles wird spirituell. Sei unaufmerksam, sei unachtsam – und alles wird unspirituell. Die Spiritualität verleihst du selbst, sie ist dein Geschenk an die Welt. Wenn ein Meister wie Ikkyu seinen Schirm anfasst, wird der Schirm so göttlich, wie etwas nur sein kann. Doch wenn du unachtsam Gott berührst, wird selbst Gott zu etwas Trivialem ... Meditative Energie ist Alchemie ... Je meditativer du wirst, umso mehr siehst du Gott überall. Auf dem höchsten Gipfel ist alles göttlich.«

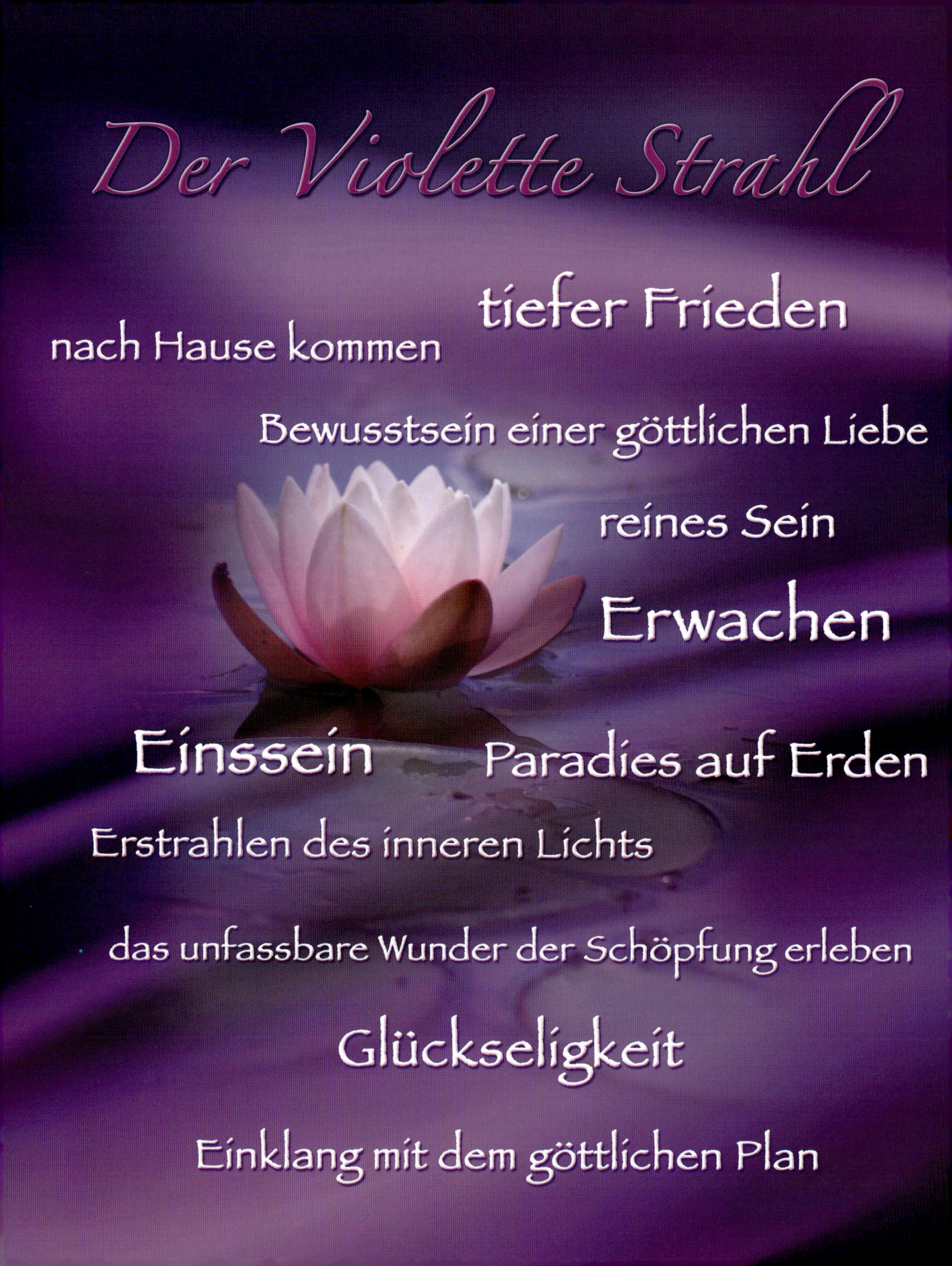

Der Violette Strahl

nach Hause kommen

tiefer Frieden

Bewusstsein einer göttlichen Liebe

reines Sein

Erwachen

Einssein

Paradies auf Erden

Erstrahlen des inneren Lichts

das unfassbare Wunder der Schöpfung erleben

Glückseligkeit

Einklang mit dem göttlichen Plan

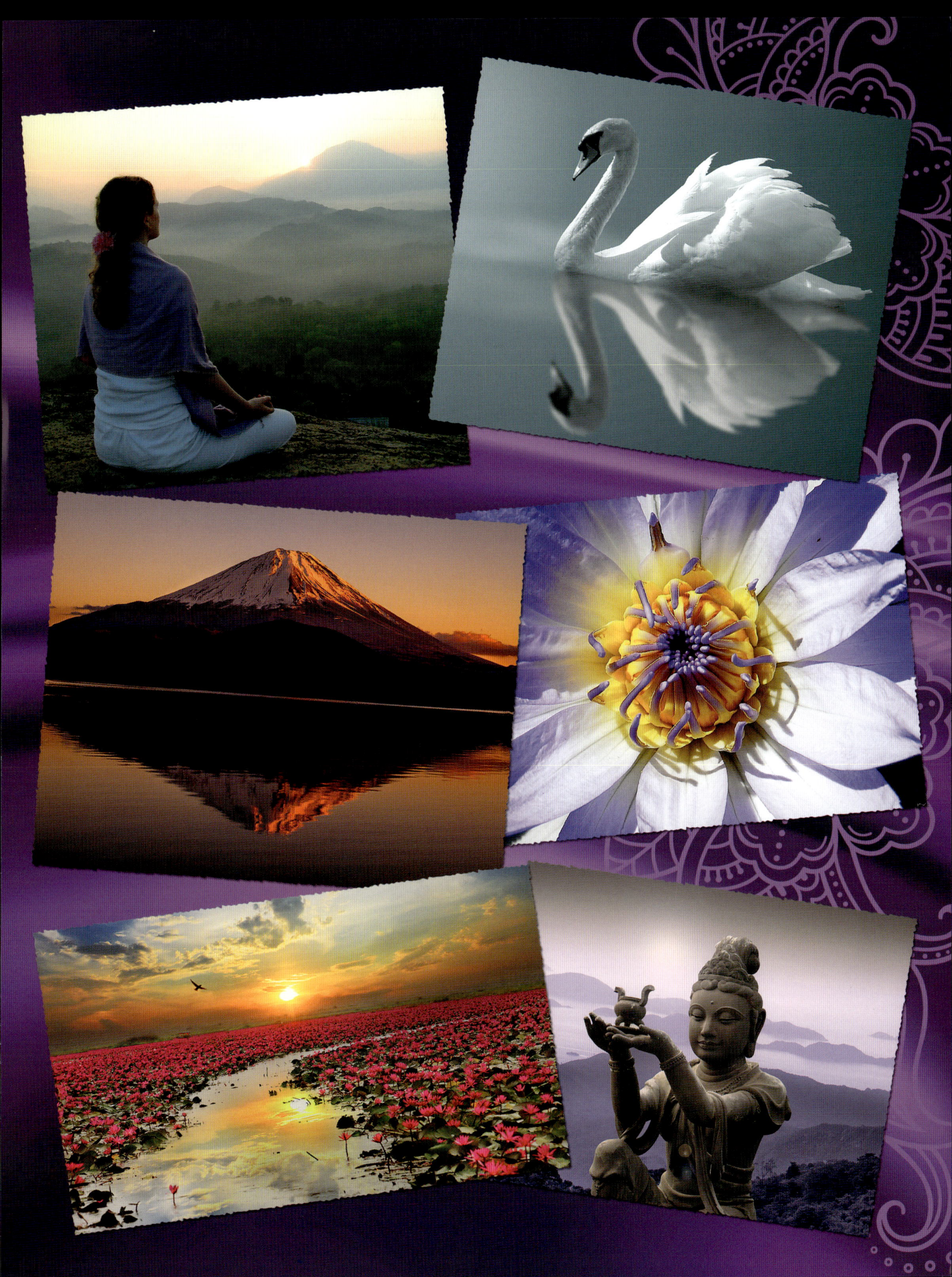

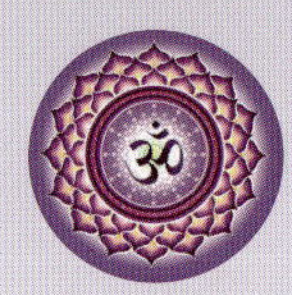

Das siebte Chakra Kronenchakra

Das siebte Chakra trägt den Sanskritnamen *Sahasrara*. Er bedeutet »Tausend« und steht für den tausendblättrigen Lotos und damit für das »Unzählbare«, das »Unbegrenzte«.

Lage und zugeordnete Körperbereiche

Das Kronenchakra befindet sich am Scheitelpunkt des Kopfes. Es überschreitet die körperliche Grenze des Menschen und geht in die Aura über. Von hier aus kann der Mensch sich für das Göttliche öffnen. Dieses Portal nach oben ist bei Babys noch deutlich sichtbar. Dort, wo sich das Kronenzentrum befindet, haben die Schädelknochen eine Öffnung, die Fontanelle, die sich erst im Verlauf des zweiten Lebensjahres vollständig schließt.

Das siebte Chakra hat einen besonderen Bezug zu dem Hohlraum, der zwischen den beiden Gehirnhälften liegt und sie vereint. Die zugeordnete Drüse ist die Epiphyse oder Zirbeldrüse, die als Sitz der Seele gilt und an der Ausdehnung des Bewusstseins beteiligt ist. Ein erblühtes Kronenchakra wurde in antiken Gemälden oft als goldener Strahlenkranz dargestellt. Dieser sogenannte »Heiligenschein« gilt als ein Symbol für Heilige oder Erleuchtete.

Bedeutung und Lebensthemen

Unsere spirituelle Reise führt uns immer weiter in eine Leere, ins Nichts. Hier löst sich alles auf – unsere Identifikationen, Anhaftungen, Träume und Begierden, alles was wir denken, was wir sind. In tiefer meditativer Versenkung gibt es nichts mehr, woran wir uns festhalten können. Es ist so, als würden wir im Ozean tauchen, immer mit dem sicheren Meeresgrund vor Augen, und plötzlich einen bodenlosen, schwarzen Abgrund erreichen. Das hat eine mächtige Anziehungskraft, denn unsere Sehnsucht nach Erlösung findet hier ein Ende. Gleichzeitig kann es aber auch große Angst machen, denn alles, was wir bisher gekannt haben, existiert hier nicht mehr. Jenseits des kleinen »Ich« liegt das Mysterium des Nichts. Es braucht nur noch einen letzten Sprung oder ein Sichfallenlassen ins Unbekannte.

Mit dem Öffnen des siebten Energiezentrums erwachen wir in die Wirklichkeit. Losgelöst von den letzten Verstrickungen, erfahren wir innere Freiheit. Wir erkennen, dass das Sein größer ist, jenseits aller Vorstellungen, und tauchen ein ins göttliche Bewusstsein. Im Licht reinen Gewahrseins ist die Trennung zwischen innerem Erleben und dem äußeren Geschehen aufgehoben. Während wir im sechsten Chakra die unendliche Weite wie ein neutraler Beobachter von außen wahrnehmen, lösen sich hier alle Grenzen auf und wir werden Eins mit allem, wie ein Wassertropfen, der sich im Meer auflöst.

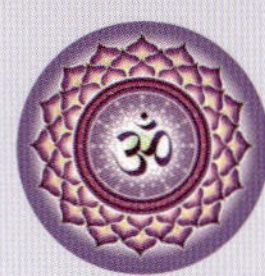

Das Erblühen des Kronenchakras bedeutet eine Heimkehr, eine Rückkehr zur Quelle. Osho sagte dazu: »Das Wort, das Jesus gebraucht, um die Quelle zu finden, ist ›Umkehr‹. Das Wort Umkehr wurde mit ›Bereuen‹ übersetzt. Bereuen bedeutet ebenfalls Umkehr, doch es wurde mit falschen Assoziationen verbunden – es wurde zu Reue. Umkehr hat nichts mit Reue zu tun. Kehre um – wende dich deinem eigenen Wesen zu, eine Wendung um 180 Grad –, dann wirst du plötzlich das Licht sehen, das du seit jeher gewesen bist. Du siehst das Licht, das du selbst bist, das Göttliche in dir.«

Hierher kehren wir am Ende unseres Entwicklungsweges zurück, nachdem wir alle Aspekte unserer Individualität, unseres inneren Regenbogens gesehen, erforscht, verwirklicht und integriert haben. Die Suche hat ein Ende. Wir erkennen, dass wir nie aus dem Paradies vertrieben wurden, weil das Paradies in uns ist. Wenn alle sieben Chakren in uns erblühen, sind wir erwacht.

Diese meditative Gipfelerfahrung beschreiben manche als tiefen Frieden, andere als ozeanische Weite und Grenzenlosigkeit oder als völlige Glückseligkeit – die »göttliche Trunkenheit« nach dem Genuss des himmlischen Nektars. In Indien spricht man von *Ananda*: von wahrer und dauerhafter Freude und unbeeinträchtigter Seligkeit. Es ist ein Zustand, der nichts mit der Erfüllung unserer Wünsche und Bedürfnisse zu tun hat, sondern aus sich selbst heraus entsteht. Mit dem Erwachen aus dem Schlaf der Unbewusstheit erkennen wir das unfassbare Wunder der Schöpfung. Alles ist einfach und heilig. Im Einklang mit dem göttlichen Plan hat das Leben einen Sinn. Unser inneres Licht erstrahlt.

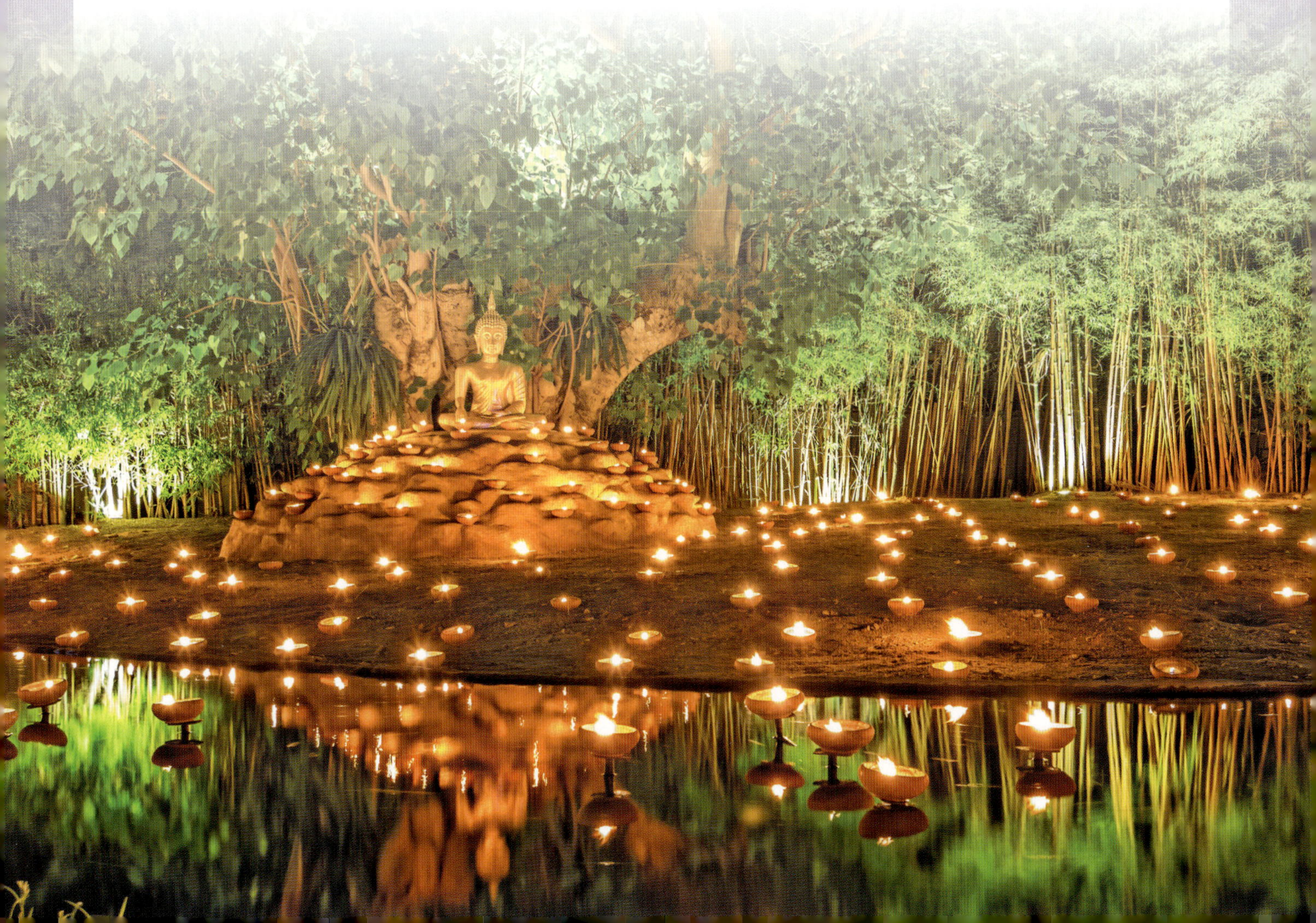

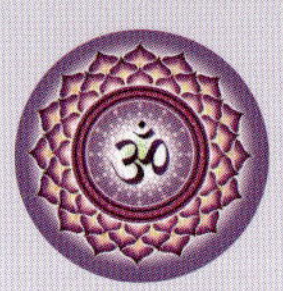

Buddhas letzte Worte waren: »Sei dein eigenes Licht«. Er verglich unser sogenanntes Selbst mit einer Kerzenflamme, die durch unsere alten Gewohnheiten, Wunschvorstellungen und Begierden am Brennen gehalten wird. Dieses Licht, das unruhig wie eine Kerze in der Zugluft flackert, anfällig für jedes Lüftchen und sonstige äußere Einflüsse, erlischt, wenn der Geist ruhig wird und alle Anhaftungen sich auflösen. Die Bedeutung des Wortes *Nirwana*, das Buddha für die Erleuchtung, die letzte Erkenntnis, gewählt hat, ist »Ausblasen der Kerze«.

Das innere Licht lebt in jedem Menschen, es ist nur meist tief verborgen. In Momenten reinen Seins erstrahlt es. Das geschieht manchmal beim Erleben von besonderen Naturereignissen, wie einem wunderschönen Sonnenuntergang, in der Liebe, bei der Geburt oder dem Tod eines geliebten Menschen, in der Begegnung mit einem spirituellen Meister. In diesen Momenten erwacht etwas in uns. Wir erfahren das Licht, das wir sind, und erkennen gleichzeitig die unvergleichliche Einzigartigkeit jedes Einzelnen.

Zwei Wege führen zum Erwachen: Durch Meditation, den »männlichen« Weg der Spiritualität, gelangen wir zu der Erkenntnis: »Ich bin nicht mein Körper, ich bin nicht meine Gedanken, ich bin nicht meine Gefühle ...« bis hin zu der Einsicht: »Ich bin das beobachtende, achtsame Bewusstsein, das alles wahrnimmt.« Über Liebe und Hingabe, den »weiblichen« Weg der Spiritualität, erfahren wir: »Ich bin mein Körper, ich bin meine Gedanken und Gefühle, ich bin alles, was ich erfahren kann. Und ich bin auch du, ich bin deine Gedanken und Gefühle, ich bin die ganze Menschheit ...« Meditation und Liebe werden auf unserer spirituellen Reise irgendwann miteinander verschmelzen. Wir werden liebevoll meditieren und in der Liebe Stille und Meditation erleben.

Das Kronenchakra unerlöst

Wenn das Kronenchakra verschlossen ist, kommen wir uns wie von allem abgeschnitten vor. Wir leben in unserer eigenen kleinen Welt und fühlen uns einsam, leer und verloren. Ohne Zugang zur Spiritualität und zu dem Teil in uns, der unsterblich ist, entstehen Angst, Zweifel, Verwirrung und Resignation. Aus dem Blickwinkel des abgetrennten Selbst empfinden wir Alleinsein als Einsamkeit. Die fehlende Sinnhaftigkeit im Leben äußert sich in Weltschmerz und bringt depressive, dunkle Gedanken hervor.

Aber auch wenn wir unter dieser Begrenztheit leiden und uns in uns selbst gefangen fühlen, ist da gleichzeitig die Angst, die inneren Ketten abzuwerfen und uns in der unergründlichen Weite des Universums aufzulösen, denn das fühlt sich wie Sterben an. Da dieses Gefühl so unerträglich ist, orientieren wir uns lieber am Außen als uns in die innere Leere fallen zu lassen. Unsere Furcht führt möglicherweise dazu, dass wir Meditation für gefährlich halten.

Vielleicht empfinden wir das irdische Leben aber auch als Last und benutzen Spiritualität als Fluchtmöglichkeit vor den täglichen Herausforderungen. Oder wir haben schon eine Erfahrung reinen Seins gemacht, möchten das jetzt nur noch erleben und vernachlässigen dabei die Bedürfnisse der sechs unteren Chakren. So wird der letzte Sprung in die Freiheit jedoch nicht gelingen.

Erleuchtung zeigt sich nicht in spirituellen Höhenflügen, sondern in unserer Fürsorge und

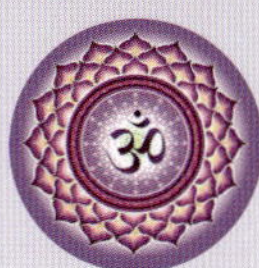

Achtung gegenüber den Dingen des Alltags. Sie durchdringt unser ganzes Dasein. Solange wir aber »Himmel und Erde trennen« und die »himmlischen« Einsichten nicht im normalen »Alltag« auf der Erde erfahren können, kehren wir nicht heim. So sagt ein weiser Spruch: »Wenn du glaubst, du bist erleuchtet, dann besuche deine Eltern ...«

Das Erblühen der tausendblättrigen Lotosblüte

Die Öffnung des Kronenchakras ist ein Segen. Diese göttliche Gnade können wir weder mit strenger Disziplin noch durch komplizierte Übungen erlangen. Sie wird möglich durch Geschehenlassen, durch offene, furchtlose Empfänglichkeit. Jegliche Anstrengung, das siebte Energiezentrum zum Erblühen zu bringen, wird keine Früchte tragen. Durch tiefe Entspannung und Stille können wir nur den Weg bereiten zur Hingabe an das Göttliche. Die hier aufgeführten Anregungen und Meditationen sind lediglich eine Vorbereitung, eine Einladung für diesen letzten Schritt.

Osho sagte: »Erleuchtung ist wie ein Unfall, aber verstehe mich nicht falsch – ich sage nicht, du sollst nichts dafür tun. Wenn du nichts dafür tust, wird dieser Unfall nicht eintreten. Er passiert nur Menschen, die viel dafür getan haben; aber es passiert niemals wegen ihres Tuns – und er passiert nie ohne ihr Zutun. All deine Meditationen bewirken nur eine Unfallbereitschaft, eine Einladung, das ist alles. Sei bereit für den Unfall, für das Unbekannte – bereit, abwartend, empfänglich. Ohne die Einladung wird der Gast niemals kommen.«

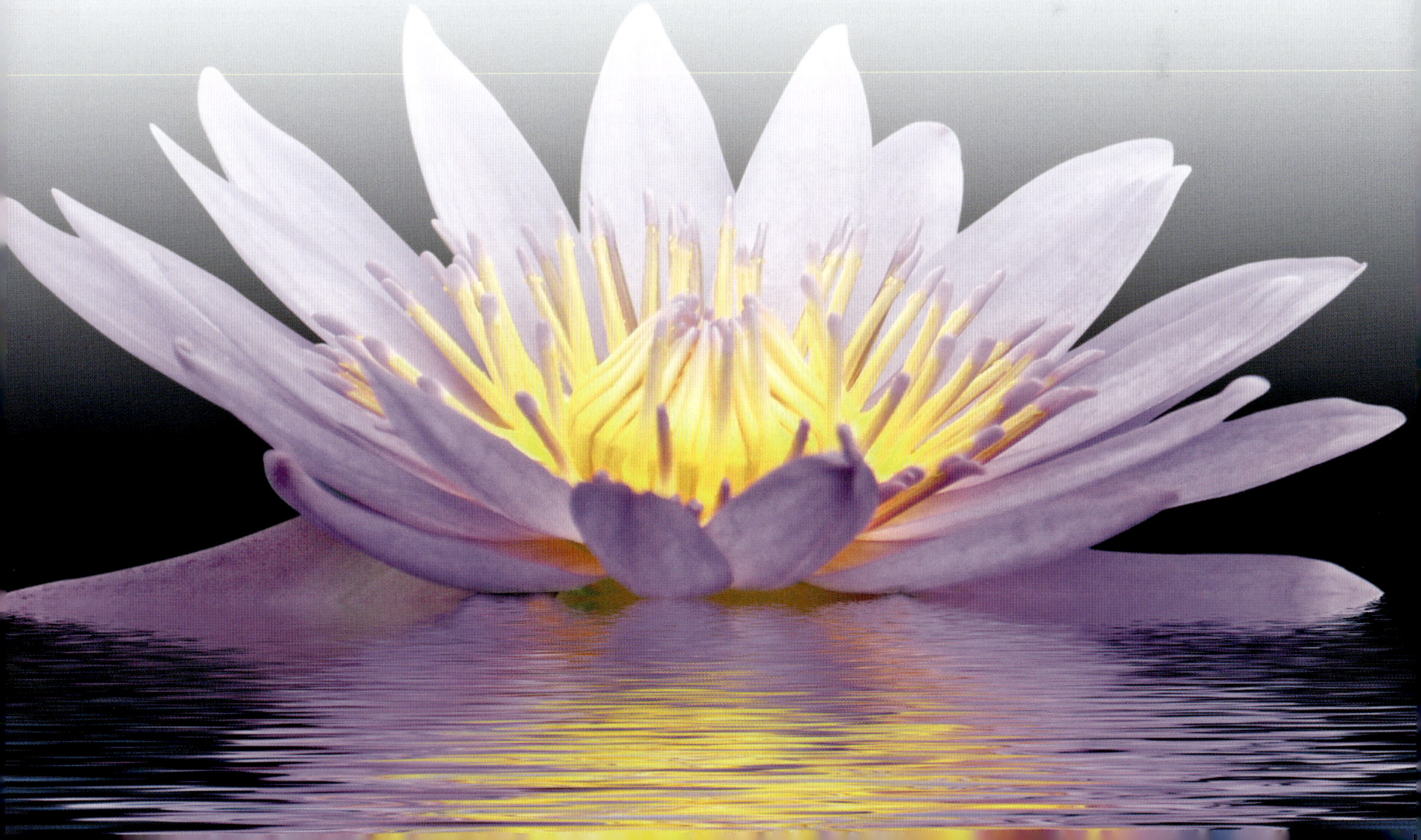

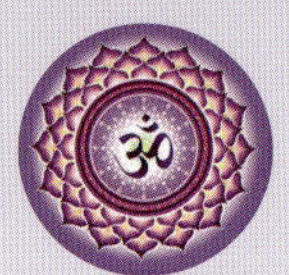

... mit Farben

Violett, die Farbe der Heilung und Transformation, fördert den Zugang zur Spiritualität, Mystik und Magie. Sie unterstützt Bewusstheit und vertieft die Meditation. In der Vereinigung der beiden gegensätzlichen Pole Rot und Blau kann sie Disharmonien zwischen polaren Schwingungen ausgleichen, zwischen aktiv und passiv, weiblich und männlich.

Weiß, die vollkommene Strahlung des Lichts, steht für Klarheit, Reinheit und Unschuld. Das helle Weiß beinhaltet das ganze Spektrum der Regenbogenfarben.

... in der Natur

Auf dem Gipfel eines hohen Berges erleben wir eine Loslösung von den alltäglichen Dingen. Hier können wir Weite, Grenzenlosigkeit und Erhabenheit erfahren. Schon seit Urzeiten gelten die Berge als der Wohnsitz der Götter.

... mit Düften und Pomandern

Weihrauch und **Myrrhe** fördern unsere Bereitschaft für Sammlung und Meditation. Sie gleichen einem Paar, wobei Weihrauch die männliche und Myrrhe die weibliche Seite übernimmt.

Der würzig-holzige Duft des **Weihrauchs** lässt uns verweilen und unseren Blick nach innen wenden. Er bringt die plappernden Gedanken im Kopf zur Ruhe. Weihrauch hat einen engen Bezug zu Tempeln und Kirchen, den Orten der Stille, des Gebets und der Meditation, und bereitet den Weg zu Erkenntnis und spiritueller Befreiung. Mit ihm erheben wir uns über das Weltliche und Vergängliche und bekommen einen Geschmack von Ewigkeit.

Die bittersüß und balsamisch duftende **Myrrhe** wird in vielen religiösen Traditionen dazu verwendet, das Bewusstsein auf eine höhere Ebene zu heben. Sie vermittelt große geistige Ruhe und lässt uns die wunderbare Kraft des All-Eins-Seins erfahren. Myrrhe verbindet Himmel und Erde – das Kronen- mit dem Wurzelchakra.

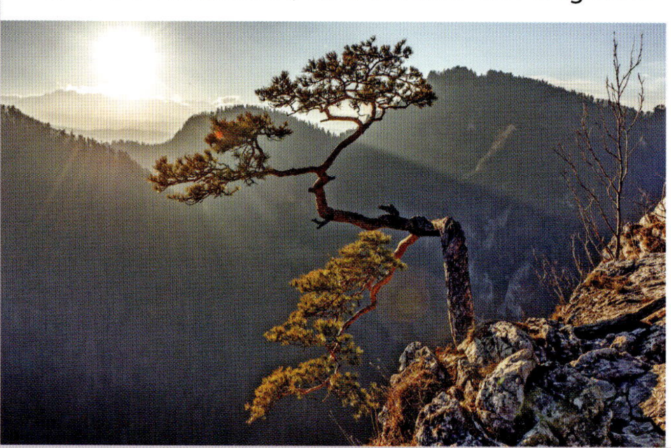

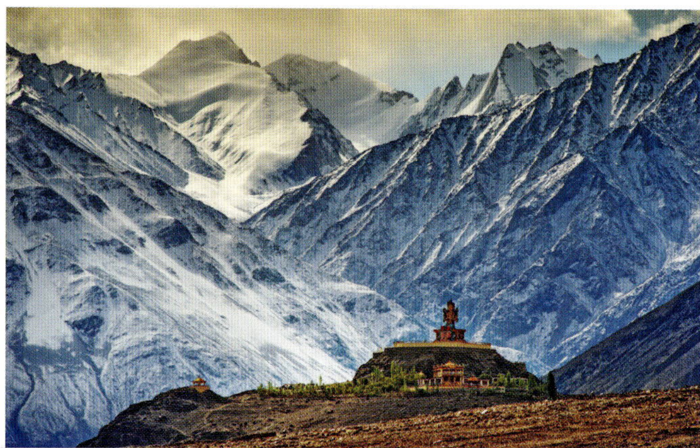

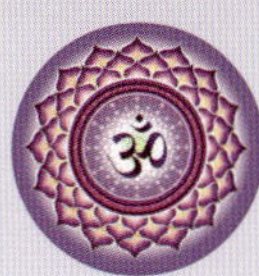

Auch das kostbare **Sandelholz** stimuliert das Kronenzentrum. Es wird in den spirituellen Traditionen des Ostens zum Räuchern in Tempeln und auf Hausaltären verwendet. Die im Hinduismus und Buddhismus getragene Gebetskette besteht meistens aus Sandelholzperlen. Wir haben die Wirkung dieses ätherischen Öls schon beim zweiten Chakra beschrieben. Für das Kronenchakra vertieft die warme und samtige Sandelholzessenz die Meditation, sie beruhigt den Geist und schafft eine friedvolle Atmosphäre.

Der **violette Pomander** klärt Illusionen und Täuschungen. Er schenkt Frieden und Gelassenheit, vertieft die Meditation und öffnet uns für die geistige Welt. Er gibt Zugang zu den höchsten Bereichen des Bewusstseins und berührt das Göttliche in uns. Die zentralen Themen dieses Pomanders sind Transformation, Heilung und Dienen. Er fördert unsere Bereitschaft, anderen in Liebe zu dienen, ohne dass wir uns selbst dabei aufopfern. Diese Essenz hilft uns, Spiritualität im Alltag zu leben, und öffnet uns für die Gnade und den Segen, wenn wir einen seelischen Tiefpunkt erreicht haben. Sein Duft ist blumig.

Der **weiße Pomander:** Seine reinigende und erhellende Kraft ist hilfreich in Situationen, in denen wir Klarheit und Transparenz brauchen. Sie befreit von Ballast und bringt Leichtigkeit.

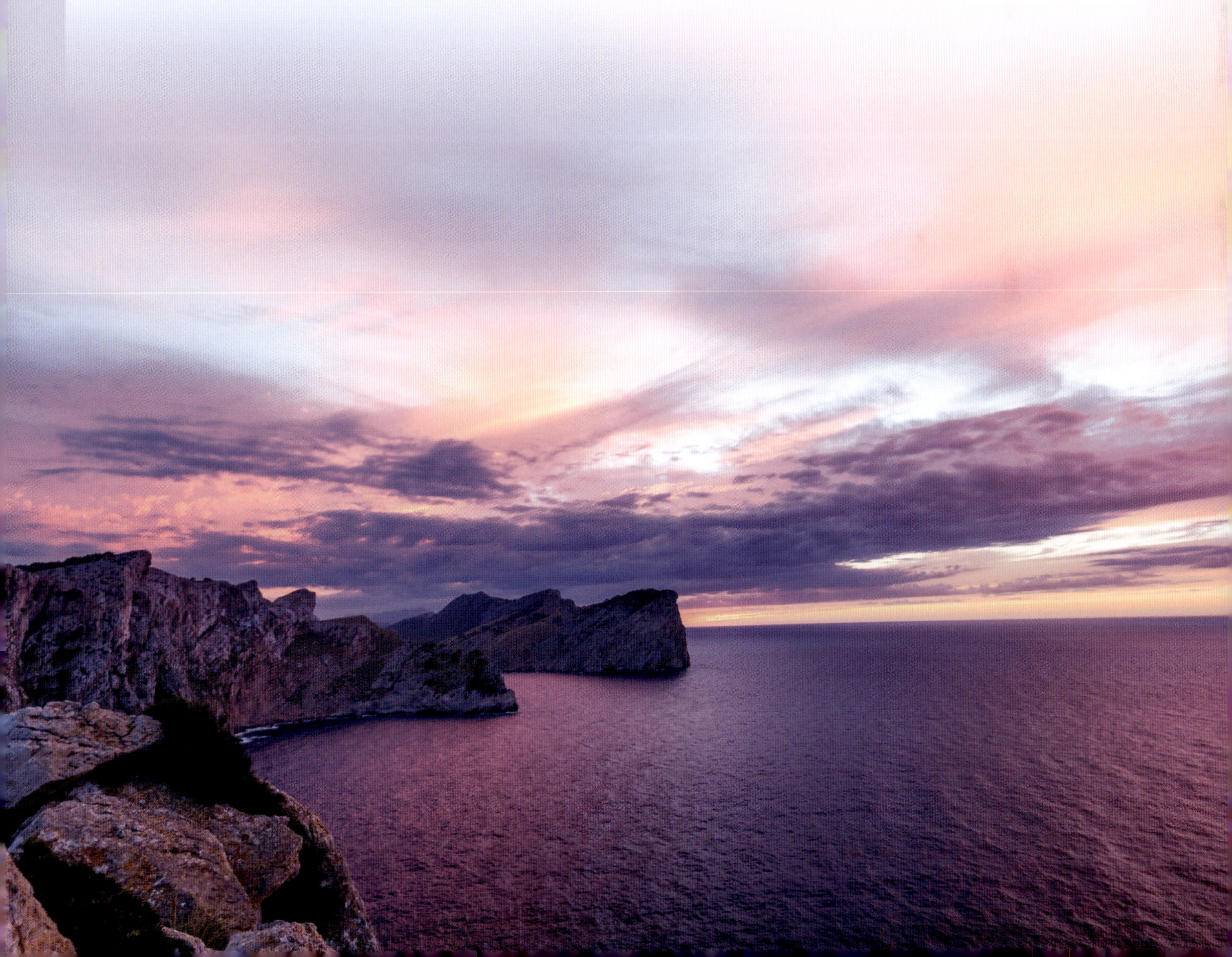

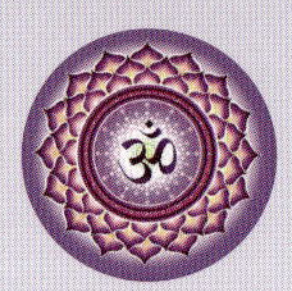

»Am ruhigen Fluss ist das Ufer voller Blumen« Die Kraft der Stille

Manche Menschen empfinden Schweigen als unangenehm, weil sie es mit einer bedrückenden Atmosphäre aus ihrer Kindheit verbinden, bei der Unausgesprochenes belastend in der Luft lag. Das »Edle Schweigen« – so wird es im Buddhismus genannt – ist jedoch anders, es bedeutet viel mehr als nicht sprechen! Bewusste Phasen der absoluten Stille lassen uns unsere Gewohnheiten und gedanklichen Muster wahrnehmen. Wir erfahren eine tiefe Verbundenheit, denn Schweigen bringt uns wieder in Kontakt mit uns selbst. Wenn das oberflächliche Gerede wegfällt, sparen wir viel Energie und unsere Kraft sammelt sich im Inneren. Hier können wir zu einem klaren und tiefen Verständnis der eigenen Natur und der Welt an sich gelangen. Stille ist ein Zustand von wacher Empfänglichkeit. Tiefe Ruhe wirft uns auf uns selbst zurück, unterstützt die Selbstwahrnehmung und Achtsamkeit und besänftigt einen unruhigen Geist. Das bewusste Wahrnehmen der Stille macht uns bereit, den göttlichen Klang wahrzunehmen.

»Wu-Wei« – Die Kunst des Geschehenlassens

Wu-Wei, das Nicht-Tun, ist die Essenz des Tao. Das bedeutet nicht etwa, die Hände in den Schoß zu legen und gar nichts mehr zu tun, sondern sich dem Fluss des Lebens anzuvertrauen. Eine Weisheit des Tao bringt das einfach und klar zum Ausdruck: »Still sitzen, nichts tun, der Frühling kommt und das Gras wächst von selbst.« Wenn wir dem unverfälschten Lauf der Dinge folgen und ihm nicht im Wege stehen oder gar der naturgemäßen Entwicklung zuwider handeln, kann sich unser Potenzial entfalten.

Dann ruhen wir in uns selbst. Offen und voller Zuversicht leben wir in der Gewissheit, dass alles seinen Platz findet. Es ist, wie es ist. Das, was mit unserem Inneren übereinstimmt, wird sich erfüllen. Das Tun verschwindet jedoch nicht.

Wenn wir einen Gärtner beobachten, der sich mit all seiner Liebe und Hingabe seinen Pflanzen zuwendet, damit sie gedeihen und eines Tages in Blüte stehen, bekommen wir eine Vorstellung davon, was Wu-Wei bedeutet. Zunächst einmal wächst die Blume von alleine: Die fruchtbare Erde hat den Samen aufgenommen, das Licht und die Wärme der Sonne und der Regen lassen ihn aufgehen. Der Gärtner unterstützt und ergänzt lediglich die Kraft der Natur, indem er den Boden bereitet, den Spross wässert und das Unkraut jätet. Er wird nichts tun, was gegen die Natur gerichtet ist und das Heranwachsen der Pflanze behindert.

Wu-Wei lässt uns wie dieser Gärtner all das tun, damit unsere inneren Samen sich zu einer wunderschönen Blume entwickeln können. Wenn die Zeit reif ist, entfaltet sich die Blüte ganz von selbst. Wir bleiben dabei entspannt und folgen mühelos dem Fluss. Wu-Wei geschieht, wenn ein Musiker eins wird mit seiner Musik, wenn ein Tänzer so in seinem Tanz aufgeht, dass er sich darin auflöst. Es ist kein Ego da, das handelt. Der Tänzer und der Tanz werden eins.

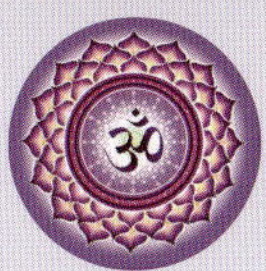

»Gott wird in dir zu tanzen anfangen« Latihan-Meditation

In der Latihan-Meditation erlaubst du die Eigenbewegung deines Körpers. Jede körperliche Bewegung lässt du aus sich heraus geschehen. Daraus kann ein Zustand tiefer Ruhe und Entspannung entstehen. Die Meditation hilft zu erkennen: »Ich bin nicht mein Körper«.

- Stelle dich ganz entspannt hin, schließe die Augen und tue nichts. Überlasse deinen Körper sich selbst und warte, bis eine unbekannte Energie dich bewegt. Du kannst sie universelle oder göttliche Kraft oder sonst wie nennen. Irgendwann spürst du eine Bewegung deines Körpers, die du nicht selbst gemacht hast.
- Nimm wahr, wie sich etwas zu regen beginnt: vielleicht eine Hand oder nur ein Finger. Oder ein Zucken geht durch dich hindurch und du spürst, wie allmählich mehr Lebendigkeit in deinen Körper kommt. Was immer geschieht, lasse es zu. Folge der Richtung der Bewegung. Vielleicht entwickeln sich daraus Wellenbewegungen entlang deiner Wirbelsäule, ein Kreisen deines Körpers, ein Schütteln, ein Wiegen oder sogar ein Tanz. Überlasse dich einfach voller Hingabe dem Spiel des Körpers und vertraue dem Göttlichen.
- Bleibe bei allem, was geschieht, immer in einem Zustand des achtsamen Beobachtens, wie ein Zeuge, der die Eigendynamik des Körpers wahrnimmt und zulässt. Mische dich nicht mit deinen Gedanken ein, gib dem *Macher* in dir keine Chance, sich in das Geschehen reinzudrängen. Auch wenn Angst aufkommt, weil dein Körper vielleicht merkwürdige Positionen einnimmt, die du nicht kontrollieren kannst, beobachte alles ohne zu bewerten, bleibe bewusst und aufmerksam.
- Nimm dir für diese Meditation ungefähr eine Stunde Zeit. Nach 45 Minuten Latihan lege dich auf den Rücken und verweile für 15 Minuten in Stille.

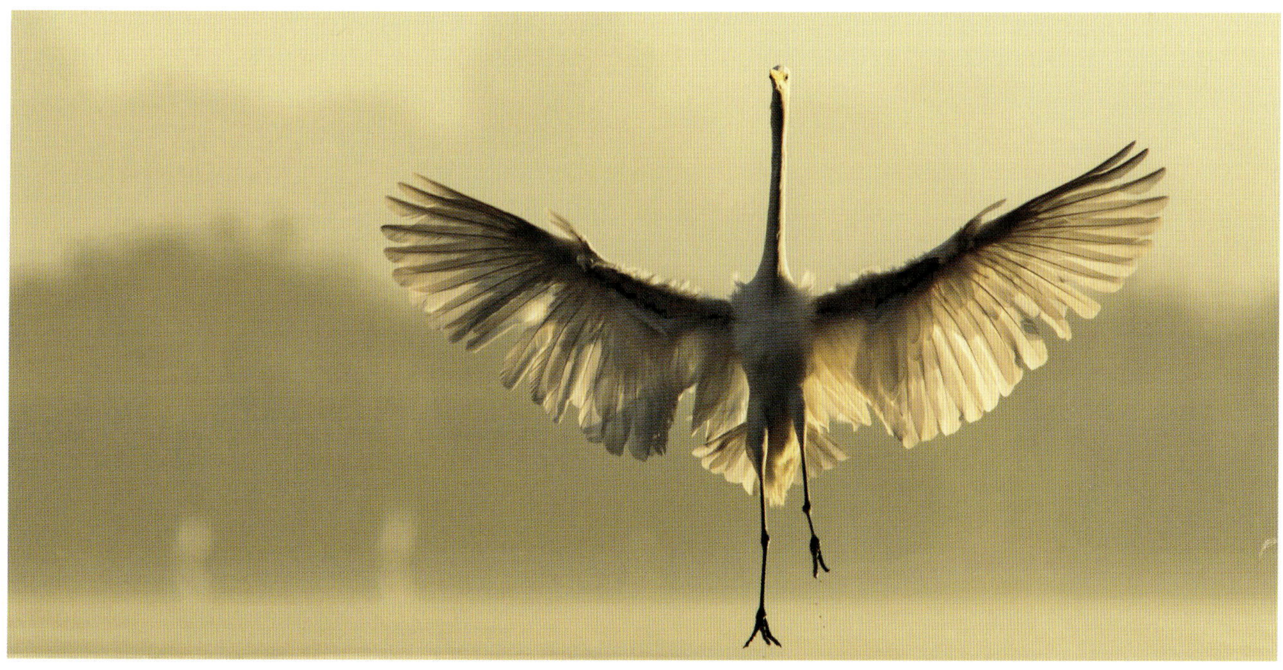

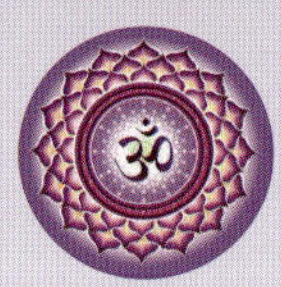

»Shavasana« – Liegen in Stille

Im Yoga nennt man diese Position *Shavasana*, die »Totenstellung«. Wenn du dir einige Minuten des Nichtstuns erlaubst, kann eine tiefe körperliche und seelische Entspannung eintreten. Indem du regungslos daliegst, völlig hingegeben an das, was gerade ist, wird mit dem Körper auch der Geist zur Ruhe kommen. Du kehrst zur Quelle zurück.

- Lege dich flach auf den Rücken und decke dich bei Bedarf zu. Wenn dein unterer Rücken in dieser Position schmerzt, nimm eine aufgerollte Decke oder ein Kissen unter die Knie. Achte darauf, möglichst symmetrisch zu liegen. Die Arme lege zur Seite ab, so weit auseinander, dass die Hände ungefähr in Höhe deines Unterbauches liegen und die Handflächen nach oben weisen. Die Beine liegen etwa hüftbreit auseinander, die Füße können locker nach außen fallen. Dein Kopf ruht ganz gerade, so als hätte jemand sanft an ihm gezogen. Bei Problemen mit der Halswirbelsäule nimm ein Kissen unter den Kopf.
- Schließe die Augen, decke sie bei Bedarf mit einem Augenkissen ab, und lasse bewusst die Muskeln des Gesichts los. Erlaube dir, ganz auf die Unterlage zu sinken, gib all dein Gewicht an den Boden ab. Indem du mehr und mehr entspannst und spürst wie die Erde dich trägt, kann dein Geist zur Ruhe kommen. Verändere nun nichts mehr. Es gibt in diesem Augenblick nichts mehr zu tun.
- Verweile mindestens fünf Minuten in dieser Position, während dein Atem sanft und natürlich ein- und ausströmt. Schlafe dabei nicht ein, sondern bewahre eine stille Bewusstheit.
- Bevor du dich wieder aufsetzt, dehne und strecke dich. Dann rolle dich auf die linke Seite, stütze dich mit der rechten Hand ab und richte dich langsam auf.

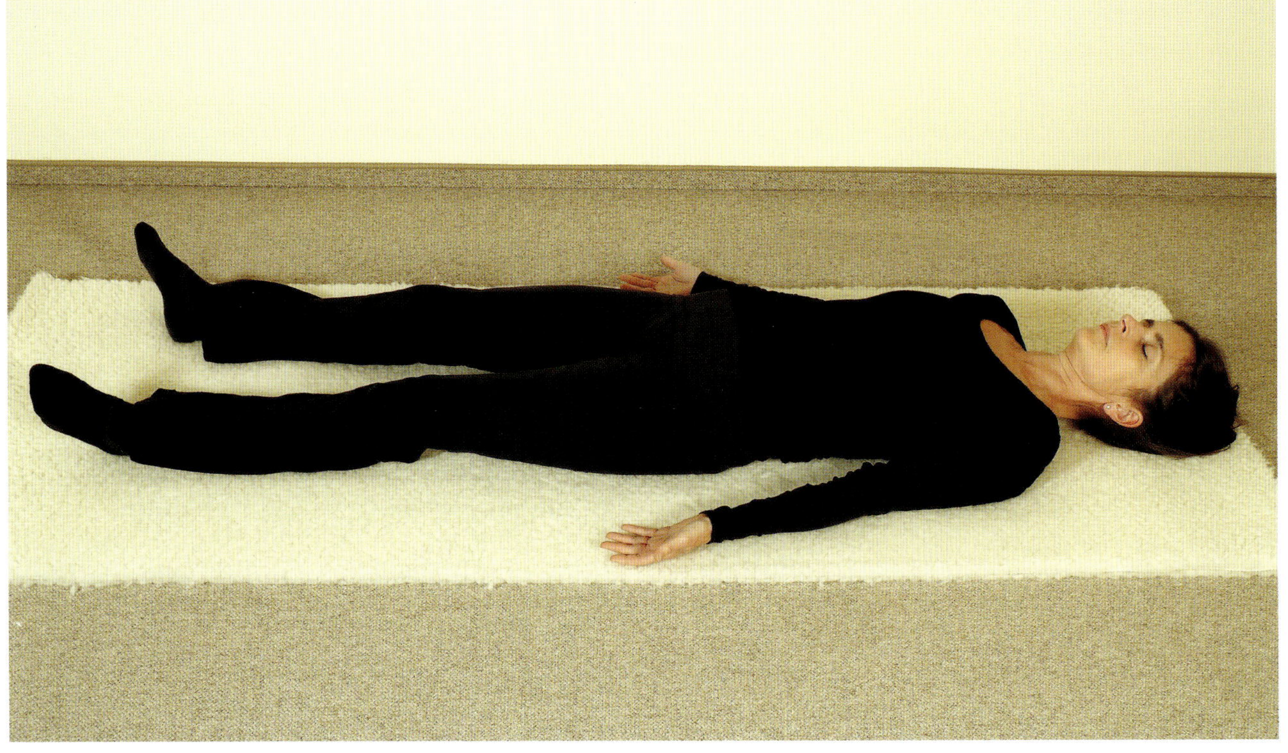

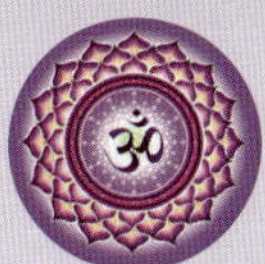

Berühren des Kronenchakras

Setze dich aufrecht hin und berühre mit der linken Hand ganz sanft die höchste Stelle deines Kopfes, die rechte Hand kannst du in deinen Schoß legen. Nach einer Weile löse den direkten Körperkontakt und halte die Hand ein kleines Stück oberhalb des Kopfes. Schließe die Augen und richte deine Aufmerksamkeit auf dein Kronenchakra.

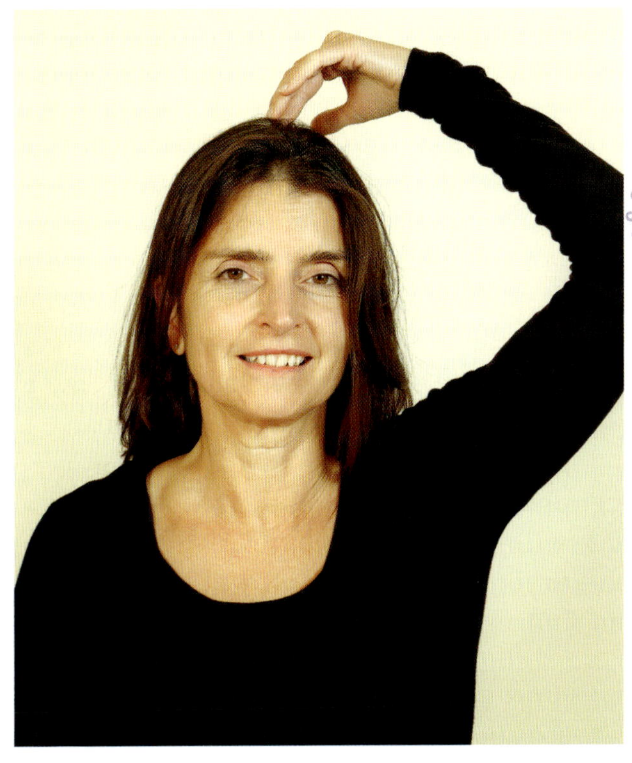

Wie fühlt es sich hier an?

- Fühlt sich dieser Bereich lebendig an oder so wie ein Raum, den du lange nicht betreten hast?
- Fühlt er sich wach oder müde an?
- Ist es hier eher warm oder kühl? Leicht oder schwer?
- Ist die Berührung deiner Hand angenehm?
- Wie fühlt sich die Berührung von innen an?
- Nimmst du mit deinem inneren Auge hier eine Farbe wahr? Wenn ja – wie sieht diese Farbe aus? Klar und leuchtend oder verwaschen und trüb?

Nimm wahr, spüre hinein. Es geht nicht darum, etwas zu verändern. Du schickst einfach nur Bewusstsein durch deine Hand, bleibst offen und empfänglich für das, was geschieht.

Nach einer Weile stelle dir vor, dass sich unter der liebevollen Aufmerksamkeit deiner Hand dein Kronenchakra aufhellt, lebendiger wird, zu strahlen beginnt und sich öffnet wie eine Blume, die erblüht.

Öffnungspunkt Lenkergefäß 20 »Hundertfache Vereinigung«

Lage: auf dem höchsten Punkt des Kopfes in der Mitte der Verbindungslinie zwischen den beiden Ohrspitzen

Wirkung: Tor zum Kronenchakra; entspannt und beruhigt; gleicht aus; klärt den Geist; verstärkt inneres Gewahrsein; vertieft die meditative Erfahrung; öffnet für die »Energien des Himmels«

Selbstbehandlung: Halte Lenkergefäß 20 mit dem Mittelfinger deiner linken Hand, die rechte lege auf deine Brust oder in deinen Schoß. Während du den Punkt hältst, kannst du dir vorstellen, dass er von violettem Licht durchflutet wird. Gleichzeitig kannst du den heilenden Laut M summen. *Abbildung siehe oben*

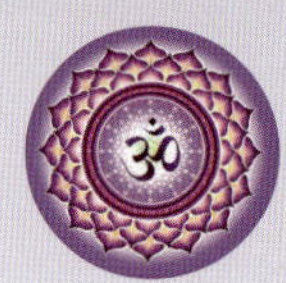

… mit Geschichten und Weisheiten

Kein Wasser – kein Mond

Chiyono, eine wunderschöne junge Frau, war von einer tiefen Sehnsucht nach dem Göttlichen erfüllt. Sie bat viele Meister darum, ihre Schülerin – eine Sannyasin – werden zu dürfen. Sie wurde jedoch immer wieder abgelehnt, weil sie so schön war. Die Meister befürchteten, dass ihre Mönche durch die Anwesenheit einer so schönen Frau in ihrer Meditation abgelenkt werden würden.

Chiyonos Suche war so aufrichtig und tief, dass sie ihrem Gesicht tiefe Narben zufügte, durch die sie ihre Schönheit verlor. Nun wurde sie als Schülerin angenommen. Von diesem Moment an widmete sie ihr Leben ganz der Meditation. Sie praktizierte jeden Tag viele Stunden lang, doch die Jahre vergingen und die Erleuchtung stellte sich nicht ein.

Dann, in einer sternenklaren Nacht, holte sie Wasser aus einem Brunnen. Sie blickte hinauf zum vollen Mond und erkannte, dass er sich in ihrem Wassereimer spiegelte. Fasziniert schaute sie auf das Spiegelbild, als plötzlich die Bambusschnüre rissen, die den Einem zusammenhielten. Das Wasser wurde verschüttet, das Spiegelbild verschwand und Chiyono erwachte. Sie schrieb diesen Vers:

»Auf die eine oder andere Art
versuchte ich den Eimer zusammenzuhalten,
hoffend, der schwere Bambus werde nie reißen.
Plötzlich fiel der Boden heraus.
Kein Wasser mehr – kein Mond mehr im Wasser.
Leere in meiner Hand.«

So fühlt sich Erleuchtung an

Mullah Nasrudin, der Eulenspiegel des Ostens, der als Narr und zugleich als Weiser gilt, bekam eines Tages Besuch von einem jungen Mann, der so schnell wie möglich Erleuchtung erlangen wollte.
Nasrudin, der sogleich erkannte, dass diese Suche nicht wirklich Hand und Fuß hatte, winkte den Burschen zu sich und flüsterte ihm verschwörerisch ins Ohr: »Heute werde ich dich in die geheimen Lehren einweihen: Trinke jeden Morgen ein Glas Milch von einer gesegneten Kuh, umrunde dreimal täglich den Garten des Tempels, verweile für eine Stunde im Kopfstand und wiederhole das Mantra OM neun Millionen Mal.« Der junge Mann lauschte gebannt den Worten des Mullahs. Nachdem er sich all die Ratschläge notiert hatte, fragte er: »Und dann werde ich erleuchtet sein?«
»Nein«, lächelte Nasrudin, »Aber du wirst dich fühlen als ob.«

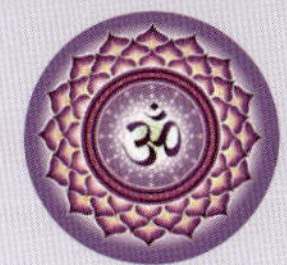

Erwachen aus dem Traum – du bist frei

Der Beamte und Philosoph Riko bat einmal den Zen-Meister Nansen, ihm das Koan von der Gans in der Flasche zu erklären: »Wenn man ein Gänseküken in eine Flasche steckt und es füttert bis es ausgewachsen ist, wie kann man die Gans herausholen, ohne sie zu töten oder die Flasche zu zerstören?«

Nansen klatschte laut in die Hände und rief: »Riko!«

»Ja, Meister«, schreckte dieser auf, plötzlich ganz wach.
»Siehst du«, sagte Nansen, »die Gans ist raus.«

Dies ist eins der ältesten Koans. Es handelt davon, aus dem traumähnlichen Seinszustand, in dem wir uns normalerweise befinden und den die Gans in der Flasche symbolisiert, zu erwachen und in die Gegenwart, ins Hier und Jetzt zurückzukehren.

Leben nach dem Tod

»Meister, was geschieht dem Mann der Erleuchtung nach dem Tod?«, fragte ein Schüler.
»Das weiß ich nicht«, erwiderte der Meister.
»Aber du bist doch ein erleuchteter Meister!«
»Ja, aber kein toter.«

Plötzliches Erwachen

Zu dem Zen-Meister Hakuin kam einmal ein mächtiger Samurai. Ohne die geringste Form der Höflichkeit begab er sich in den Tempel. Dort sprach er den Meister, der in tiefe Meditation versunken war, direkt an: »Lehre mich etwas über Himmel und Hölle!«
Hakuin musterte den Krieger von oben bis unten und sagte dann: »Dich soll ich etwas über Himmel und Hölle lehren? Du bist ein stinkender, dreckiger Rüpel, der zu dumm ist, meine Worte zu verstehen. Verschwinde!«
»Wie kannst du es wagen, so mit mir zu reden?« schrie der Samurai voller Zorn und zog sein Schwert. Gerade als er im Begriff war, Hakuin den Kopf abzuschlagen, sagte dieser ruhig: »Das ist die Hölle.«
Überwältigt ließ der Krieger sein Schwert sinken, von Ehrfurcht und Dankbarkeit erfüllt für den Mut dieses Mannes, der bereit war, sein Leben zu geben, um ihm eine Erfahrung zu ermöglichen. Mit Tränen in den Augen kniete er vor dem Meister nieder. In seinem Herzen war nichts als Liebe und Frieden.
»Und das ist der Himmel«, sagte Hakuin sanft.

Die männlichen und die weiblichen Chakren

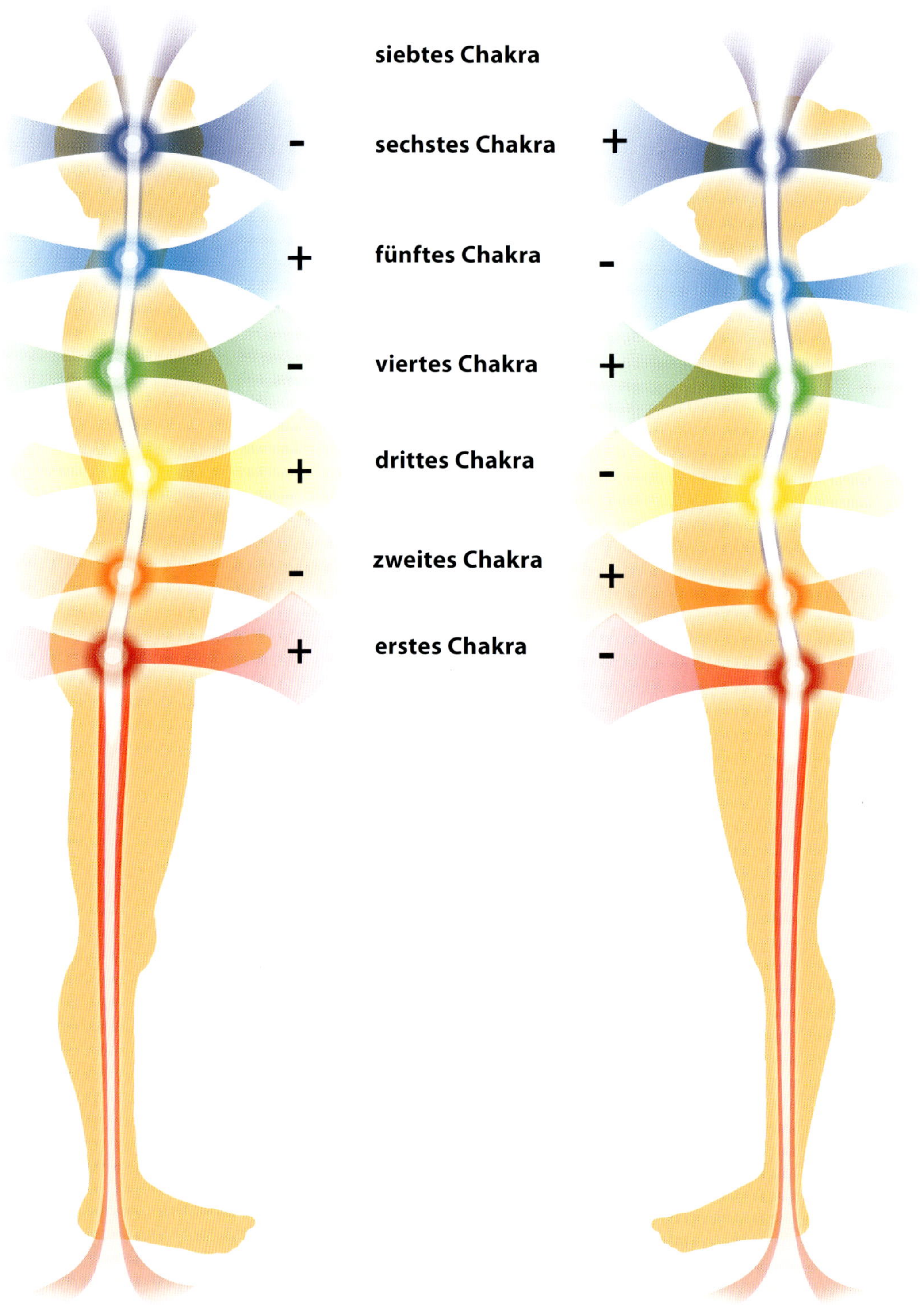

siebtes Chakra

- sechstes Chakra +

+ fünftes Chakra -

- viertes Chakra +

+ drittes Chakra -

- zweites Chakra +

+ erstes Chakra -

Der Weg des Tantra

von Rahasya F. Kraft

Die männlichen und weiblichen Chakren ergänzen sich auf wunderbare Weise. Es handelt sich hierbei um ein exquisites Arrangement der Existenz mit energetisch gegensätzlichen Polaritäten.

Das männliche und das weibliche erste Chakra

Männer haben im ersten Chakra eine positive Ladung, sie sind hier zuhause. Ihre Genitalien zeigen vom Körper weg; Penis, im Tantra *Lingam* genannt, und Hoden befinden sich außerhalb des Körpers. Mit einer Erektion wird der Penis zu einem lebendigen Abenteurer und die nach außen gehende Kraft wird noch sichtbarer. Das erste Chakra ist mit dem physischen Körper verbunden, daher ist der männliche Körper stärker als der weibliche – er ist mehr für physische Aktivitäten gemacht. Die männliche Energie ist praktisch und körperlich.

Männer möchten ihren positiven Pol zeigen, aber das ist im Alltag natürlich nicht möglich. Daher finden sie andere Symbole für ihre männliche Energie: einen Sportwagen, Raketen, die zum Mond fliegen, den Eiffelturm oder Wolkenkratzer. Da das Wurzelchakra auch mit der materiellen Welt verbunden ist, zeigen Männer ihre Potenz mitunter über ihr Geld. Finanzieller Reichtum scheint eine fehlende männliche Ausstrahlung zu ersetzen.

Viele Männer haben erfahren, dass die maskuline Energie des Wurzelchakras für Frauen zu viel ist. Ich hatte einen überaus willensstarken, männlichen Vater und konnte sehen, wie meine Mutter darunter gelitten hat. Sie liebte ihn sehr, aber seine rote Energie enthielt auch eine Menge Ärger und war kaum zu ertragen. So traf ich die Entscheidung: »Ich möchte diese Energie nicht, sie verletzt die Weiblichkeit.« Das geschieht häufig bei sensiblen Männern und sie schneiden sich dadurch von ihrer natürlichen roten Energie ab. Meine männliche Energie habe ich jahrelang nur in Abenteuern und im Sport gelebt, aber im Umgang mit Frauen war ich ein »Softie«. Ich hatte große Angst davor, mich wirklich im ersten Chakra zuhause zu fühlen, bis ich zu Tantra gefunden habe.

Das erste Chakra der Frau ist der rezeptive Pol, es hat eine negative Ladung. Es ist so entwickelt, dass es empfangen kann. Die weiblichen Genitalien, die Vagina, im Tantra *Yoni* genannt, Gebärmutter und Eierstöcke, befinden sich im Inneren des Körpers, nach außen hin gibt es nur eine Öffnung. Von der natürlichen Anlage her ist das weibliche erste Chakra eher passiv, wie die Erde, die die Saat aufnimmt und das richtige Milieu bereitstellt, in der sie keimen und wachsen kann. Der Körper der Frau ist meist zarter und benötigt mehr Schutz.

Das weibliche und das männliche zweite Chakra

Eine Stufe höher im Unterbauch ist die Energie umgekehrt. Das weibliche zweite Chakra hat eine positive Ladung. Die Frau ist zuhause in ihren Gefühlen und Emotionen, in ihrer Sensibilität, in ihrem Bauch. Weiblichkeit drückt sich in Empfindsamkeit und Fürsorge aus, ein Kind kann in ihrem Schoß heranwachsen. Meist ist die Frau diejenige, die im Haus für Behaglichkeit und Wärme sorgt.

Ein Essen bei Kerzenlicht mit köstlichen Speisen, sanfte Musik, duftende Essenzen, liebevolle Worte und sanfte Berührungen sind eine Einladung an ihre Sinnlichkeit, und ihr zweites Chakra reagiert darauf unmittelbar. Auch Frauen möchten die Welt auf ihren positiven Pol aufmerksam machen. Schwangere Frauen zeigen häufig mit Stolz und Freude ihren Bauch. Noch deutlicher wird es mit dem zweiten weiblichen positiven Pol, dem Herzchakra, wo ihre Brüste liegen. Viele Frauen geben sich große Mühe, sie gut zu präsentieren: mit einem tiefen Dekolleté, Push-Up BHs oder Brustvergrößerungen.

Wenn durch seelische Wunden und Traumata ihr zweites Chakra verletzt wurde, verstecken Frauen häufig ihre Weiblichkeit und schneiden sich von ihrer Empfindsamkeit und Sinnlichkeit ab. Sie leben lieber ihre männliche Seite, mit Kraft, Macht und Durchsetzungsvermögen, weil sie auf diese Weise nicht so verletzlich sind. Auch hier ist Tantra ein Weg, wieder ganz zu werden und die verdrängten Anteile zurück ins Leben zu holen.

Das zweite Chakra beim Mann ist rezeptiv und passiv; es hat eine negative Ladung. Fühlen ist nicht seine natürliche Sprache. Wenn es um Gefühle geht, sind Männer oft unsicher und manchmal hilflos. So oft hören sie von ihren Frauen: »Nun fühl doch was!« – und wissen aber nicht, was damit gemeint ist, weil ihr zweites Chakra erst erweckt werden muss. Das ist nicht ihr zuhause und sie benötigen, um hier zu erwachen, ebenso viel Zeit wie Frauen, sich in ihrem ersten Chakra zu öffnen. Mit Verständnis, Entspannung, Präsenz und Liebe wird ein Mann im zweiten Chakra empfänglich werden.

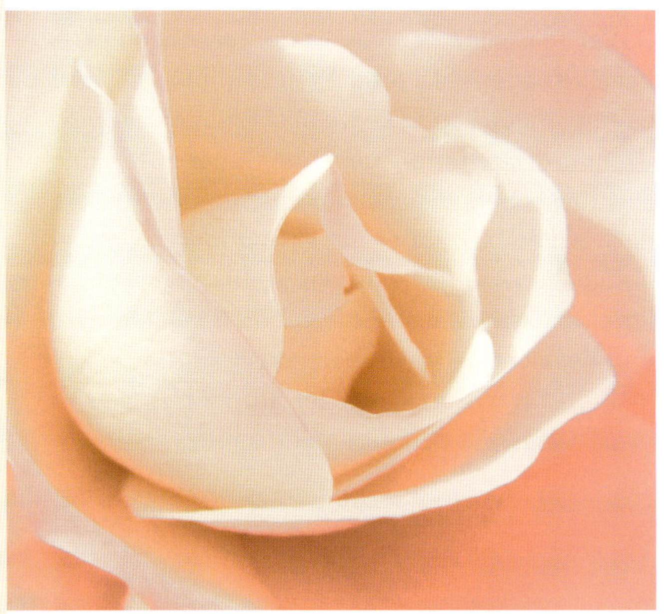

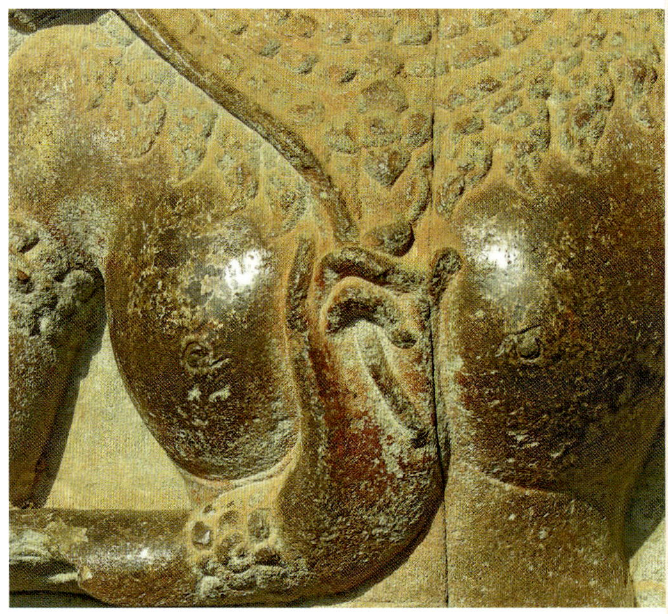

Das Dilemma

Dieser einfache Unterschied bei den männlichen und weiblichen ersten zwei Chakren ist verantwortlich für eine außerordentlich komplizierte Situation bei der sexuellen Vereinigung. Der Mann mit seinem positiven Pol im ersten Chakra ist mit einer Erektion sofort bereit, die Frau zu erobern. Das kreiert die erste Schwierigkeit, denn meist ist die Frau noch nicht so weit, die Energie in ihrem ersten Chakra hat sich noch nicht geöffnet. Unglücklicherweise sind sich die meisten Männer dessen nicht bewusst. Sie denken, dass etwas nicht mit ihrer Frau stimmt, weil sie nicht sofort Sex möchte. Aber das ist ganz natürlich, weil sie hier nicht zuhause ist. Sie mag ihn in seinem Wunsch, sofort in sie einzudringen, als unsensibel und selbstsüchtig empfinden. Der Mann hingegen spürt, wenn er sehr unbewusst ist, das Verlangen, dort mit Gewalt vorzustoßen.

In vielen Kino- und Fernsehfilmen bekommt man eine völlig falsche Vorstellung von Sex: Ein Mann und eine Frau lieben sich – und plötzlich entsteht eine große Eile. Kaum sind sie in der Wohnung, reißen sie sich gegenseitig die Kleider vom Leib und dann schnell, ganz schnell kommen sie zur Sache – solch eine Hast! Kurz nach dieser »tollen Aufführung« liegen sie erschöpft im Bett.

Die meisten Paare kennen Sex nur als so ein Drei-Minuten-Erlebnis. Durch diese Form von Sex, das schnelle Rubbeln zur Stimulierung, verliert der Penis seine Sensibilität. Er fühlt nur noch Hitze und braucht dann immer mehr Anregung. Auch die Vagina mit ihrer sanften und weichen Schleimhaut wird dadurch überreizt. Dahinter steckt die Idee: »Ich muss einen Orgasmus haben!« In dieser Jagd nach einer Entladung ist keiner von beiden präsent. Beide arbeiten hart auf ein illusionäres Ziel hin.

Vielleicht beginnt der Mann mit einem »Vorspiel«, um die Frau bereit zu machen, und er stimuliert ausschließlich die Klitoris. Die Klitoris ist jedoch der positive Pol der Vagina. Ihr stärkster negativer, empfänglicher Pol im ersten Chakra ist der »Garten der Glückseligkeit« am Gebärmuttermund, tief in ihrer Vagina. Wenn die überreizte Klitoris und die Spitze des Penis, die beiden positiven Pole, aufeinander treffen, kommt es häufig zu einem vorzeitigen Samenerguss. Das kann auch geschehen, wenn die Frau noch nicht bereit ist und dadurch eine energetische Barriere an der Vorderseite ih-

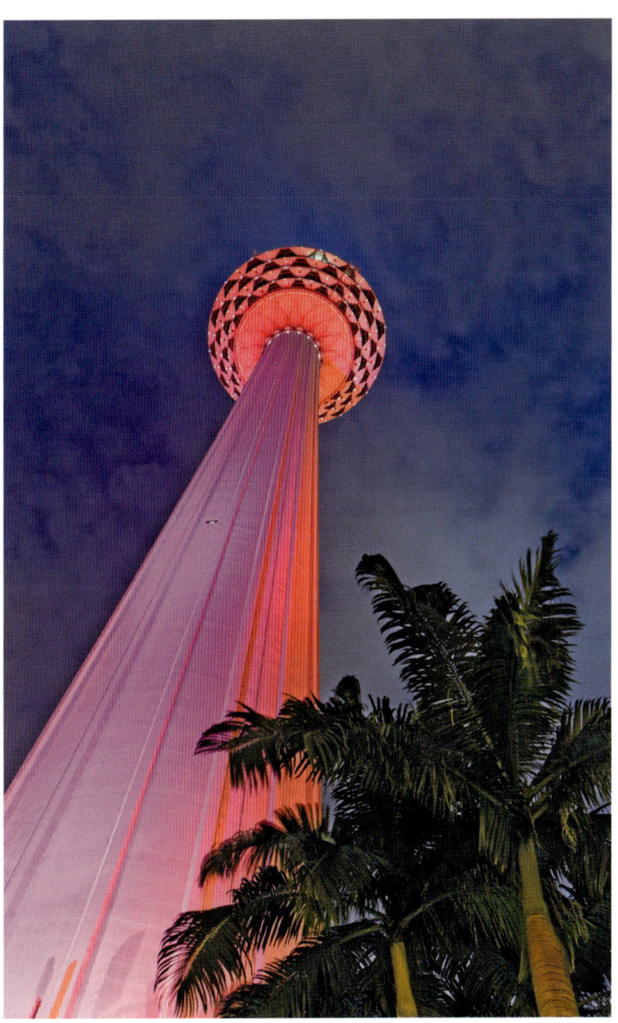

rer Vagina besteht. Wenn der Penis diese Barriere durchbrechen möchte, dann wird der Mann zu schnell kommen.

Bei dieser kurzen sexuellen Begegnung wird die Frau nie etwas erfahren über das Erblühen ihrer Sinnlichkeit. Für den Mann ist das eine schnelle Möglichkeit, um Spannung loszuwerden – weiter nichts! Es ist kein Wunder, dass die Frau das irgendwann nicht mehr will. Daraus entstehen unzählige Dramen: Der Mann will Sex und sie sagt: »Nein, nicht so schnell!« Dadurch fühlt sich der Mann zurückgewiesen und schuldig für sein natürliches Verlangen. Die Frau befürchtet, dass sie nicht bereit sein könnte, wenn er zu früh in sie eindringt. Möglicherweise fühlt sie sich überwältigt und lehnt ihn ab. Darüber gibt es viele Witze: Wenn der Mann Liebe machen möchte, bekommt sie Kopfschmerzen oder findet andere Ausreden, weil ihr Mann es zu eilig hat. Oder aber sie stellt sich »tot« und lässt ihn »seine animalische Sache« machen. Vielleicht wird sie auch emotional und wirft ihm vor, unsensibel zu sein. Die Folge ist wiederum, dass der Mann, erschrocken über ihren Gefühlsausbruch, unsicher wird und erschlafft. Er will nur noch weg und Fußball spielen, fernsehen oder mit seinen Freunden ein Bier trinken und über die verrückten Frauen, die »immer so ein Drama machen« reden – und die Frau weint.

Der letzte Ausweg scheint die Flucht zu sein: Sowohl Männer als auch Frauen, die tiefe Angst haben, vergewaltigt, überwältigt und missverstanden zu werden, neigen dazu. Männer fliehen in sexuelle Fantasien – das ist der Grund, weshalb so viele Männer Pornografie brauchen – und Frauen in Träume von Romantik und Intimität. So ist keiner von beiden wirklich da – was für ein Dilemma!

Männer können Frauen über die unbewusste Kraft in ihrem Wurzelchakra vergewaltigen. So kommt es zu sexuellem Missbrauch durch die männliche

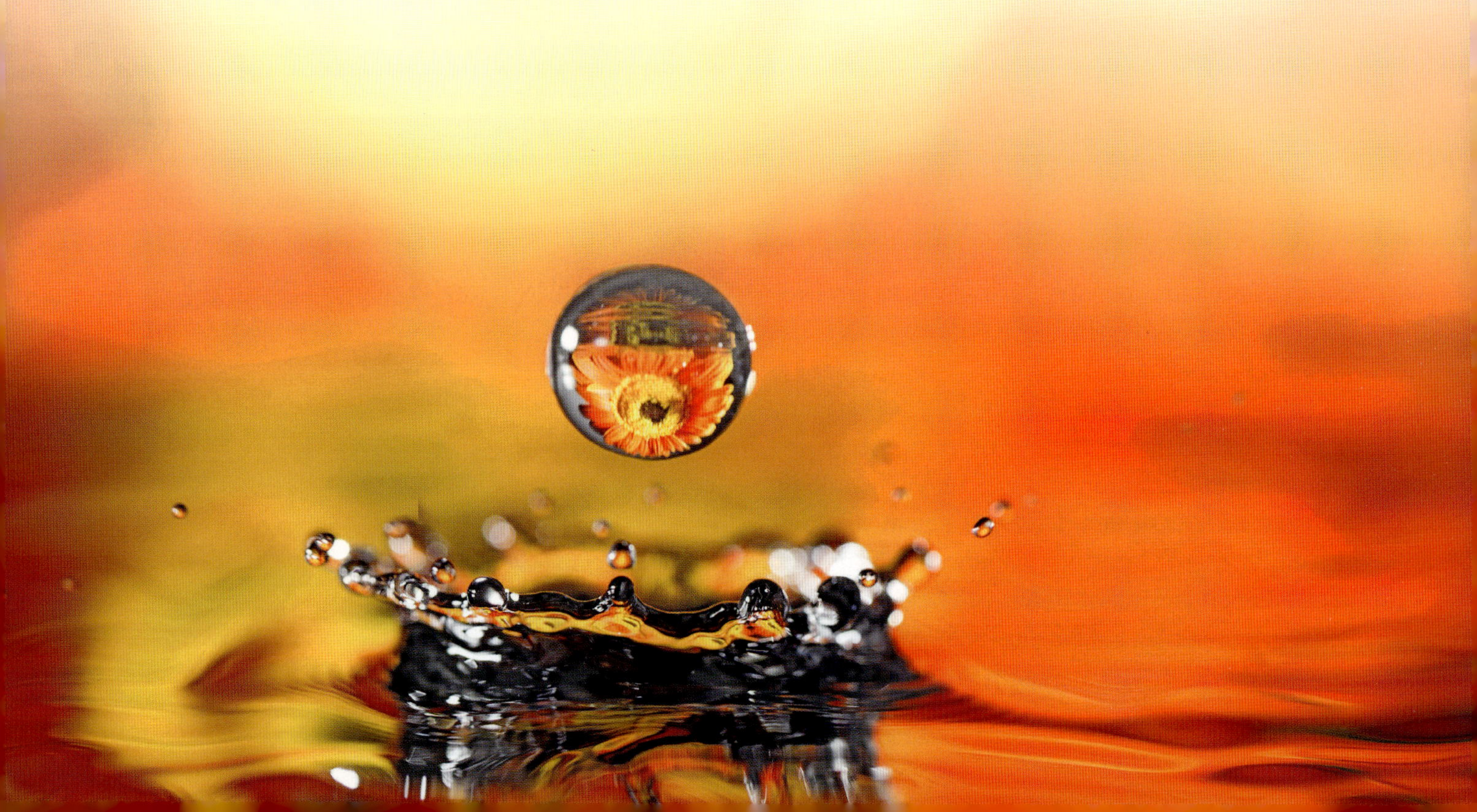

Energie und das Eindringen in die Frau, wenn sie noch nicht bereit dazu ist. Unbewusste Frauen »vergewaltigen« Männer über ihr zweites Chakra. Vielleicht wurden die Männer schon als kleine Jungen von ihren Müttern emotional überwältigt, die ihnen mit dem Gefühlsüberschwang »Mein Junge!« nicht genug Raum gegeben haben. Und die Söhne trauten sich nicht, sich abzugrenzen, weil sie die Liebe der Mutter brauchten. Viele Männer bekommen Angst, wenn ihre Frauen emotional werden und es ihnen nicht gut geht. Häufig entsteht daraus der männliche Wunsch, das »Problem« sofort zu beseitigen, aber das ändert meistens nichts an ihrer Stimmungslage, denn Frauen möchten nicht »repariert« werden.

Aus Angst vor der Kraft der Frau in ihren Gefühlen und Emotionen haben Männer in der Geschichte der Menschheit die Weiblichkeit verdammt und versucht, sie zu kontrollieren und klein zu halten. Dieses Drama geschieht nicht nur in Paarbeziehungen, sondern auch in der Gesellschaft.

Die Heilung

Was auf den ersten Blick so hoffnungslos aussieht, kann tatsächlich die Basis für eine tiefe Heilung werden. Die Natur hat die Anziehungskraft zwischen Männern und Frauen nicht nur hervorgebracht, um Nachwuchs zu zeugen, sondern auch, um eine Transformation der Partner zu göttlichen Wesen zu ermöglichen. Wenn es eine Basis von Vertrauen, eine Begegnung der Herzen gibt und die Bereitschaft, mit dem zu sein, was ist, offen für das, was im Inneren geschieht, tut sich das Tor für eine unvorstellbare Begegnung auf. Der Fluss der sexuellen Energie kann ein Mittel zum Erwachen sein.

Das wahre Vorspiel beim Sex ist Meditation. Osho hat gesagt: »Mach niemals Liebe, wenn du erregt bist.« Wenn Mann und Frau nicht erregt sind, aber bereit, eine neue Erfahrung zu machen, dann lädt die Frau den Mann ein. Damit die Frau in ihrem ersten Chakra empfänglich werden kann, bedarf es der Entfaltung ihres positiven Pols, ihrer Sensibilität, ihres zweiten Chakras. Wenn sie in ihren Sinnen erwacht, ist sie bereit, den Mann zu empfangen. Und der Mann geht nicht in seine normale Hechelnummer, sondern wartet und ist präsent. Wenn ein aufmerksamer Lingam in einer offenen, empfänglichen Yoni ruht – auch wenn der Lingam weich ist und keine Erektion hat, geschieht ein lebendiges, pulsierendes Treffen der Liebe. Beide können die Erfahrung machen, dass der negative Pol den positiven Pol nach innen zieht. Für den Mann ist das eine der schönsten Erfahrungen, weil er fühlt, dass sein Lingam eingeladen wird in eine Tiefe. Bei diesem »Slow Sex« gibt es kein Ziel in Form eines Orgasmus. Es sollte dabei nicht »heiß« werden, sondern »lauwarm« bleiben. Beide sind einfach nur da, erlauben sanfte Bewegungen, halten inne, machen vielleicht sogar ein kleines Nickerchen, nehmen wahr, fühlen – und die Sensitivität erwacht in Lingam und Yoni. Der Lingam fühlt die feinen Antworten der Yoni, und die ganze Yoni wird lebendig.

Die liebevolle Präsenz des Mannes gibt der Frau den Raum, in dem sie ihre Verletzlichkeit erlauben kann. Der Penis mit seiner roten Energie wird zu einem heilenden Zauberstab. Er vermittelt das Geerdetsein und die Sicherheit, in welcher die Frau sich für ihre Gefühle öffnen kann und auch empfänglich in ihrem ersten Chakra wird. Ihre Wunden und Verletzungen werden verwandelt, woraus wiederum tiefe Empfindsamkeit und Sinnlichkeit entstehen.

Seine präsente Empfänglichkeit erdet und verwurzelt gleichzeitig den Mann. Indem er empfangen wird, dehnt er sich natürlicherweise aus. Wenn er sich nicht verschließt, flieht oder umschaltet in sein gewohnheitsmäßiges Verhalten, geschieht etwas Unerwartetes: Die Energie, die normalerweise im Sex nach außen geworfen wird, sammelt sich, wird größer, steigt nach oben und strömt in sein zweites Chakra.

Die Energien beginnen ihrem natürlichen Lauf zu folgen. Die Frau hat die für sie so wichtige Zeit, sich zu entspannen, und der Mann kann warten, bis er sich für seine eigene Empfänglichkeit und Gefühle öffnet. Ganz von alleine beginnt die Energie zwischen den Polen Plus und Minus zu fließen – ein wundervoller Strom ergießt sich vom ersten Chakra des Mannes in das erste Chakra der Frau und vom zweiten Chakra der Frau in das zweite Chakra des Mannes. Energie ist wie Wasser – sie umspült die Sandbänke der alten Blockaden und Ängste und schwemmt sie fort. Die frei gewordene Energie fließt durch den Zentralkanal hinunter in das erste Chakra. Ein Energiekreislauf entsteht – der erste tantrische Kreis zwischen dem Wurzelchakra und dem Sakralchakra der beiden Liebenden.

Während der Energiekreislauf stärker wird und sich erweitert, wird die Energie letztendlich überströmen und höher steigen – ins dritte Chakra oder direkt ins Herz.

Das männliche und das weibliche dritte Chakra

Wenn die Energie ins dritte Chakra steigt und beide präsent bleiben, kann die Energie im Mann zu einem sonnengleichen Feuer werden. Das dritte Chakra beim Mann ist wieder positiv, die Energie ist nach außen gerichtet. Er liebt Kraft und Macht (daher sind die meisten Politiker Männer). Wenn der Mann in seiner Power empfangen wird, gibt er sie großzügig weiter und stärkt dadurch die Frau. Das weibliche dritte Chakra ist wieder rezeptiv. Wenn die Frau sich für die gelbe Kraft des Mannes öffnet, löst sich bei beiden die Angst vor einem Kontrollverlust in Luft auf und ihre Begegnung wird wild, unbändig, leidenschaftlich und ist voller Freude.

Das weibliche und das männliche vierte Chakra

Die Energie kann weiter aufsteigen in das Herz. Im Herzchakra ist die Frau positiv und ihre Energie ist auf natürliche Weise gebend. Von ihrem Herzen aus kann ein Fluss der Liebe entstehen, der in ihrer Aura sichtbar wird und sie in strahlende Schönheit hüllt. Ihr ganzes Sein erblüht.

Sowie die Energie zum Herzen emporsteigt und der Mann für den Strom der Liebe empfänglich wird, antwortet sein Herz. Männer sind im Herzen mehr rezeptiv. Wenn sich der Mann dem Energiefluss aus dem Herzen der Frau hingibt, wird sein Herz aufgeschlossen. In dieser Offenheit wird sich die Energie schließlich zu einem großen Kreis zwischen dem ersten und dem vierten Chakra umwandeln. Das ist der zweite tantrische Energiekreis zwischen den Liebenden.

Die mystische Einheit des Männlichen und des Weiblichen

Mit Bewusstsein und Präsenz wird die tantrische Liebe zu einer erstaunlichen Reise. Beide können in diesen großen Energiekreislauf eintauchen, leidenschaftlich abwarten und der Energie erlauben, ihren Weg zu finden. Hier wird es sehr geheimnisvoll. Wenn die Energie weiter strömt und sich aufbaut, kann sie ins fünfte Chakra aufsteigen. Mann und Frau können in ein tiefes Nichts fallen, was sich anfühlt, als würden sie einen Moment lang in Schlaf sinken. Es ist jedoch kein Schlaf, sondern ein tiefer meditativer Zustand. Sie bewegen sich vom Bekannten, vom Sichtbaren und Greifbaren ins Unbekannte.

Jetzt wird es immer schwieriger, das, was geschieht, in Worte zu fassen, obwohl es viel realer ist als jede andere Möglichkeit, sich mit einem Partner in Liebe zu vereinen. Sobald die Energie das fünfte Chakra auffüllt, muss sie sich nach oben zum Dritten Auge bewegen. Beide Liebespartner werden zutiefst intuitiv und absolut klar. Letztendlich fühlt es sich so an, als ob das gesamte Universum durch sie in Liebe vereinigt wird. Die Energie fließt in das Kronenchakra, von da den ganzen Weg hinunter zum Wurzelchakra und wieder zurück. Beide lösen sich als Liebe in der Liebe auf. Es ist eine der größten mystischen Erfahrungen.

Diese geheimnisvolle Reise beginnt mit der ursprünglichen »animalischen« Sache, die Sex genannt wird. Die Natur gab uns die Grundlage für den Beginn dieser Reise. Von Natur aus fühlen wir uns zum anderen hingezogen und wollen uns durch ihn vervollständigen. Diese Art Liebe zu machen, wird niemals langweilig sein, weil es jedes Mal neu ist, egal wie lange man schon mit seinem Partner zusammen ist. Es hält die Liebe frisch, denn Liebe beginnt mit Sex, Erwachen beginnt mit Sex.

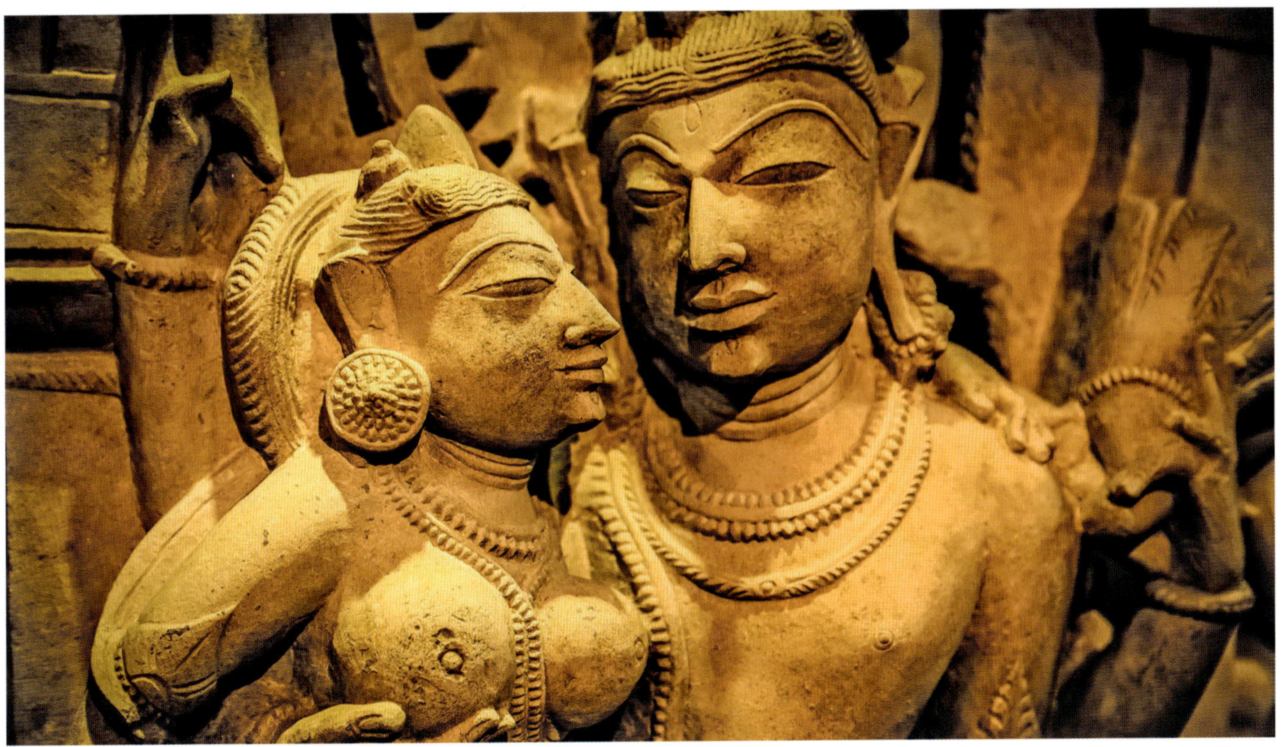

Über die Autoren

Sakina K. Sievers und **Nirgun W. Loh** sind Autoren zahlreicher Bücher zu den Themen der taoistischen Fünf Elemente, Shiatsu, Akupressur und Do-In, die inzwischen als Standardwerke in vielen körpertherapeutischen Fachausbildungen empfohlen werden. Leicht verständlich und anschaulich geschrieben, erfreuen sich ihre fundierten Bücher darüber hinaus immer größerer Beliebtheit bei interessierten Laien.

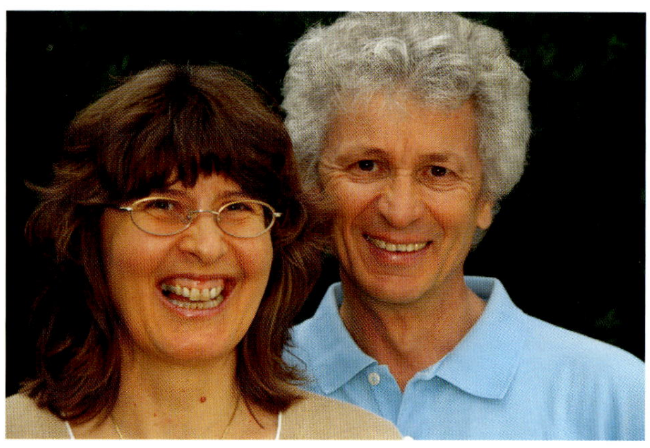

Gemeinsam leiten Sakina und Nirgun das ShenDo Institut und unterrichten Shiatsu und Akupressur. In ihrem wunderschönen Seminarhaus in Stellshagen nahe der Ostsee bieten sie Kurse für Gesundheit und Lebensfreude sowie Meditationsretreats an.

Sakina hatte schon als Kind eine blühende Fantasie und drückte sie in Bildern und kleinen Geschichten aus. Heute schreibt sie spannende, liebevoll erzählte Episoden und moderne Märchen über die Welt der Fünf Wandlungsphasen.

Nirgun hat während seiner langjährigen Aufenthalte in Indien östliche Heilmethoden studiert. Er arbeitet seit vielen Jahren als Heilpraktiker im TAO Gesundheitszentrum im Gutshaus Stellshagen mit Schwerpunkt Shiatsu und Chinesische Medizin. Er ist Verleger des ShenDo Verlags.

Informationen über unsere Shiatsu-Ausbildung und Seminare für Gesundheit, Lebensfreude und Meditation: **www.shendo-shiatsu-institut.de**

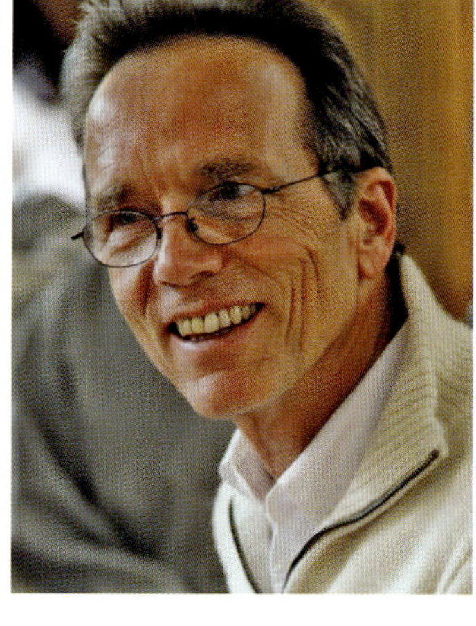

Der Mystiker, Arzt, Autor und spirituelle Lehrer **Rahasya F. Kraft** arbeitet seit mehr als 30 Jahren mit Menschen. Die Begegnung mit dem zeitlosen Meister Osho transformierte sein Leben und führte zu einem tiefen Verstehen seines eigenen Wesens. Rahasyas Wirken ist getragen von liebevoller Offenheit, Akzeptanz und Gegenwärtigkeit und einer tiefen Einsicht in die Essenz des Lebens. Heute lebt er in Byron Bay, Australien, und teilt sein Licht, seine Liebe und Einsichten mit zahllosen Menschen weltweit während seiner Satsangs, Trainings, Workshops, Retreats und Sacred Journeys.

Informationen über seine Seminare in Deutschland und weltweit: **www.LivingUnity.com**

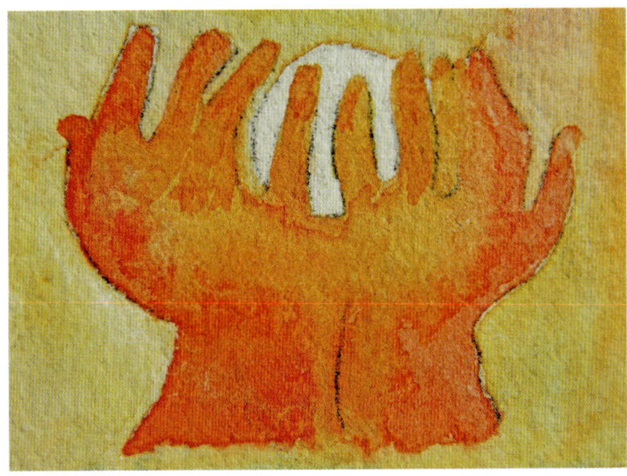

Wir danken von Herzen

Michael Thomae, für deine unermüdliche Lektoratsarbeit und Beratung
Aruna-Maria Palitzsch-Schulz, für deine kreativen Gestaltungsarbeiten
Carola Klinke, für deine geduldige und fachkundige Umsetzung unserer immer wieder neuen Ideen
Nirdosh H. Hufnagl, für dein Fotografieren und das Bearbeiten der Übungsfotos
Bhagwati U. Siegmann, **Nirdosh H. Hufnagl** und **Anasya E. Hufnagl** für eure fachkundige Beratung bei der Bildauswahl
Lahma Muris, Lehrerin für Yin Yoga, **Irene Musial**, Qigong-Lehrerin, und **Anasya E. Hufnagl**, für euer Modell stehen für die vielen Übungsfotos

Ganz besonders danken wir **Rahasya F. Kraft**, unserem Wegbegleiter, Lehrer und Freund. Du hast uns in den »Sieben Toren des Erwachens« die wunderbare Arbeit mit den Chakren nahe gebracht und uns damit inspiriert, dieses Buch zu kreieren.

Mit Freude im Herzen danken wir unserem Meister **Osho**, mit dem unsere eigene Reise nach innen vor mehr als 30 Jahren begonnen hat. Dieses Abenteuer geht weiter und treibt jeden Tag neue Blüten. Unsere Arbeit ist von seiner Vision eines neuen Menschen inspiriert, der bewusst in Liebe und Frieden lebt. Osho hat uns unermüdlich dazu angestiftet, in immer tiefere Schichten unseres Wesens vorzudringen und unsere inneren Räume voller Neugier zu erkunden.

Unsere liebsten Bücher von Osho

Das Buch der Geheimnisse – 112 Meditationstechniken zur Entdeckung der inneren Wahrheit
München: Arkana in der Verlagsgruppe Random House GmbH 2009
Meditation – Die erste und letzte Freiheit: Ein Handbuch der Meditation
Zürich: Osho International Foundation 1991
Das Chakra Buch – Energie und Heilkraft der feinstofflichen Körper
Köln: Innenwelt Verlag GmbH 2004
Tantra – Der Weg des Akzeptierens
Krummwisch: Königsfurt-Urania Verlag GmbH 2011
Autobiografie
Berlin: Ullstein Buchverlage GmbH 2005

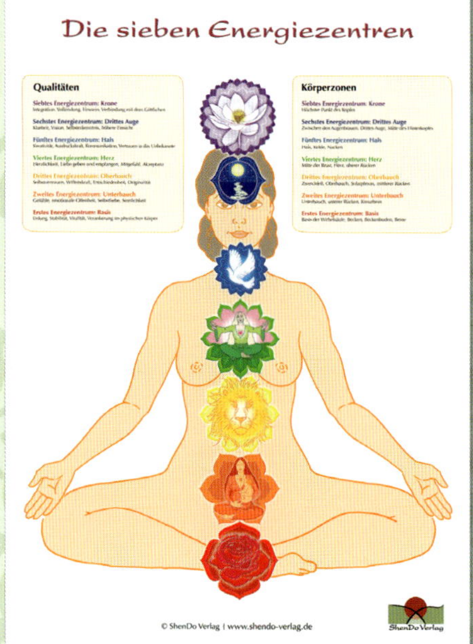

Sakina K. Sievers • Nirgun W. Loh
Aruna Palitzsch-Schulz

Die sieben Energiezentren und ihre Öffnungspunkte

Ein wunderschönes Schaubild mit beeindruckenden Symbolbildern für die verschiedenen Chakren mit Beschreibung der zugeordneten Körperzonen und Qualitäten der Energiezentren. Auf dem Beilagenblatt sind die wichtigsten Akupressurpunkte zur Öffnung und Anregung der Zentren mit Namen, genauer Lokalisation und Wirkungsweise dargestellt.

Schaubild, vierfarbig, cellophaniert
DIN A 2 mit Beilage »Öffnungspunkte«

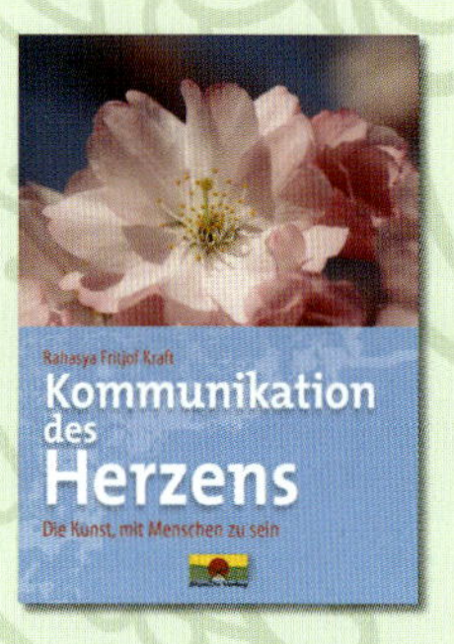

Rahasya Fritjof Kraft

Kommunikation des Herzens

Die Kunst, mit Menschen zu sein

Dieses Buch ist weit mehr als ein inspirierender Leitfaden für Kommunikation. Es vermittelt die Kommunikationsfähigkeit als eine Kunst, mit Menschen zu sein. Der Autor nutzt die Einsichten der modernen Psychologie, um jenseits des psychologischen Rahmens, jenseits des Verstandes zu gehen und das Wesen, das Sein aufzudecken. Rahasya arbeitet seit mehr als 30 Jahren mit Menschen. Die Begegnung mit dem zeitlosen Meister Osho transformierte sein Leben und führte zu einem tiefen Verstehen seines Wesens.

168 Seiten, gebunden, 16,5 x 23,5 cm, vierfarbig
11 Fotos, 7 Schaubilder
ISBN 978-3-9811184-7-6

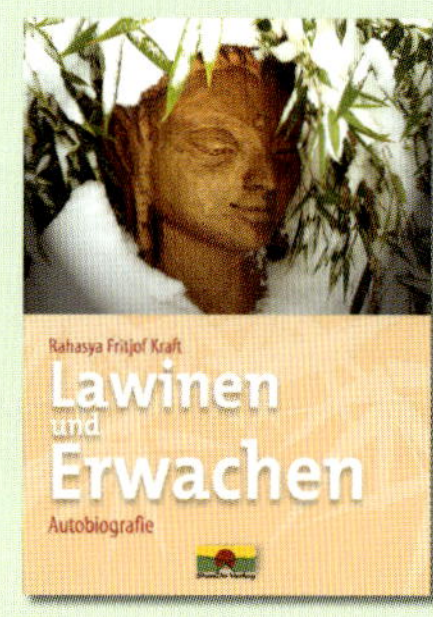

Rahasya Fritjof Kraft

Lawinen und Erwachen

Autobiografie

Wie in einem spannenden Roman erzählt Rahasya seine außergewöhnliche Lebensreise und seine Suche nach sich selbst.

»Als 5-Jähriger hat er Berge in der Schweiz erklommen, als Teenager ist er auf dem Landweg nach Indien gefahren, mit 18 segelte er um die griechischen Inseln und er hat hunderte Gruppenteilnehmer sicher durch die schwindelnden Höhen des Himalaya geführt. Er blickte dem Tod so viele Male ins Gesicht, dass sie beste Freunde geworden sind. Er ist ohne Furcht und teilt ununterbrochen seine Weisheit mit anderen.«
Miten, Musiker

112 Seiten, gebunden, 16,5 x 23,5 cm, vierfarbig
42 Fotos
ISBN 978-3-9811184-9-0

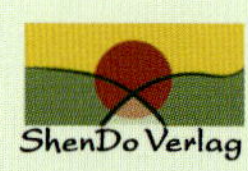

www.shendo-verlag.de

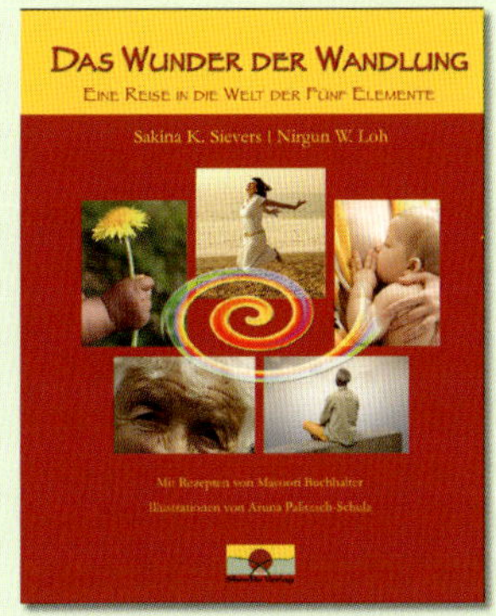

Sakina K. Sievers
Nirgun W. Loh

Das Wunder der Wandlung

Eine Reise in die Welt der Fünf Elemente

Ein wunderschönes, reich bebildertes und illustriertes Fachbuch über die Fünf Elemente: anschaulich, übersichtlich und praxisnah. Ein Erleben der Elemente mit allen fünf Sinnen – stets verbunden mit praktischen, alltäglichen Anwendungen. »Auf der Reise in die fünf ›Landschaften des Lebens‹ macht es Freude, sich ins Weltbild des Taoismus und seines Medizinverständnisses zu vertiefen.«
Ruediger Dahlke

144 Seiten, gebunden, 21 x 27 cm, vierfarbig,
235 Fotos und Illustrationen
Rezepte: Mayoori Buchhalterm
Illustrationen: Aruna Palitzsch-Schulz
ISBN 978-3-943986-08-2

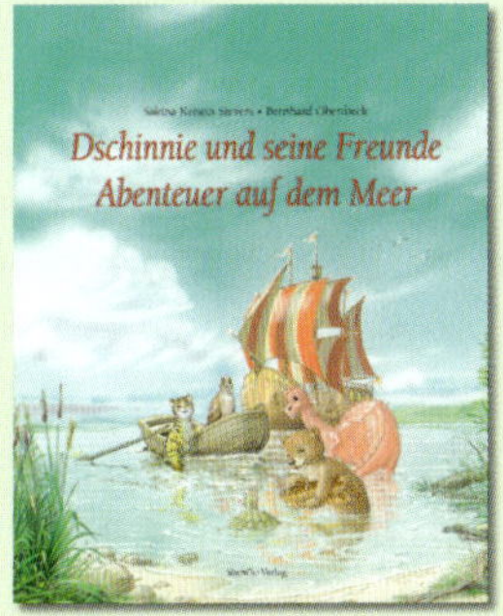

Sakina K. Sievers
Bernhard Oberdieck

Dschinnie und seine Freunde

Abenteuer auf dem Meer

Die Fünf Elemente im Leben von Kindern

An einem wunderschönen, sonnigen Tag treffen sich Dschinnie und seine Freunde. Sie wollen zusammen spielen, etwas Spannendes erleben. Und da Dschinnie immer die besten Einfälle hat, gelangen die fünf Freunde dank der Fantasie des kleinen Drachen in ein Abenteuer auf dem Meer – mit Seeungeheuer und Wirbelsturm.

36 Seiten, gebunden, 21 x 27 cm, vierfarbig
ISBN 978-3-943986-16-7

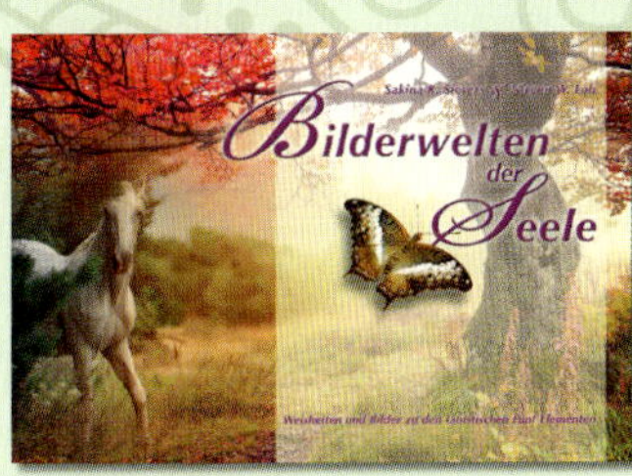

Sakina K. Sievers
Nirgun W. Loh (Hrsg)

Bilderwelten der Seele

Weisheiten und Bilder zu den taoistischen Fünf Elementen

Dieses Buch ist eine Einladung in die faszinierende Welt der Fünf Elemente. Die Sprüche sind voller Weisheit, berühren im Herzen und können die Tür zu inneren, vielleicht noch unbekannten Räumen öffnen. Gemeinsam mit den Bildern beleuchten sie die besonderen Qualitäten der taoistischen Fünf Elemente und helfen so, uns selbst und unser Leben besser zu verstehen.

132 Seiten, gebunden, 24,7 x 17,4 cm, vierfarbig
61 ganzseitige Fotos
ISBN 978-3-943986-13-6

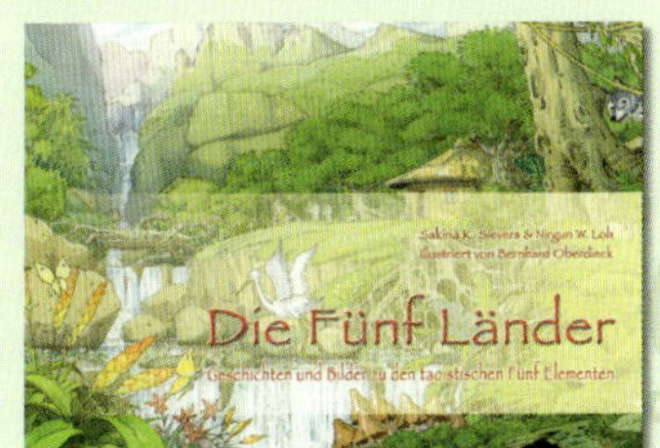

Sakina K. Sievers
Nirgun W. Loh
Bernhard Oberdieck

Die Fünf Länder

Geschichten und Bilder zu den taoistischen Fünf Elementen

Das faszinierende Modell der Fünf Elemente Holz, Feuer, Erde, Metall und Wasser ist wie eine Landkarte, die uns dabei hilft, uns selbst und die Welt besser zu verstehen. Mit den Geschichten in diesem Buch werden wir uns auf eine Entdeckungsreise in fünf ganz unterschiedliche Landschaften unserer Seele begeben. Das kann Impulse geben, unsere Fähigkeiten und Qualitäten besser einzuschätzen und die Kräfte, die unser Wesen prägen, deutlicher zu erkennen.

108 Seiten, gebunden, 24,7 x 17,4 cm, vierfarbig
27 ganzseitige Illustrationen
ISBN 978-3-943986-12-9

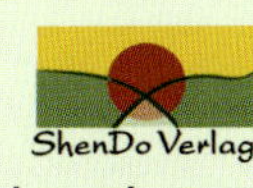

Die Deutsche Nationalbibliothek verzeichnet diese Publikation in der Deutschen Nationalbibliografie; detaillierte bibliografische Daten sind im Internet über www.dnb.de abrufbar.

Gedruckt auf säurefreiem, alterungsbeständigem Papier (chlorfrei gebleicht)

Erste Auflage

www.shendo-verlag.de

Bildquellen
Umschlagbebilderung: Liliia Rudchenko; sergey7 – © fotolia.com
Einleitung: Benjavisa Ruangvaree; Prazis; Picture-Factory
1. Chakra: Marita Heydenreich; Katikam; Jessivanova; Noé Rouxel; Alexandr Yermakov; Raja stills Adwo; Juni 2007; Galyna Andrushko; Irina Schmidt; tawan lubfah; Andrea Sachs; itataekeerati; alexkazachok; Brad Pict; Warren Goldswain; Antje Lindert-Rottke; Vaidas Bucys; Barbara Helgason
2. Chakra: Klaus_Krecckler; Oleg D; idee23; underdogstudios; szefei; Katja Kraemer; kikujungboy; sara_winter; dred 2010; heike 114; Khoroshunova Olga; alvoropuig; Geet Weggen; fenkelraggae; Lucky Business; Gennadiy Poznyakov; bhakpong; ajlatan; Chepko Danil; JenkoAtaman
3. Chakra: Fyle; Alekss; EcoView; Alexandr Vasilyev; Jean Kobben; vitaliymateha; cpdprints; Monia; Rita Kochmarjova; 2012 Gyula Gyukli; jispring; Mopic; lassadesignen; michael hampel, lifeonwhite.com; joda; Galyna Andrushko; karelnoppe; Steve Byland; Khvost; lenkadan
4. Chakra: Alkexander_Sievert; cristina_conti; Liliia Rudchenko; Anja Greiner Adam; Evstratenko; Reddogs; Mitarart; Eric Gevaert; Mark Bridger; raven; Route 16; Friedberg; Raw Therapee; Uli Nusko; nightsphotos; mdbrockmann82; seqoya; Surajet.L, Ulia Koltyrina
5. Chakra: Katheen Rekowski; Pakhnyushchyy; Igor Stevanovic; Sunny studio; sud photographie; sun_time; ra2studio; stokkete; Irina Tischenko; Björn Braun; Antonio GAUDENCIO; Andrew Breeden; D.R.A.G.Cabrera trialestudio; Smirart; Valentyn Volkov; Anterovium; BillionPhotos.com; Zinkevych
6. Chakra: 0858354559; Ricardo Reitmeyer; Yanik Chauvin; den-belitsky; studio2013; marlies plank; Liona Toussaint; Jin Xiaohuang; Beboy; jedi-master; Yuriy Mazur; JAKKAPAN JABJAINAI; jamen percy; den-belitsky; Natalia Bratslavsky; andreas reimann; Myst; Dmitriy Sladkov; AlexanderNovikov
7. Chakra: Joss; shihina; subinpumsom; Savvapanf Photo; korkorkusung; Unclesam; Marcin Mrowka; Teerayut Chaissarn; Alexander & Theresia Schulz; Jonczyk
Der Weg des Tantra: Mikhail Vorobriev; Reena; KaYann; Nikolai Sorokin; roberaten; Paolo Gallo Modena – alle Fotos © fotolia. com
Andere Fotos: Nirdosh H. Hufnagl (blauer Lotos, alle Übungsfotos) – © www.foto-traum.de; Arpita im Mohnfeld – © Anando ; Portraitfotos – © ShenDo Verlag

Mit einem Kapitel über die männlichen und die weiblichen Chakren von Rahasya F. Kraft aus Kommunikation des Herzens, erschienen im ShenDo Verlag

Lektorat: Michael Thomae
Umschlag und Illustrationen: Aruna Palitzsch-Schulz
Layout und Satz: Carola Klinke, Aruna Palitzsch-Schulz
Druck und Bindung: Westermann Druck Zwickau

Printed in Germany
ISBN 978-3-943986-15-0